U0224419

超声引导下肝脏外科手术图解

Ultrasound-Guided Liver Surgery:An Atlas

主 编　Guido Torzilli

主 译　周　翔　邹如海

译 者（按姓氏笔画排序）

王　俊　中山大学肿瘤防治中心　超声科

冯　莉　中国医学科学院肿瘤医院　超声科

庄淑莲　中山大学肿瘤防治中心　超声科

刘孟嘉　中国医学科学院肿瘤医院　超声科

李　擎　中山大学肿瘤防治中心　超声科

吴禾禾　中国医学科学院肿瘤医院　超声科

何　伟　中山大学肿瘤防治中心　肝胆外科

邹如海　中山大学肿瘤防治中心　超声科

周　翔　中国医学科学院肿瘤医院　超声科

郑　玮　中山大学肿瘤防治中心　超声科

黄品助　中山大学附属第六医院　结直肠外科

韩　洁　中国医学科学院肿瘤医院　超声科

韩　竞　中山大学肿瘤防治中心　超声科

廖亚帝　广州医科大学附属肿瘤医院　肝胆肿瘤外科

人民卫生出版社

Translation from the English edition:
Ultrasound-Guided Liver Surgery: An Atlas, by Guido Torzilli
Copyright © Springer-Verlag Italia 2014
Springer-Verlag Italia is a part of Springer Science+Business Media
All Rights Reserved

敬告

　　本书的作者、译者及出版者已尽力使书中的知识符合出版当时普遍接受的标准。但医学在不断地发展，随着科学研究的不断探索，各种诊断分析程序和临床治疗方案以及药物使用方法都在不断更新。强烈建议读者在使用本书涉及的诊疗仪器或药物时，认真研读使用说明，尤其对于新的产品更应如此。出版者拒绝对因参照本书任何内容而直接或间接导致的事故与损失负责。

　　需要特别声明的是，本书中提及的一些产品名称（包括注册的专利产品）仅仅是叙述的需要，并不代表作者推荐或倾向于使用这些产品；而对于那些未提及的产品，也仅仅是因为限于篇幅不能一一列举。

　　本着忠实于原著的精神，译者在翻译时尽量不对原著内容做删节。然而由于著者所在国与我国的国情不同，因此一些问题的处理原则与方法，尤其是涉及宗教信仰、民族政策、伦理道德或法律法规时，仅供读者了解，不能作为法律依据。读者在遇到实际问题时应根据国内相关法律法规和医疗标准进行适当处理。

图书在版编目（CIP）数据

　　超声引导下肝脏外科手术图解/(意)吉多·托尔齐利(Guido Torzilli)主编;周翔,邹如海译.—北京:人民卫生出版社,2016
　　ISBN 978-7-117-22724-7

　　Ⅰ.①超…　Ⅱ.①吉…②周…③邹…　Ⅲ.①超声波疗法-应用-肝疾病-外科手术-图解　Ⅳ.①R657.3-64

　　中国版本图书馆 CIP 数据核字(2016)第 123466 号

人卫智网　www.ipmph.com	医学教育、学术、考试、健康， 购书智慧智能综合服务平台
人卫官网　www.pmph.com	人卫官方资讯发布平台

版权所有,侵权必究!

超声引导下肝脏外科手术图解

主　　译：周　翔　邹如海
出版发行：人民卫生出版社(中继线 010-59780011)
地　　址：北京市朝阳区潘家园南里 19 号
邮　　编：100021
E－mail：pmph @ pmph.com
购书热线：010-59787592　010-59787584　010-65264830
印　　刷：北京盛通印刷股份有限公司
经　　销：新华书店
开　　本：787×1092　1/16　印张：15
字　　数：486 千字
版　　次：2016 年 12 月第 1 版　2018 年 8 月第 1 版第 2 次印刷
标准书号：ISBN 978-7-117-22724-7/R·22725
定　　价：168.00 元

打击盗版举报电话：010-59787491　E－mail：WQ @ pmph.com
(凡属印装质量问题请与本社市场营销中心联系退换)

中文版序一

术中超声(intraoperative ultrasound,IOUS)始于 20 世纪 60 年代,随着 90 年代后微创、腔镜技术的迅猛发展,术中超声探头也随之发展得越来越微型化、多样化,现已被誉为外科医生的透视眼。术中超声具有实时性、灵活性、无放射性、安全性、精准性等特点,使之日益受到外科界和超声界的重视,已经成为指导、协助手术,恰当的改变手术方式的重要工具。但是掌握术中超声图像和相关技能,并非一蹴而就,对超声图像的准确识别并由此建立起立体的解剖结构概念尚需技术指导和一段相当长时间的训练。因此,作为一名现代外科医生,特别是肝脏外科医生亟需一本具有实践意义的指导用书。

该书原著由意大利 Guido Torzilli 教授撰写,中文译本由中国医学科学院/北京协和医学院肿瘤医院周翔教授、广州中山大学肿瘤防治中心邹如海副教授共同担任主译。本书展示了超声引导下肝脏外科手术的技术理论、发展现状和实践要领,图文并茂,内容丰富,不仅涵盖了超声的基础理论、肝脏基本扫查程序和解剖评估、术中诊断和分期、超声造影的应用,而且包括了手术策略的制定、肝脏移植、腹腔腔镜超声、术中射频消融以及机器人手术中超声的应用等,具有很强的临床实用性和指导意义。

该书作者 Guido Torzilli 教授在字里行间中向读者传达了从医从研之方法、态度及尊重生命、尊重患者的理念。而主译者也努力使我国广大的肝胆外科和超声医生第一时间涉猎中文译本,从而加深对我国肝胆外科和超声的理解,提高技术水平。

中国科学院院士
国家癌症中心主任
中国医学科学院肿瘤医院院长

中文版序二

很欣喜地看到我国第一本关于肝脏外科术中超声的译著问世,主译周翔教授、邹如海副教授是我国超声医学界的青年才俊,自该书英文版原著发行的第一时间关注到这本非常有意义新书,并付诸行动将它译成中文,令人欣慰。我曾在北京协和医学院和广州中山大学肿瘤防治中心两个单位工作,看到晚辈能发挥所长,推广跨学科的技术进步感到高兴。

超声引导下的肝脏外科手术是一种较为复杂及精细的手术方法,除了能准确定位肿瘤边界和肝脏的解剖结构外,更能发现术前其他影像学检查难以发现的细小肿瘤,增加微小肿瘤的手术切除率,保护胆道、血管等重要结构,提高手术安全性。尽管如此,在过去二十年来,术中超声仍然容易被忽视。随着肝胆外科的发展,特别是大肠癌肝转移瘤外科手术切除和肝移植手术的成熟与进步,迫切地需要术中超声为手术提供更为精确和安全的导航。

翻阅该译稿,我惊喜地发现,该书对肝脏外科超声领域的内容全面、新颖。它图文并茂地讲述术中超声的最新知识,以及超声在肝胆外科、肝移植及微创手术中的应用,并对术中超声肝脏解剖、疾病诊断、肿瘤分期、肝脏术中超声造影在肝移植手术中的应用,以及腹腔镜术中超声和术中超声引导肿瘤消融治疗等内容做了着重论述。

本书是肝脏外科术中超声领域的第一本图谱集,是目前国内第一本系统介绍术中超声在肝脏外科手术领域应用的指南性读物。作为一名肿瘤防治领域的学者,我希望本书能帮助外科和影像科医师,特别是肝胆外科医师,提高对肝脏术中超声图的认识,提高肿瘤的手术切除率和手术安全性。

医学无止境,期盼后学争辉。感谢本书的译者辛勤的付出,让国内广大的医生能在原著 *Ultrasound-Guided Liver Surgery：An Atlas* 问世不久就看到此书的中文译本,愿此书进一步推动我国超声和肝胆外科领域的共同发展和进步。

中国科学院院士
北京医院院长

原著序一

肝脏外科手术始于第二次世界大战前。然而，Ichio Honjo 和 Lortat-Jacob 在战后通过多种方法成功地施行了右半肝切除术，开创了自 20 世纪 50 至 70 年代期间的右半肝切除术、左半肝切除术和左肝外叶（肝 2 段+3 段）切除术的新纪元。

至 20 世纪 70 年代末，采用术中超声探测到了以往无法通过触摸或观察到的、位于肝内的细小肿瘤。通过使用术中超声，得以观察血管与肿瘤的空间位置关系，鉴别血管内的肿瘤栓子和肝内转移瘤。采用术中超声引导的肝段/亚肝段穿刺技术，并通过术中超声了解肝静脉主干在各肝段之间的走向，施行半肝切除术，使根治性切除肝脏深部位置的肿瘤变得可能。自 20 世纪 80 年代至 2010 年，术中超声技术的进步是上述各种成果的重要基石。

20 世纪 90 年代初，Guido Torzilli 医生初次来访，当时我是 Shinshu 大学的教授。Guido 医生从是一位充满热情的学者。他的坚决、不愿妥协和可靠的性格，促使我在 1994 年到东京大学任职时，便毫不犹豫地为他提供了一个研究助理的职位。Guido 医生在东京大学学习一年，并在学年末完成了他的论文并被东京大学授予博士学位。他不仅是一位技术优秀的外科大夫，还是一位多产的作家，并且乐意通过他的著作分享他的知识与经验。至今，Guido 医生是欧洲为数不多的术中超声专家，有非常高的技术造诣，外科成就享誉全球。自 2006 年开始后的每一年，Guido 医生都专注于组织欧洲外科超声会议而为大家所推崇。

Guido 医生的新书 *Ultrasound-guided Liver Surgery* 涵盖了肝胆外科术中超声的各个层面，从超声的基本知识、肝脏扫查过程、根据解剖特征评估肝脏、肿瘤的术中超声诊断与分期、超声造影、外科手术策略的设计、肝移植、腹腔镜超声、术中超声引导射频消融到超声引导手术机械人。该书非常值得拥有，尤其是那些希望学习到当今肝胆外科必备新技术的外科医生。

Masatoshi Makuuchi, MD, PhD
东京大学名誉教授
日本红十字医疗中心主席

原著序二

1988 年,超声已被确立为一种腹部疾病的诊断工具,而且从任何方面上讲,都是医学界的一种革命性进步。在此之前,医学界习惯将肝脏、脾脏、胰腺和盆腔器官视为未知的世界,就如人们在远古地图上命名"*his sunt leones*"(拉丁语,象征意义,意指很多东西没有被发现)一样。直至今天,当我将超声探头放在患者腹部进行检查诊断时,我仍感慨万千。然而现在正是新的超声技术涌现的时候,如超声引导的器官、肿瘤的穿刺活检。当年 11 月,在我举行超声介入的讲学时,Guido Torzilli 来找我并希望听我的讲学,当时他刚获得了医学学士学位。开始时我抱有怀疑的态度,但是他的热情和迫切希望使我允许了他的请求。而事实证明,当时的选择是正确的,自 Guido 医生获得了学位以后,短短几个月的努力,他就掌握了足够的知识技能成为了我所在医院的一名超声方面的顾问医师。

多年来,我一直致力于研究经皮无水酒精注射(Percutaneous Ethanol Injection,PEI)治疗小肝癌[1]。实际上,如果有可能探测到一个肝脏结节,进行穿刺获得组织标本,为什么不可能对结节注射某些药物而使它坏死呢? 这一领域的研究具有巨大前景和潜力的,相当吸引人。对于原发的或转移的肝肿瘤,无水酒精注射的疗效是相同的吗? 治疗效果是否因原发肿瘤的来源不同而有差异呢? 能获得多大坏死的范围? 发病率是多少呢? Guido 医生也非常热衷于此项临床研究,我们一起撰写了关于肝硬化的肝细胞癌(Hepatocellular Carcinoma,HCC)经无水酒精注射治疗后 3 年存活率的首个报告[2]。数据是令人惊讶的,小肝癌经无水酒精注射术后 3 年存活率与手术切除的结果相近,并由此引发了关于手术切除和消融治疗肝肿瘤的争议,至今未能得到一致论调。

尽管 Guido 对这些研究具有非常浓厚的兴趣,但是他的梦想是成为一位肝胆外科医生。虽然感到遗憾,但我仍支持他的想法。我向 Makuuchi 教授推荐 Guido 医生作为一名访问医生到肝胆外科学习,由此,超声介入医学损失了一名具有潜质和重要价值的成员。不过,我们仍然保持联系,交流分享工作经验。

与此同时,许多关于无水酒精注射治疗肝肿瘤的研究发表,无水酒精注射与手术切除的比较也在国际会议上引起了深入的讨论。在 20 世纪 90 年代中期,无水酒精注射逐渐被消融治疗取代[3]。这一新的设备能在短时间内破坏肿瘤,随机对照研究证明,对于早期肝细胞癌,消融治疗和手术治疗的长期疗效相近,但消融治疗侵入性和费用更低。此外,我们的研究足以证明,至少对于非常早期的肝癌,消融治疗的效果就相当于手术切除,证明了消融治疗对于这部分病人来说是一个标准治疗的观点[4]。尽管我对以上结果感到自豪,但我开始对外科手术结果存在的选择性偏倚,以及其大范围高风险的肝切除术感到疑虑。

几年前我再次访问米兰人文研究医院,和 Guido 交流分享工作经验时,我的这一疑虑得到了解答。虽然我们经常面对非常复杂的病情,但准确的适应证选择,术前影像学判断,完全精通术中超声以准确定位切除肿瘤,带来的是低并发症率和低死亡率,使我确信外科手术治疗在肝癌治疗上仍处于重要的地位。正如法国人常说的"Chapeau"(意为红帽),我们的共同观点是消融治疗仅适用于小肝癌,而外科手术切除能应对更为病情复杂的病例,前提条件是外科团队需有足够的专业知识,超声知识是此专业知识的根本并且必须接受足够的训练。从这一点来说,此书无疑是独一无二的。它图文并茂地描述新技术,尽管我不是一名外科医生,但在我看来,那些希望了解一个全新的现代化的超声引导下肝脏外科概念的医生必须拥有该书。

Tito Livraghi,MD
意大利超声学会荣誉会员
意大利放射学会荣誉会员
Vimercate 医院　前放射系主任
米兰,意大利

参考文献

1. Livraghi T,Festi D,Monti F,Salmi A,Vettori C. US-guided percutaneous alcohol injection of small hepatic and abdominal tumors. Radiology. 1986;161(2):309-12.

2. Livraghi T. Percutaneous ethanol injection of hepatocellular carcinoma:survival after 3 years in 70 patients. Ital J Gastroenterol. 1992;24(2):72-4.

3. Livraghi T,Goldberg SN,Lazzaroni S,Meloni F,Solbiati L,Gazelle GS. Small hepatocellular carcinoma:treatment with radio-frequency ablation versus ethanol injection. Radiology. 1999;210(3):655-61.

4. Livraghi T,Meloni F,Di Stasi M,et al. Sustained complete response and complications rates after radiofrequency ablation of very early hepatocellular carcinoma in cirrhosis:Is resection still the treatment of choice? Hepatology. 2008;47(1):82-9.

原著前言

在意大利米兰,1984 年秋是我在米兰大学医学院进行为期 6 年的学习的第三年。当时我刚进入 Giuseppe Pezzuoli 主任领导的外科一系开始实习。在那里我认识了外科系统的住院医生 Jannis Spiropoulos。他为了追求更好的生活从希腊移民到这来,他掌握了丰富的超声知识并为系里工作。我获得 Jannis 的信任,师从他学习超声的基础知识,他成为我的第一位导师。事实上,如果没有 Jannis Spiropoulos,这本书无从写起。

接着,1988 年末我将近毕业时,有幸地认识了 Tito Livraghi。他是誉满全球的术中超声和肝肿瘤消融治疗先驱,也是在过去 60 年中著作被引用最多的放射学家。他成为了我的导师,教授我介入超声。后来,我非常荣幸地成为了他一些重要著作的共同作者。同样,如果没有我的第二位导师 Tito Livraghi,这本书亦无从写起。

Livraghi 确认了我更渴望成为一名外科医生而非一名放射学家的愿望后,他把我推荐给 Masatoshi Makuuchi 教授。1992 年夏天,我到达了日本的松本,当时还只是一名外科住院医生,非常荣幸地与 Makuuchi 教授会面。Makuuchi 教授是一位世界知名的现代肝脏手术、活体肝脏移植和术中超声的先驱,而这次会面切切实实地改变了我的一生。基于对我的赞赏,他为我提供了一份癌症研究促进基金会的高荣誉奖学金,并聘请我作为副教授——以极大的耐心和信任教导我肝脏外科学以及大部分被我写进这本书中的知识。Masatoshi Makuuchi 教授是我的第三位导师,没有他,这本书同样无法写起。

2000 年,我回到意大利。在米兰边陲的一个小镇洛迪(Lodi),Natale Olivari 主任在外科系中,为我提供了开展我自己的肝脏外科项目的机会。2004 年,Marco Montorsi 主任让我得以在米兰大学继续从事肝脏外科项目的研究。在过去的 15 年,从东京到米兰以及洛里,我充满热忱地工作,在国内和国际的外科群体中,遇到了多位充满鼓舞精神的同行支持我的工作。在 Jacques Belghiti 细致而重要的支持下,我非常荣幸地组织了世界性会议,我倍加珍惜他对我的欣赏和不断支持,很荣幸能成为他的朋友。我从日本回到意大利后,Gennaro Nuzzo 和 Lorenzo Capussotti 给了我温暖及关心,他们的支持使我得以被接受及尊重,现在已经在意大利外科群体中站稳了脚跟。接着 Henri Bismuth 邀请我共同参与两本书的著作,对此我也深感荣幸。

然而,这本书仍受很多伟大的外科医生以及有幸与之会面、分享交流想法的同事们的启发,现在我与其中的大部分人成为了好朋友,有些也已经为这本书做出了珍贵的贡献。

我最感谢的人,是我亲爱的母亲以及已故的父亲。我生于一个贫穷的工人家庭,家人们信任我,一直为我的研究提供无条件的支持。最重要的是,我的妻子 Chiara,一位医生,三个美丽的孩子的母亲,为我倾其所有,让此变得可能:我的职业生涯(临床工作、无数的会议等,以及这本书)花费了他们以及我自己的大部分时光。我对他们致以我深深的爱和赞誉。

这本书复杂而丰富的内容,是我的合作伙伴及朋友的努力、天赋、无私奉献和专业知识的结晶。此书旨在解释外科手术之路,从简单的动作到更为复杂的过程,就像准备就绪的治疗疾病的复杂军事演习的序列。尊重器官,尊重患者及其生命,这是我的导师 Masatoshi Mokuuchi 赠与我的方法和态度。我视传输此种智慧给我的伙伴为己任,也希望你们在字里行间能领悟到这一点。对着读者来说，尤其是年轻的读者，可能会一开始因为高度复杂的技术和演练而感到气馁。对于此书中的内容，我已回忆了以往那些极大地改变了我生活的际遇，并且希望这些际遇能让大家看到信任及热忱的重要性。信任及热忱，在我卓越的人生阶段及过程中起到重要作用——信任，热忱，并从你们的导师处获取热忱的气息——即使你们对此书只是投以一瞥，我的所有努力已经值得并且深感自豪。

Guido Torzilli，MD，Ph. D，FACS

目录

第一部分 引 言

第二部分 诊断与分期

第三部分 肝 胆 手 术

第四部分 肝 移 植

第五部分 微创外科与介入治疗

第一部分
引言

第1章 超声引导下肝脏手术的技术要求

Guido Torzilli,Fabio Procopio,and Daniele Del Fabbro

1.1 超声的基本概念

超声成像的基础是"脉冲反射":换能器发射的短簇超声波束进入组织后,组织界面反射部分声波返回换能器,被转换成电信号,在超声仪上成像。事实上,超声测量的是组织的物理性能:组织的特性声阻抗,由组织密度与在组织内超声传播速度共同决定。

用于电脉冲与超声波互相转换的换能器,其关键结构是压电晶体,在电场与声波作用下自身能够发生形变。

发射的超声波频率决定了图像的分辨率,但高频声波更容易造成声能损耗,因此组织的穿透力较差。

在超声仪器的基本结构中,超声探头对外科医生至关重要,将在后文中进一步阐述,须考虑到超声引导下的不同外科操作对超声探头各有其特殊的操作需求。

1.2 探头

灭菌后的探头最好能够直接接触靶器官。尽管涂抹较多耦合剂可避免气泡产生和促进超声传播,但直接接触能降低由于探头与超声无菌盖之间不完全附着造成的伪像。如今,术中超声(intraoperativeultrasound,IOUS)探头的灭菌技术已被应用,如过氧化氢气体的等离子体技术(Sterrad;ASP,Rome,Italy)。高频超声探头(7.5~10MHz)较之低频探头(2.5~5MHz)具有更高的空间分辨率,通常被推荐在术中超声(IOUS)中使用。最初的研究中,低频超声探头能够提供一个更好的全景扫查,可弥补其较低的空间分辨率(图1.1a,b)。然而,肝脏的内部整体可见性较之肝脏表面的高分辨率更加重要,因为触诊和目测可检查出大部分肝脏表面情况[1],这些都是肝脏检测中的基本步骤。在肝内部,若一个肝硬化结节,尤其是在术中超声中,可见但却无法触及,为更好地显示病灶(图1.2),可将装满脱气无菌水的手套置于肝表面与探头之间。也可使用衬垫达到相同效果。同样,水囊亦能充满切除区域以检测区域中的切除情况,排除残存的肿瘤(图1.3)。正如下述,低频超声探头有益于术中超声造影(contrast-enhanced IOUS,CEIOUS)。因此,同时具有低频与高频功能的探头将是最好的解决方案。现在可用的新探头具有更宽频带(3~11MHz)(图1.4a~d)。

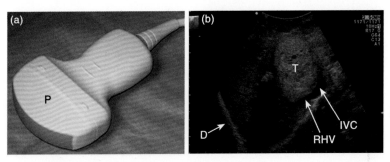

图1.1 a:用于经皮探查的凸状探头,可在术中进行初步描述,有利于手术中的全景探查。特色:相对低频,尽管空间分辨率降低但尚可看清深层的内部结构;**b:**凸状探头扫描:可以显示肝脏肿瘤(T)、肝右静脉(RHV)、肝后下腔静脉(IVC),以及膈肌(D)

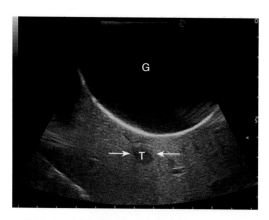

图 1.2　为了更好地显示表浅结构,手术手套包裹涂抹耦合剂的探头后接触靶器官表面:箭头指示的是一个小病变(T)

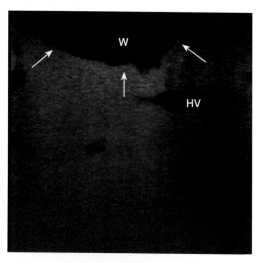

图 1.3　向腔内注满除氧无菌水(W)可显示出切面(箭头);肝静脉(HV)

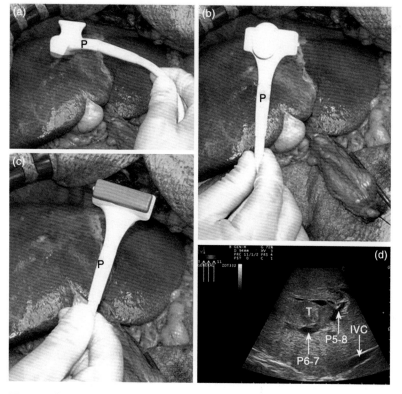

图 1.4　应用于手术操作的微 T 凸状线性探头(Esaote SpA,Genova,Italy)的侧面(a)背面(b)扫描面(c),具有梯形扫描窗和宽频(311MHz)的特征(箭头)(d);肿瘤(T);门静脉右前支(P5~8);门静脉右后支(P6~7);下腔静脉(IVC)

评估一个探头关键在于形状与体积,应兼顾探头大小与超声扫描窗口,最合适的探头应足够小便于在深部及有限空间中操作,同时在单一视野上探头的超声扫描窗口应提供一个尽可能大的扫查范围;为确保足够的稳定性,操作时探头应充分贴合靶器官表面,避免气体进入及探查过程中可能出现的伪像。最常应用的探头是线阵(图 1.5a,b)或凸阵 T 型扫描头(图 1.6a,b),指状组合型(图 1.7a,b)以及微凸阵(图 1.8a,b)。按照上述的理想标准,微凸阵探头是最好的选择。相较于微凸阵探头,T 型探头确实具有较高的稳定性与图像分辨率和更低的侧边长度与超声扫描窗长度比。近年,能扩大扫描窗的线阵换能器应用

的越来越多(梯形扫描窗):它融合了线阵探头较高的图像分辨率与稳定性,并有更大的扫描窗和更小的体积(图 1.4a ~ d,图 1.9a,b)。另一方面,需评估探头是否可用于外科操作,正如第 8 章描述的一种超声探头就可作为外科器械应用于手术中(图 1.10a ~ c)。

探头的另外一种重要特性是探头能否探测到介入操作中可能发生的一些现象,例如穿刺肝脏内的靶向目标,如血管、结节或是切缘区域。适配器和探头可相匹配(图 1.11)或设计一种术中专用的探头。例如双平面超声探头,融合不同轴线上的两个不同扫描面,沿着两个平面可确定轨迹,引导穿刺针到达并刺入靶向目标。

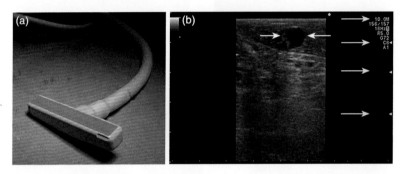

图 1.5　a:T 型线阵探头的扫描面(Hitachi-Aloka Medical;Tokyo,Japan);b:扫描区域与小病变区(囊肿)的显示;高频(5 ~ 10MHz)超声探头具有高分辨率和低功率的超声穿透力,但探查范围相对有限。在精确的频率(10MHz)条件下,从上到下的黄色箭头显示三个不同的病灶水平

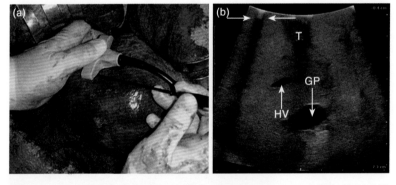

图 1.6　a:T 型凸阵超声探头(BK Medical APS,Peabody MA)的扫描面以及放置于探头与肝脏之间;b:显示扫描区域,小病变(T)及由电烙器头端产生的后方回声(箭头);Glisson 鞘(GP);肝静脉(HV)

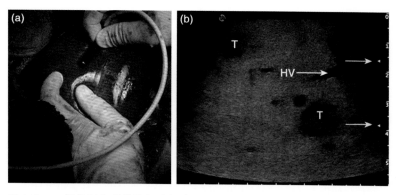

图 1.7 **a**:指状组合型线阵超声探头(Esaote SpA,Genova,Italy);**b**:显示梯形扫描区域以及两处病变(T)。黄色箭头指示两处病灶水平;肝静脉(HV)

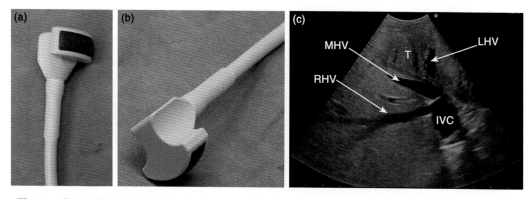

图 1.8 微型凸阵超声探头(Hitachi-Aloka Medical;Tokyo,Japan)的(**a**)扫描面与(**b**)背面。(**c**)宽频(2～7MHz)超声探头显示一个肝脏与肿瘤(T)的扫描区域-可识别出肝右静脉(RHV)、肝中静脉(MHV)及肝左静脉(LHV);下腔静脉(IVC)

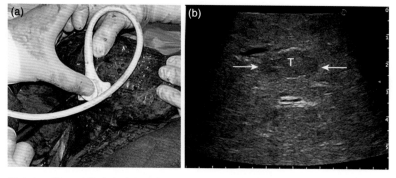

图 1.9 微 T 型线阵术中超声探头(Esaote SpA,Genova,Italy)(**a**)。特征性的梯形扫描窗口(**b**)。微 T 型线阵术中探头具有线阵换能器的稳定性与凸阵探头较宽的扫描窗,可用于超声引导下的按压操作(见第 8 章);肿瘤(T)

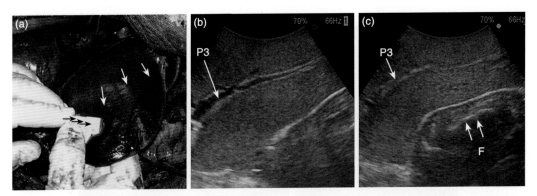

图 1.10　**a**:外科医生的指尖与探头同时压迫肝脏可产生短暂性的节段缺血以及随之出现的颜色变化;**b**:IOUS 显示的 Glisson 鞘血供(P3 段,在本例中是肝 3 段的血供);**c**:一旦选择,在 a 中由探头与指尖(F)造成的压迫就会被即时显示

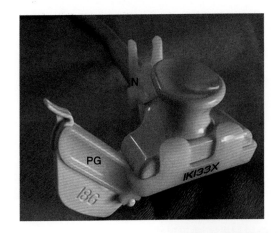

图 1.11　探头可引导穿刺(PG)与导航装置(N)(见第 15 章)

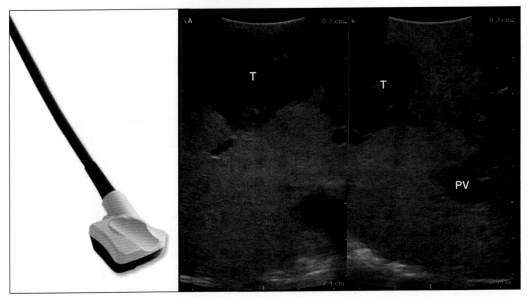

图 1.12　(左)双平面探头(BK Medical APS,Peabody MA,USA);(右)两个不同平面显示的相应肿瘤图像;肿瘤(T);门静脉(PV)

1.3　腹腔镜与机器人

用于肝脏腹腔镜检查的特殊超声探头将在本章单独介绍。

目前,腹腔镜换能器可经腹壁上 10mm 的标准腹腔镜孔穿入腹腔。最简易是刚性线阵换能器,一个直径 10mm 稍重的手柄,在手柄远端 4cm 处包含一个视图可达 90° 的线阵换能器。这种探头的操作频率为 5～10MHz,可在深度 10cm 处提供一个完美的近场视野和分辨率。探头的主要优点是大且钝的外形,此外形利于在组织上充分操作,尤其在肝脏这样大平面器官上操作。这些探头可在垂直方向(图1.13a)方向上探查肝脏,也可倾斜探头从侧面查看(图 1.13b)。然而,因为有一个硬的手柄,刚性超声探头需放置在不同的腹腔镜手术辅助工具上,以便在水平方向上改变刚性超声探头的扫描范围。此外,刚性探头因不能贴合曲率较大的器官而极大地限制了其探查范围。

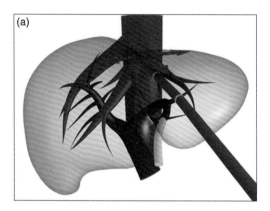
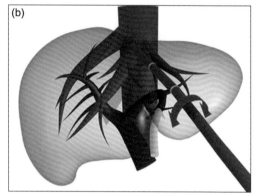

图 1.13　腹腔镜探头严格精确的移动模式确保探头的垂直扫描(a)与斜向扫描(b)

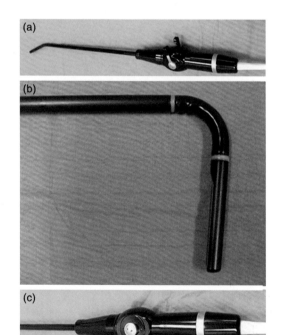

图 1.14　**a**:弯曲的腹腔镜探头(Hitachi-Alo-ka Medical;Tokyo,Japan);**b**:弯曲处;**c**:把手

最新的设计中,将腹腔镜换能器整合到手柄的弯曲处,换能器可由扳手通过隐藏电线控制(图1.14a～c)。探头可进行一个或两个轴向的转动,即可扫查目标物的横切面和纵切面,而不需要移动不同的套管针。此外,因腹腔镜探头能更好地贴合肝脏曲面,所以更适合探查肝上段(图 1.15)。腹腔镜超声(LUS)探头操作时的频率为 5～10MHz,探头具有线阵或凸阵型(图 1.16a,b)。对于开放式探查,凸阵探头具有更大的视野,可以用于曲率较大且接

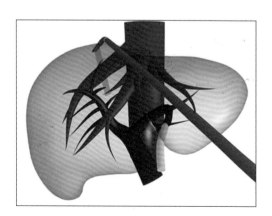

图 1.15　弯曲的腹腔镜探头的扫描模式

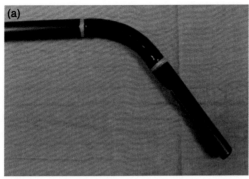

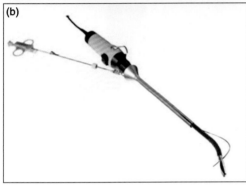

图 1.16 两个腹腔镜探头各自的弯曲处:线性（Hitachi-Aloka Medical；Tokyo，Japan）（a）和凸面型（BK Medical APS,Peabody MA，USA）（b）;凸面型上装有可操作穿刺的操作通道

触面有限的器官探查,腹腔镜探头与相似的术中超声探头相比更加稳定,减少了对靶器官表面曲率的依赖程度。可操作性的探头长度为 35～50mm,直径为 10mm,这种规格更有利于探头穿入标准的腹腔镜套管针中。

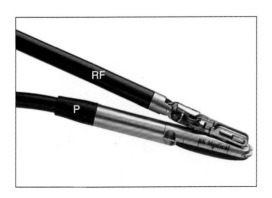

图 1.17 机器人手术专用凸阵探头（BK Medical APS,Peabody MA,USA）（P）可通过控制机器人手术专用手术镊(RF)进行操作

最新的 LUS 探头的作用不仅可以满足彩色多普勒与能量多普勒,还可应用于超声造影。

最近,肝脏手术机器人探头(见第 12 章)的应用越来越普及。在开放性的术中超声(此方法确实可用)中一面用超声探头探查,一面顺着探查方向使用机器人装备上的抓钳把持住手术镊进行手术(图1.17)。

1.4 超声系统

手术环境中使用的超声系统应便于操作,例如可分别操作显示屏、键盘、主机。超声仪的大小应与手术室空间相匹配。确保可迅速处理每一台设备,快速操作每一台仪器(图 1.18a)。键盘应简单易操作,确保外科医生清楚看见位于患者另一侧的显示屏(见第 2 章,图 1.18b)。为了超声基本检查与复杂的分析技术,不应以任何方式削弱超声系统的设备,在下面的章节将会进一步阐述。

超声系统同时配备几个探头(图 1.18d)。彩色多普勒设备(图 1.19),尤其是最新更敏感的彩色血流成像模式(CFIOUS)(图 1.20)应用于术中超声探查肝脏解剖中的流入流出血流,同时可以用于发现外科操作造成的改变:这些或许是影响手术方案的关键数据,将在第 7 章与第 8 章详述。正如图 1.19,彩色代表相对于探头表面方向的血流:红色,表示血流流向探头;蓝色,代表血流从探头流出。

压迫操作,例如压迫肝静脉能改变血流;基于血流反转,或许可以精确的判断血流方向(图 1.21)。CEIOUS 是超声系统术中应用的最新进展。注入体内的造影剂含有充满气体的微泡,微泡震动可增强可见的对比度(图 1.22),从而增强实时连续超声成像。

大多数欧洲国家所用的造影剂由六氟化硫微泡和稳定剂磷脂壳组成(Sono Vue,Bracco Imaging,Milan,Italy)。准备充分后,每次术中探查,麻醉师需经皮下静脉注射 2.4～4.8ml 的声诺维:造影剂的剂量一般依照操作者的偏好,通常采用半标准剂量(2.4ml)。增强造影是为了评估血管病变,协助术中超声发现这些病变,尤其是延迟期,有助于发现亮度增强的肝实质中的新病变(图 1.23)。

临床最新使用的肝脏特异性造影剂(Sonazoid,perfluorobutane,GE Healthcare,Oslo,Norway)将很快市售:目前,这种造影剂仅在日本在临床上用于结节的分析[2]与探查[3],其具有血管造影剂(Sono Vue)与磁共振中使用的肝特效造影剂两种作用。第 6 章将详细介绍这种造影剂。

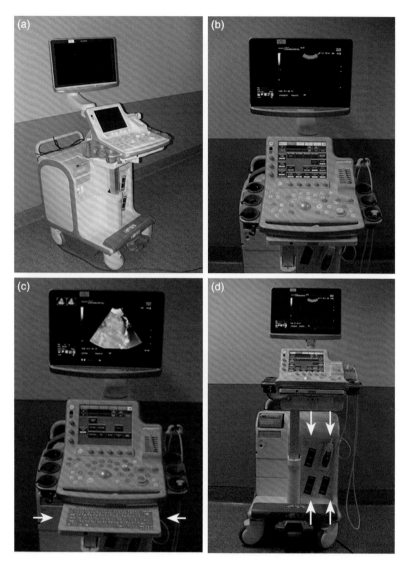

图 1.18　**a**:应用于术中的超声系统;**b**:键盘与屏幕;**c**:键盘的扩展部分(箭头);**d**:多重配置的超声探头(箭头)

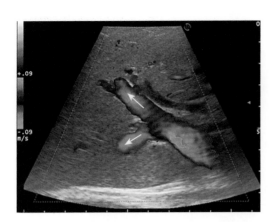

图 1.19　带箭头的彩色多普勒图像可指示血流流动方向

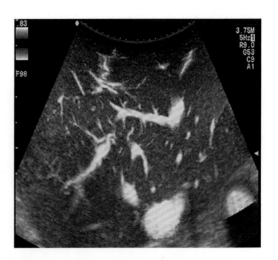

图 1.20　肝脏的彩色血流成像（CFIOUS）——分析来自扫描角度的血流（eflow，Hitachi-Aloka Medical；Tokyo，Japan），情况与彩色多普勒模式相反。与图 1.19 对照，CFIOUS 增加了缓慢血流精确映射的灵敏度（可清晰地描述微小血管），同时提高了小血管的分辨率，均保持定向的血流模式：红色，血流流向探头；蓝色，血流流向与探头相反的方向

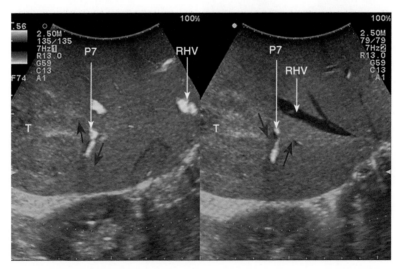

图 1.21　彩色血流成像的血流反转（彩色箭头）；（左）未被压迫的肝右静脉（RHV）及门静脉分支 7 段的血流方向（P7）是入肝血流；（右）一旦 RHV 被压迫，7 段的血流反转为离肝血流

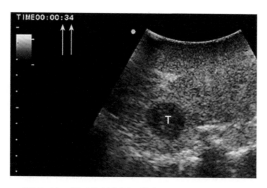

图 1.22 注射造影剂(黄色箭头)34 秒后术中超声造影(CEIOUS)可显示出病变(T)

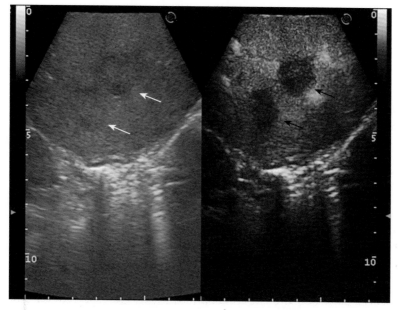

图 1.23 术中超声造影(CEIOUS)显示出更多的病变(右边图上的黑色箭头);(左)B 型超声扫描或可显示出相同的病变,但是显示不清晰(白色箭头)

超声系统的图像与视频剪辑可电子存储,也可以通过有线或无线网连接医院网络,便于在其他地方实时查看。

(吴禾禾 周翔 译)

参考文献

1. Hata S, Imamura H, Aoki T et al (2011) Value of visual inspection, bimanual palpation, and intraoperative ultrasonography during hepatic resection for liver metastases of colorectal carcinoma. World J Surg 35:2779–2787

2. Kudo M (2007) New sonographic techniques for the diagnosis and treatment of hepatocellular carcinoma. Hepatol Res 37(Suppl 2):S193–S199

3. Nakano H, Ishida Y, Hatakeyama T et al (2008) Contrast-enhanced intraoperative ultrasonography equipped with late Kupffer-phase image obtained by sonazoid in patients with colorectal liver metastases. World J Gastroenterol 14:3207–3211

第2章　超声探查肝脏的技巧

Guido Torzilli,Daniele Del Fabbro,and Matteo Cimino

　　术中超声(IOUS)应由外科主刀医生亲自进行操作,而非助手、放射学家或技师。超声操作与手术最好是由同一人完成。只有术者可以从手术的角度解释超声影像所需的技能与背景,并且能够通过亲自控制超声探头判断合理的手术操作。在第1章曾提过,超声诊断仪应放置在面对显示屏幕的主刀医师对面(图2.1)。屏幕应足够大,以获得最佳的能见度,无影灯应放置在不干扰术者观看超声仪器屏幕的位置。手术团队中需有一人在键盘或可以直接操作的无菌透明膜覆盖的键盘旁边(图2.2)。在进入腹腔后,进行 IOUS 探查前,应离断肝圆韧带和镰状韧带(图2.3a),最终松解粘连使肝脏前上面及膈面游离(图2.3b)。

　　当然,因存在肿瘤侵犯的可能,不应切断肝脏与其他脏器或组织的粘连。这种情况下,IOUS 能在排除或证实肿瘤侵犯及相应地改变手术方式上起到帮助。应在进行 IOUS 探查前进行脏器的触诊;最近研究证实[1],肝脏的视诊和触诊仍是至关重要的。

　　通过牵拉肝圆韧带,肝脏表面充分暴露,沿着门静脉分支及肝静脉,可以充分探查肝脏(图2.4)。探头应充分加压以保证与肝脏表面良好的接触,但不应压迫肝内血管结构,尤其是肝静脉。通常,探查开始时不应在肝表面广泛的移动探头,应识别由

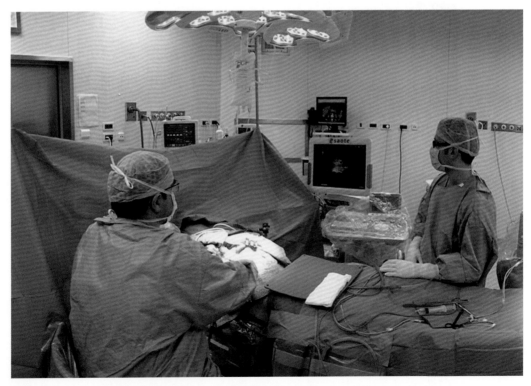

图2.1　术中超声定位:术者面对由第二或第三助手调控的显示屏幕

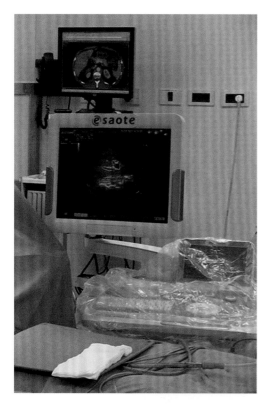

图 2.2　无菌透明膜覆盖键盘的超声诊断仪使手术团队可以直接进行操作

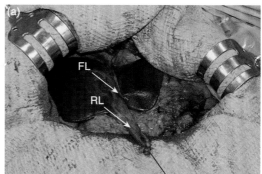

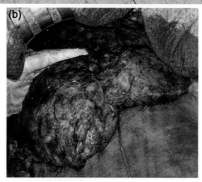

图 2.3　a：肝脏被暴露，镰状韧带被切断，进行首次探查，为避免伪像影响 IOUS，腔静脉汇合处暂未进行暴露；b：在广泛粘连松解后肝脏暴露；肝圆韧带（round ligament，RL）

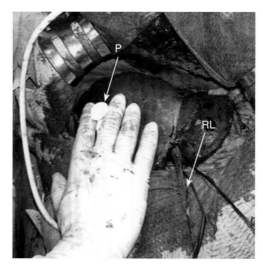

图 2.4　一名外科医生操作探头（P）并进行首次探查；肝圆韧带（RL）

门脉主干为代表的血管标志。一旦识别，可通过 IOUS，运用探头在肝表面微小的移动，沿着肝蒂探查全部肝段（图 2.5a，b）。表面坚硬且不规则的硬化肝脏（图 2.6）、曾行肝切除术产生瘢痕或严重粘连的再次手术患者以及杂乱回声结构（heterogeneous ultrasound pattern）会使触诊及 IOUS 在发现小结节上存在一定的困难。遇到上述情况，应寻找不合适的探查方位对侧的扫描窗口，以提供更深的探查途径，这对发现这些病灶是必不可少的（图 2.7a，b）。可以通过使指尖放在肝脏表面与探头相对的一侧，进一步改进操作，需注意指尖平面与扫描窗口的配合（图 2.7c，d）。

　　上述实例阐明了采用 IOUS 进行肝脏探查时的基本原理是遵循手术的步骤并使用不同的探头重复操作（图 2.8a）。如果最初在游离肝脏之前探查深部组织使用的是中低频探头（3.5～5MHz）（图 2.8a，b），对最初未暴露的器官区域更细致的研究可以在随后使用高频探头（5～10MHz）进行，可以用探

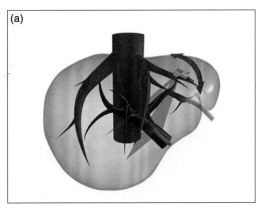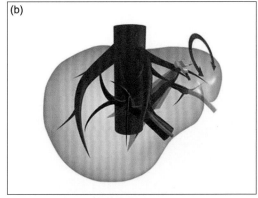

图 2.5   在探查肝脏时移动探头。主要是轻微的上下倾斜(a) 或旋转探头(b) ,避免在肝脏表面广泛移动

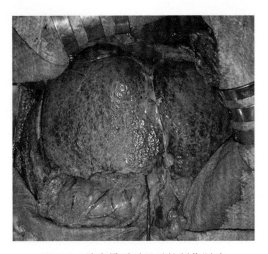

图 2.6   首次暴露后显示的硬化肝脏

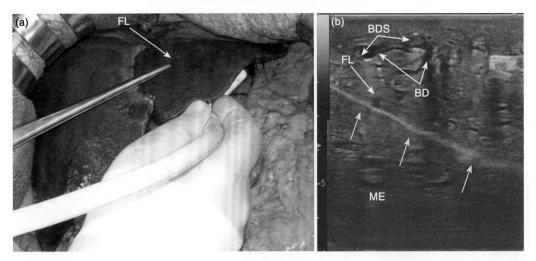

图 2.7   扫描表浅病灶不需要采用充满水的手套(详见第 1 章及第 4 章) 。可以用手术器械暴露肉眼可见病灶(FL) ,用探头在病灶对侧扫描进行超声(a) 。在这种情况下,不规则的肝胆管(BD) 扩展及胆汁淤积(BDS) 可能导致病灶无法百分之百的确诊(b)

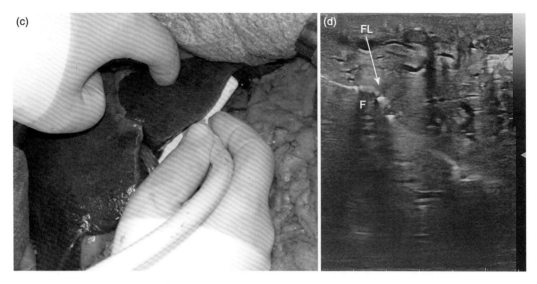

图 2.7（续）　因此，手指触诊病灶同时运用 IOUS（c），术者通过指尖（F）操作 IOUS 能够精准地找到可疑病灶（d）；镜面效应（Mirror effect，ME）（见第 4 章）；白色箭头显示的是肝脏表面与相邻结构的分界面

头在游离后的肝脏表面直接探查这些器官区域（图 2.8a，c，d）。为防止粗糙的肝脏表面（肝硬化，既往手术的瘢痕或严重的粘连）影响探查，探查应在对侧进行，探头选择中-低频更为合适（图 2.9a～d）。应先充分暴露下腔静脉汇合处（图 2.10a），不管是否有外科切除产生的伪像，在脏器充分暴露后最好进行再次探查。再次运用小型探头能够详细探查特殊

的解剖结构（图 2.10b），对进一步改进手术策略可能会有帮助。长在腔静脉汇合处的病灶有可能产生伪像，在初始探查时可遮掩肝静脉，探查对此处病灶特别有帮助。

肝脏探查时应运用 Glisson 鞘（流入）或肝静脉（流出）作为标志，将在下一章节进行详述。为避免歧义，我们将运用 Brisbane 术语（Brisbane terminology）

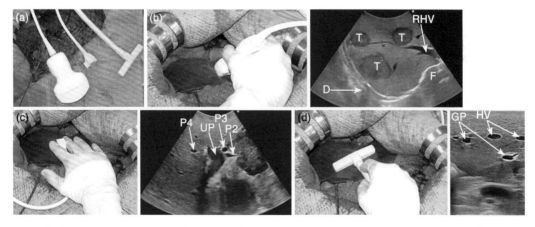

图 2.8　可以利用不同工作频率的多种探头（a）进行探查，偶尔通过全景或更多细节进行改进。凸阵探头的优势在于经皮探查甚至在外科手术进行时（左）也可增加扫查的全景（右）（b）。微型凸阵探头（左）能够在中频时提供宽的扫描窗口，也能够保证充分的全景图像（右）（c）。相反，T 型线阵探头（左）通常具有高晶体密度，运用高频工作，尽管全景成像略逊色，但在详细扫描上（右）具有优势（d）；膈肌（D）；手指（F）；Glisson 鞘（GP）；肝静脉（HV）；肝 S2 段门静脉（P2）；肝 S3 段门静脉（P3）；肝 S4 段门静脉（P4）；肝右静脉（RHV）；肿瘤（T）；门静脉矢状部（UP）

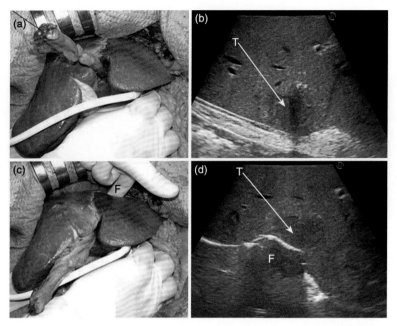

图 2.9 探查表浅的病灶无需采用充满水的手套,如图 2.7(见第 1 章及第 4 章)。肉眼无法看见但表浅可触及的病灶,可用探头在病灶对侧(**a**)扫描来寻找,无论是否通过指尖触诊协助(**b,c,d**),在 IOUS 检查中都有较好的效果(T,肿瘤);术者的手指(F)

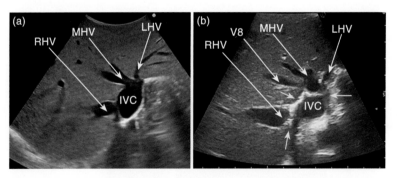

图 2.10 **a**:开始解剖前的腔静脉汇合处;**b**:一经暴露,易产生气泡伪像(黄色箭头),因在 8 段(V8)有较宽的引流静脉流入肝中静脉(MHV),一般不会影响特殊结构的显示,但仍会对 IOUS 的探查产生一定不利影响。肝中静脉与肝左静脉(LHV)合干或与之并行,然后汇入下腔静脉(IVC)的外侧;肝右静脉(RHV)

描述肝脏的解剖[2]。充分掌握识别 Glisson 鞘和肝
静脉的超声学知识,是通过 IOUS 学习肝脏解剖的先
决条件。在肝蒂处的门脉与肝动脉和胆管并行,其
有比肝静脉厚的血管壁,因此在 IOUS 上显示为被较
厚的高回声层包绕的无回声区(图 2.11a,b)。此
外,可见其他并行的较细的管状结构是动脉和肝胆
管(图 2.11c)。新型的彩色血流敏感模式能够区分
细小的 Glisson 鞘中的动脉、门静脉及胆管的差异
(图 2.12)。肝静脉显示为在肝实质内细线状高回

声血管壁内的无回声区(图 2.11a ~ c):肝静脉壁
在硬化的肝脏中相对较厚,管腔的粗细与肝硬化程
度相关(图 2.13a,b)。肝静脉与门静脉的区别不
仅取决于它们的影像学表现,还取决于它们的解剖
结构。

胆管在 IOUS 的表现是具有特征性的:通常显示
为 Glisson 鞘中的细小无回声区(图 2.11c,图 2.12
和图 2.14);一旦出现扩张,则表现为更明显的波浪
形的无回声区(图 2.15)。

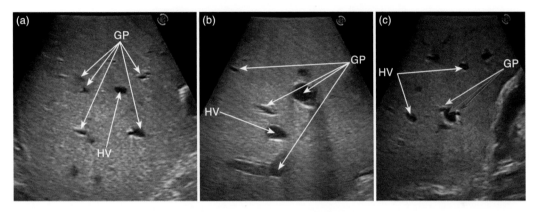

图 2.11　**a**:肝静脉(HV)和 Glisson 鞘(GP)的细小分支:尽管管径小,仍可以通过不同厚度的强回声
层环绕血管腔的无回声区加以鉴别;**b**:同前相仿,在此不同厚度的强回声层环绕血管腔的无回声区,
可以清晰地看见肝静脉(HV)和 Glisson 鞘(GP);**c**:蓝色箭头指示门静脉分支,红色箭头指示肝动脉
分支,黄色箭头指示肝胆管,三者组成 Glisson 鞘;仔细观察可见 GP 呈米老鼠型图案

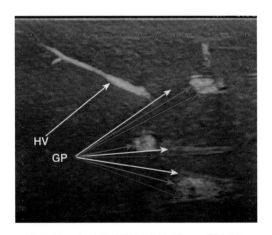

图 2.12　由三个管道组成的 Glisson 鞘(GP)
在 IOUS 中显示为彩色血流,彩色箭头所指
示的为不同的成分。血管腔内的颜色显示
的是血流方向而不是血管类型:门静脉(蓝
色箭头),肝动脉(红色箭头),肝胆管(黄色
箭头);肝静脉(HV)

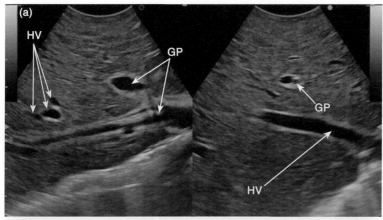

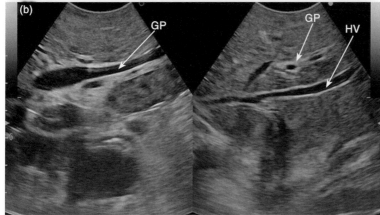

图 2.13 有时候血管壁增厚（**a，b**），Glisson 鞘甚至可能会被误认，尤其是在肝硬化的肝脏

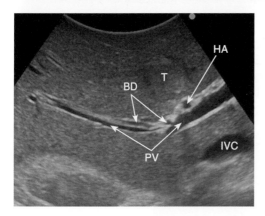

图 2.14 尽管毗邻肿瘤组织（T）及门静脉（PV），正常肝胆管（BD）的走形与 Glisson 鞘内其他组成走形一致；肝动脉（HA）；下腔静脉（IVC）

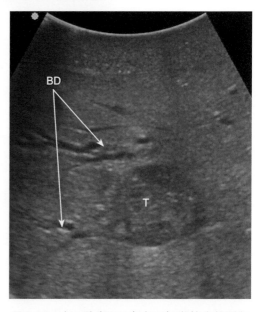

图 2.15 由于肿瘤（T）存在而轻微扩张的肝胆管（BD），最终压迫或浸润肝胆管汇合处；在 IOUS 中胆管变得更加明显，呈现波浪形轨迹

（刘孟嘉　周翔 译）

参考文献

1. Hata S, Imamura H, Aoki T et al (2011) Value of visual inspection, bimanual palpation, and intraoperative ultrasonography during hepatic resection for liver metastases of colorectal carcinoma. World J Surg 35:2779–2787

2. Belghiti J, Clavien PA, Gadzijev et al. (2000) The Brisbane 2000 terminology of liver anatomy and resections. HPB 2:333–339

第3章　沿肝脏解剖结构进行术中超声探查

Guido Torzilli，Guido Costa，and Florin Botea

在外科和超声方面充分熟悉肝脏解剖是开展术中超声的基本要求。肝探查的标志是门静脉和组成 Glisson 系统的门静脉、肝动脉及胆管系统(图 3.1)。Brisbane terminology 对肝脏外科解剖的方法推荐如下[1]。

作者推荐从门静脉系统开始探查有以下理由：

1. 门静脉分叉处是探头在肝脏表面探查时最先会遇到的结构，由于该位置位于肝中心，并且探头放置在相对较大面积的肝脏表面时该结构是可见

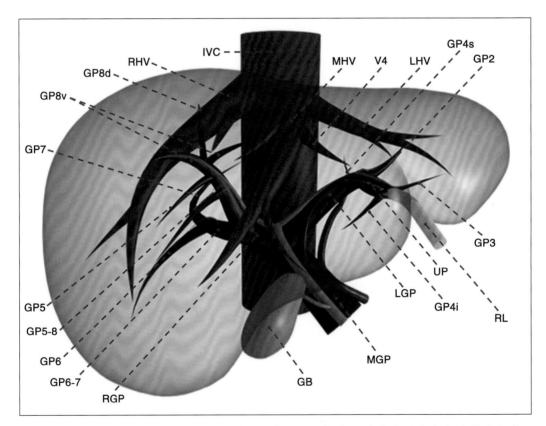

图 3.1　肝脏的血管胆管骨架结构。蓝色代表门静脉及肝静脉，红色代表肝动脉，绿色代表胆囊。GB，胆囊；GP2，至 2 段的 Glisson 系统；GP3，至 3 段的 Glisson 系统；GP4i，至 4 段下叶的 Glisson 系统；GP4s，至 4 段上叶的 Glisson 系统；GP5，至 5 段的 Glisson 系统；GP6，至 6 段的 Glisson 系统；GP7，至 7 段的 Glisson 系统；GP8d，至 8 段背侧叶的 Glisson 系统；GP8v，至 8 段腹侧叶的 Glisson 系统；GP5-8，至右前叶的 Glisson 系统；GP6-7，至右后叶的 Glisson 系统；IVC，下腔静脉；LHV，肝左静脉；MHV，肝中静脉；LGP，左侧 Glisson 系统；RGP，右侧 Glisson 系统；RL，肝圆韧带；UP，脐切迹

的,其可沿理想的中线将肝分为上下两部分,或从5、8 段与 4 段之间穿行而过(图 3.2a,b)。

2. 沿着门静脉入肝处至肝内末段分支进行肝脏术中超声探查,可探查全肝,无需探头过多的移动,仅需如第 2 章所述于肝脏表面倾斜探头即可(图3.3a,b)。

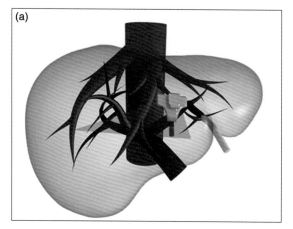

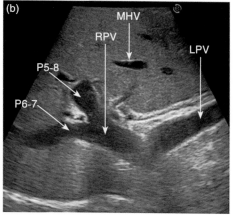

图 3.2 **a**:扫查门静脉主干分叉处;**b**:扫查门静脉主干分叉处的术中超声图像。LPV,门静脉左支;MHV,肝中静脉;RPV,门静脉右支;P5-8,门静脉右前支;P6-7,门静脉右后支

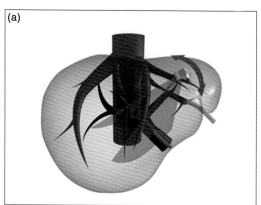

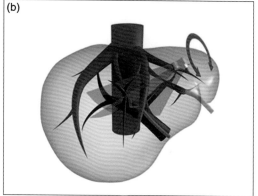

图 3.3 术中超声探头的移动以探查肝脏(同第 2 章),包括向上下的斜扫(**a**)和绕轴自转(**b**)

3. 将探头倾斜,并沿着门静脉分支从肝脏中心到周边进行探查,可以系统地探查所有的肝段(图3.4a,b,图 3.5a,b)(图 3.6,图 3.7,图 3.8,图 3.9,图 3.10,图 3.11,图 3.12,图 3.13,图 3.14)。并且能够定位与门静脉分支相关的病灶、辨别分支的异常(图 3.15a,b,图 3.16)。

4. 一旦供给肝 2、3 段的门静脉分支及肝左静脉(left hepatic vein,LHV)之间的肝段探查完(图3.17),将探头向上倾斜可显露肝上、下腔静脉(图3.18a,b),这个方法也可以观察三支肝静脉汇入处的不同形态(图 3.19,图 3.20,图 3.21,图 3.22,图3.23,图 3.24)。将探头再往下倾斜可以探查由三支肝静脉形成虚拟穹顶的肝顶部(图 3.25)。再向下探查,某些患者可探查到一支粗的肝附属静脉,如肝右中下静脉(middle inferior right hepatic vein,MIRHV)(图 3.26a,b),或肝右下静脉(inferior right hepatic vein,IRHV),后者常与门静脉右支伴行(图3.26b,c,图 3.27)。

从肝静脉开始探查肝脏时,需要将探头斜向上对着肝静脉汇合处或倒转探头将之放于肝静脉汇入下腔静脉处。尽管一般建议在首次探查时不要切断镰状韧带以避免腔静脉处产生空气及伪像(图3.28),但仍应采用第二种方式进行探查。此外,这种方式使尽量小幅度移动探头探查肝脏变得复杂。

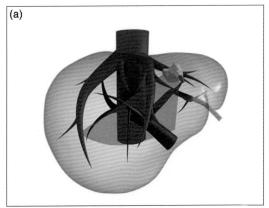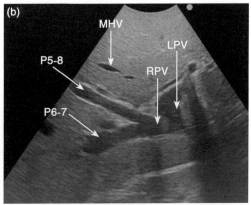

图3.4 **a**:探头扫查;**b**:相应术中超声图像。LPV,门静脉左支;MHV,肝中静脉;RPV,门静脉右支; P5-8,门静脉右前支;P6-7,门静脉右后支

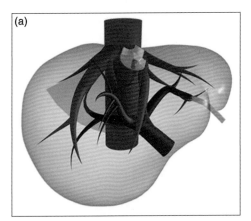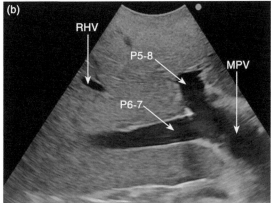

图3.5 **a**:探头扫查;**b**:相应术中超声图像。MPV,门静脉主干;P5-8,门静脉右前支;P6-7,门静脉右 后支

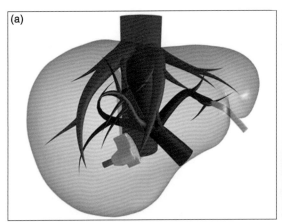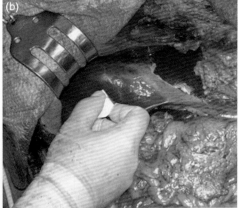

图3.6 **a**:探头扫查;**b**:术中超声探头位置

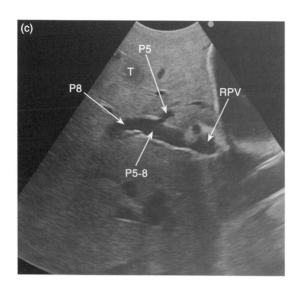

图 3.6（续）　c：相应术中超声图像。RPV，门静脉右支；P5-8，门静脉右前支；P8，门脉右前上支；P5，门脉右前下支

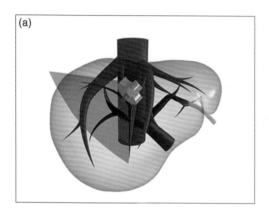
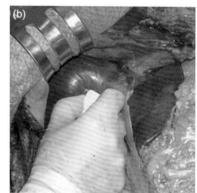

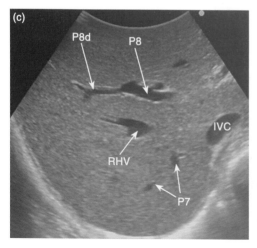

图 3.7　a：探头扫查；b：术中超声探头；c：相应术中超声图像。RHV，肝右静脉；IVC，下腔静脉；P8，门脉右前上支；P7，门脉右后上支；P8d，门脉右前上支背侧

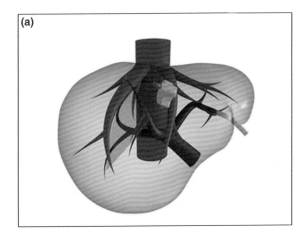
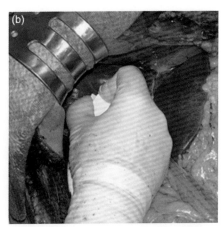

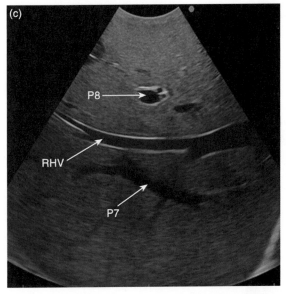

图 3.8 **a**:探头扫查;**b**:术中超声探头位置;**c**:相应术中超声图像。RHV,肝右静脉;P8,门脉右前上支;P7,门脉右后上支

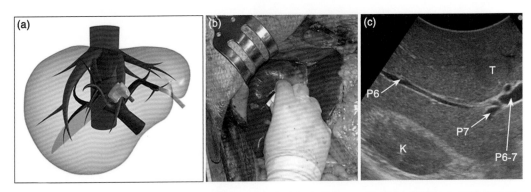

图 3.9 **a**:探头扫查;**b**:术中超声探头位置;**c**:相应术中超声图像。T,肿瘤;K,肾脏;P6,门脉右后下支;P7,门脉右后上支;P6-7,门脉右后支

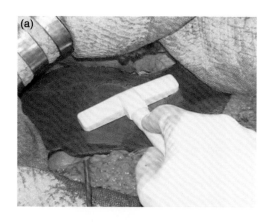

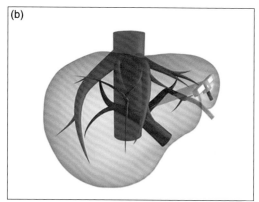

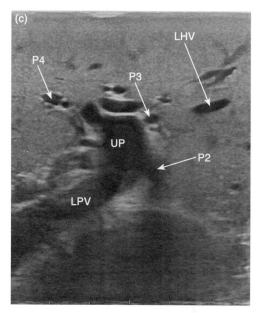

图 3.10　**a**：术中超声探头位置；**b**：探头扫查；**c**：相应术中超声图像。UP，门静脉矢状部；LHV，肝左静脉；LPV，门静脉左支；P4，门脉左内叶支；P3，门脉左外叶下段支；P2，门脉左外叶上段支

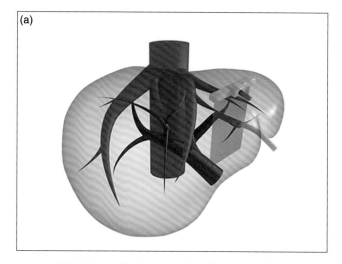

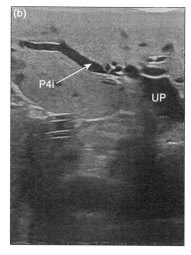

图 3.11　**a**：探头扫查；**b**：相应术中超声图像。UP，门静脉矢状部；P4i，门脉左内支下段

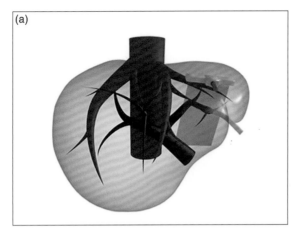
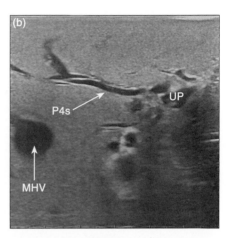

图 3. 12　**a**:探头扫查;**b**:相应术中超声图像。UP,门静脉矢状部;MHV,肝中静脉;P4s,门脉左内支上段

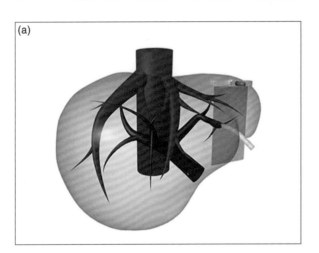
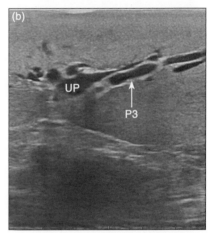

图 3. 13　**a**:探头扫查;**b**:相应术中超声图像。UP,门静脉矢状部;P3,门脉左外叶下段支

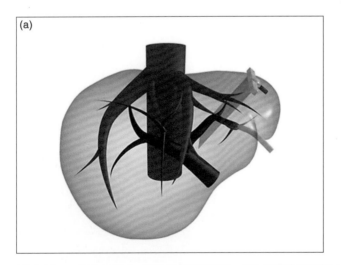
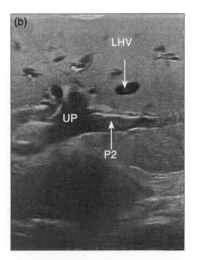

图 3. 14　**a**:探头扫查;**b**:相应术中超声图像。UP,门静脉矢状部;LHV,肝左静脉;P2,门脉左外叶上段支

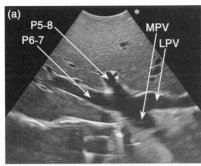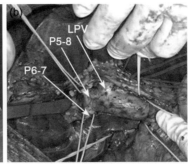

图 3.15 **a**:术中超声显示门静脉分叉处;**b**:手术中门脉分支。LPV,门静脉左支;MPV,门静脉主干;P5-8,门脉右前支;P6-7,门脉右后支

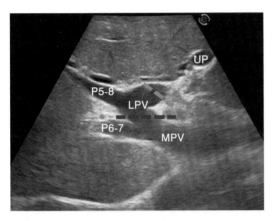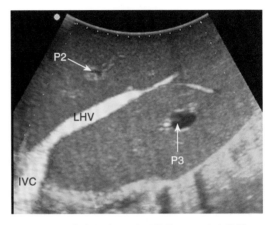

图 3.16 术中超声显示门脉右前支的起始变异。LPV,门静脉左支;MPV,门静脉主干;P5-8,门脉右前支;P6-7,门脉右后支;UP,门静脉矢状部
注:无门脉右支,门脉右前支来源于门脉左支,而右后支起源于门脉主干。如在左半肝切除中未发现该变异,有可能在门脉右前支起始处前(红线处)切断门静脉左支,而非在门脉右前支起始处后方(绿线处),进而导致行左三叶切除手术,而该手术极有可能导致残肝功能不全,最终发生肝衰竭。

图 3.17 术中超声显示肝静脉汇入下腔静脉。LHV,肝左静脉;IVC,下腔静脉;P3,门脉左外叶下段支;P2,门脉左外叶上段支

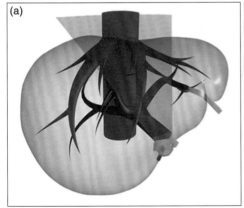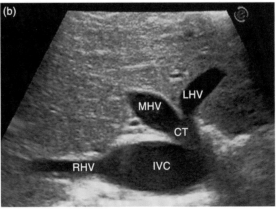

图 3.18 **a**:探头扫查;**b**:术中超声显示三支肝静脉汇入下腔静脉。LHV,肝左静脉;IVC,下腔静脉;RHV,肝右静脉;MHV,肝中静脉;CT,肝左静脉与肝中静脉共干

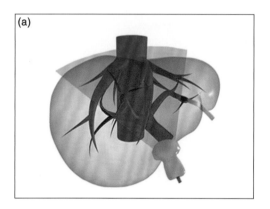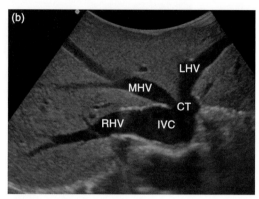

图 3. 19   **a**:探头扫查;**b**:相应术中超声图像。CT,肝左静脉与肝中静脉共干

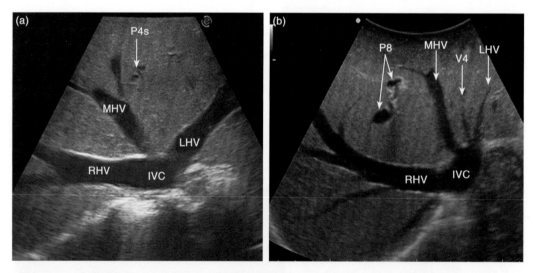

图 3. 20   **a**:术中超声显示无共干情况下的下腔静脉汇合处;**b**:术中超声显示下腔静脉汇合处变异。LHV,肝左静脉;IVC,下腔静脉;RHV,肝右静脉;MHV,肝中静脉;P8,门静脉右前支上段;V4,静脉剪;P4s,门静脉左内支上段

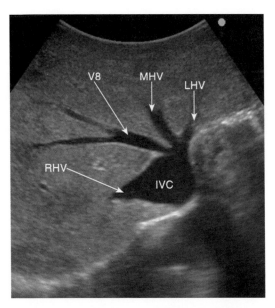

图 3. 21　术中超声显示下腔静脉汇合处变异。LHV,肝左静脉;IVC,下腔静脉;RHV,肝右静脉;MHV,肝中静脉;V8,引流肝 8 段静脉

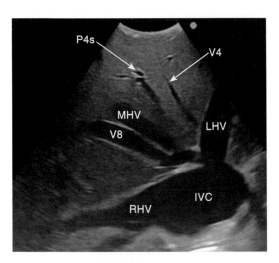

图 3. 22　术中超声显示下腔静脉汇合处变异。LHV,肝左静脉;IVC,下腔静脉;RHV,肝右静脉;MHV,肝中静脉;V8,引流肝 8 段静脉;V4,静脉剪;P4s,门脉左内支上段

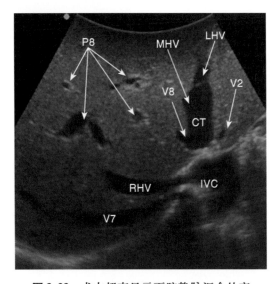

图 3. 23　术中超声显示下腔静脉汇合处变异。LHV,肝左静脉;IVC,下腔静脉;RHV,肝右静脉;MHV,肝中静脉;V8,引流肝 8 段静脉;V7,引流肝 7 段静脉;P8,门脉右前支上段;V2,引流肝 2 段静脉;CT,肝左静脉与肝中静脉共干

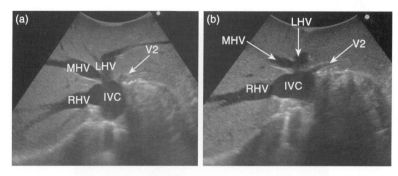

图 3.24 术中超声显示下腔静脉汇合处变异。LHV,肝左静脉;IVC,下腔静脉;RHV,肝右静脉;MHV,肝中静脉;V2,引流肝 2 段静脉

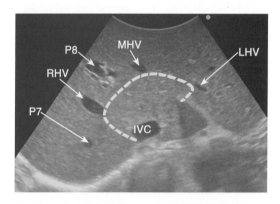

图 3.25 术中超声显示下腔静脉旁部分 1 段:该部分连接三支肝静脉(黄色虚线)。LHV,肝左静脉;IVC,下腔静脉;RHV,肝右静脉;MHV,肝中静脉;P8,门脉右前支上段;P7,门脉右后支上段

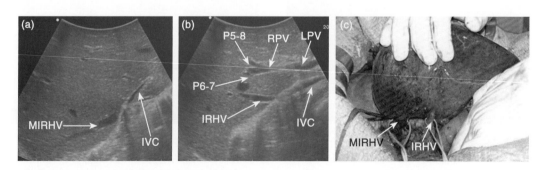

图 3.26 术中超声显示下腔静脉旁部分:将探头向上或下移动可显示副肝静脉,如肝右中下静脉(a) 及肝右下静脉(b)。后者沿门静脉右支及门脉右后支后方走行汇入下腔静脉,术中可将其骨骼化和标记(c)。LHV,肝左静脉;IVC,下腔静脉;RHV,肝右静脉;MHV,肝中静脉;P6-7,门脉右后支;P5-8,门脉右前支;IRHV,肝右下静脉;MIRHV,肝右中下静脉

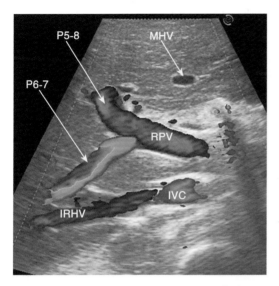

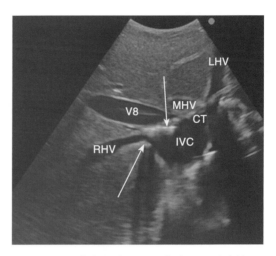

图 3.27 术中彩色多普勒显示肝右下静脉:其在门脉右支及门脉右后支后方走行。LHV,肝左静脉;IVC,下腔静脉;RHV,肝右静脉;MHV,肝中静脉;P6-7,门脉右后支;P5-8,门脉右前支

图 3.28 术中超声显示肝静脉汇入下腔静脉。LHV,肝左静脉;IVC,下腔静脉;RHV,肝右静脉;MHV,肝中静脉;CT,共干;V8,引流肝 8 段静脉

一般来说,探查肝脏并无固定的起始位置,但在某些部位,经常可以更容易地发现标志物作为探查起点。例如,将探头几乎垂直地置于肝脏表面、近腔静脉汇合处,可以清晰地显示门静脉分叉处(图 3.29a,b)。沿着 Glisson 韧带进行术中超声可通过倾斜探头探查全肝(图 3.3a,b)。

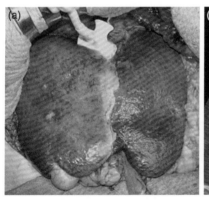

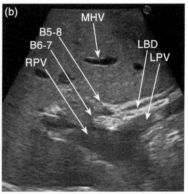

图 3.29 **a**:术中超声探头置于肝顶部;**b**:术中超声显示门脉和胆管分叉部。MHV,肝中静脉;LBD,左肝管;B5-8,肝右前叶胆管;B6-7,肝右后叶胆管;RPV,门静脉右支;LPV,门静脉左支

从门静脉分叉处开始(图 3.3a,b),将探头放于门静脉右支,按 1(图 3.4a,b)、2(图 3.5a,b)、3(图 3.6a～c,图.7a～c,图 3.8a～c,图 3.9a～c)的顺序可完整探查右半肝。然后将探头再次移至门静脉分叉处,依此类推探查完左半肝(图 3.10a～c,图 3.11a,b,图 3.12a,b,图 3.13a,b,图 3.14a,b)。按此法特殊部位可被探查及正确描绘。比如肝 8 段腹侧及背侧叶的血管分支,术中超声发现支配肝 8 段背侧叶的一个门脉分支跨过肝右静脉(RHV),因而沿着该门脉分支,术者可有效避免常见的误区。因此,术中超声有助于肝 8 段及位于肝右静脉右侧肿物的正确定位(图 3.30),而不会再经常将该部位误认为肝 7 段。

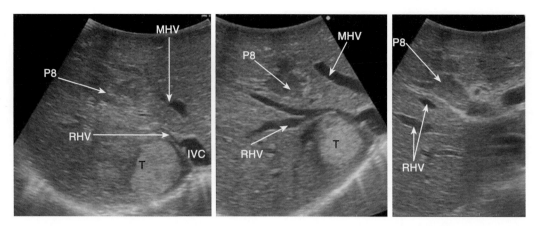

图 3.30 术中超声显示肝内门脉分支变异。MHV,肝中静脉;IVC,下腔静脉 RHV,肝右静脉;T,肿瘤;P8,门静脉右前支上段

至肝左叶时,超声探头可沿门静脉矢状部及其分支进行探查(图 3.10a ~ c,图 3.11a,b,图 3.12a,b,图 3.13a,b,图 3.14a,b)。目前肝 4 段分支血管的特殊之处可以被探查到(图 3.11a,b,图 3.12a,b)。支配肝 4 段的门静脉分支可分为两组:一组为4 段上部,另一组为 4 段下部,术中超声可精准评估其起始处及轨迹。同样,支配 2 段(图 3.14a,b)和 3 段(图 3.13a,b)的血管蒂亦可显示。

在支配肝 2 段和 3 段的血管中,肝左静脉应该显示(图 3.14a,b,图 3.17)。正如上述所说,超声探头应朝着肝静脉汇合处、从肝静脉开始探查(图 3.18),从该处可显示每支肝静脉。有意义的是,在肝静脉汇合处将探头向下倾斜可完整显示肝 1 段,该段由肝静脉和其后的下腔静脉形成的弯曲平面正

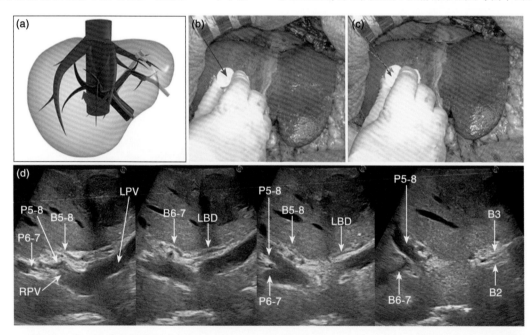

图 3.31 术中超声探头显示肝内胆管结构。**a**:探头置于门静脉主干分叉处;**b**:蓝色箭头表示超声探头扫描门脉系统;**c**:绿色箭头表示扫描胆道系统;**d**:术中利用胆道向心性分支的解剖特点、沿着胆管分叉处从中心到周边的胆道结构进行超声探查。LBD,左肝管;B5-8,肝右前叶胆管;B6-7,肝右后叶胆管;RPV,门静脉右支;LPV,门静脉左支;P6-7,门脉右后支;P5-8,门脉右前支;B2,肝左外叶上段胆管;B3,肝左外叶下段胆管

好将其区分开来(图 3.25)。

　　探查完门静脉分叉处后,即使胆管不扩张,轻轻向上倾斜探头可显示 Glisson 鞘里走行的肝内胆管结构(图 3.31a ~ d)。需考虑的胆管系统的特殊之处在于它们的分叉模式:当然,各段及各叶的胆管汇合处较门脉分支更靠近肝门,因此术中超声探查一处可能显示多段的胆管。我们有必要认识到变异胆管和副胆管,它们发生的几率可达 1/5,这说明发现

这些胆管异常的重要性。为此,肝切除手术需加上术中超声的胆管探查,以使术者发现上述这些胆管的变异,而这与手术计划或防止胆瘘相关。约 13% ~ 19% 的患者会发生胆管的典型变异,常见的变异为右后支胆管汇入左肝管(图 3.32a,b),而不是汇入右肝管[2]。如果在做左半肝切除术时没能发现这一变异,可能导致右后支胆管受损,致使右后段的肝内胆管引流不畅。

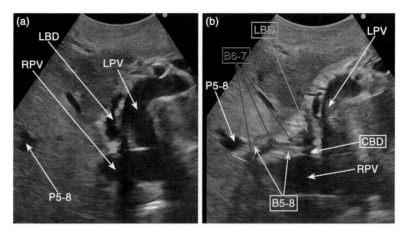

图 3.32　术中超声可观察正常和变异的肝内胆道系统,如果肝切除术中没有发现这些变异,将危及患者生命。**a**:可见左肝管、门静脉左支及门静脉右支;**b**:肝右后叶胆管汇入左肝管,再与肝右前叶胆管一同汇入胆总管。LBD,左肝管;P5-8,门脉右前支;B5-8,肝右前叶胆管;B6-7,肝右后叶胆管;RPV,门静脉右支;LPV,门静脉左支;B2,肝左外叶上段胆管;B3,肝左外叶下段胆管;CBD,胆总管

(冯莉　周翔　译)

参考文献

1. Belghiti J, Clavien PA, Gadzijev E et al (2000) The Brisbane 2000 terminology of liver anatomy and resections. HPB (Oxford) 2:333–339

2. Mortelé KJ, Ros PR (2001) Anatomic variants of the biliary tree: MR cholangiographic findings and clinical applications. Am J Roentgenol 177:389–394

第二部分
诊断与分期

第4章 诊断与分期:术中超声

Guido Torzilli, Matteo Donadon, and Matteo Cimino

术中肝脏超声探查的主要目的是发现病变和鉴别诊断。与术前影像学检查相比,术中超声更可作为参考手段。但是为了使术中超声发挥理想作用,我们需要从一些重要层面来思考以避免不必要的肝切除和增加患者手术风险。比如,需要思考如果没有通过术中超声发现异常,将错误判断肿瘤与非肿瘤、正常结构或伪像等。

正确认识肿物回声极其重要。我们很容易认出肝囊肿,因为囊肿为无回声(图4.1a)而非低回声(图4.1b),且伴后方回声增强(图4.1a),小囊肿也有上述表现(图4.2a)。但如果是微小转移的实性病灶,则无上述表现(图4.2b)。然而,若术中超声没有恰当调节,特别是增益和焦点设定不合适可能导致误诊。因此,增益不应调得太亮而应该均匀,焦点不应远离目标水平。若调节不当,囊性肿物可能表现为实性回声,而非液性回声(完全无回声)(图4.3)。

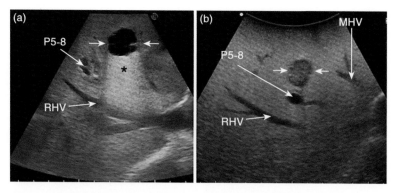

图4.1 a:单纯肝囊肿(箭头所示),内无回声伴后方回声增强(星号);b:清晰显示脂肪肝背景的低回声转移灶。RHV,肝右静脉;MHV,肝中静脉;P5~8,门脉右前支

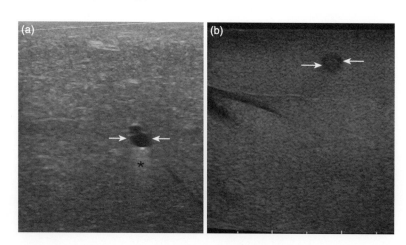

图4.2 a:肝单纯小囊肿(箭头所示),内无回声伴后方回声增强(星号);b:肝内小转移灶(箭头所示)

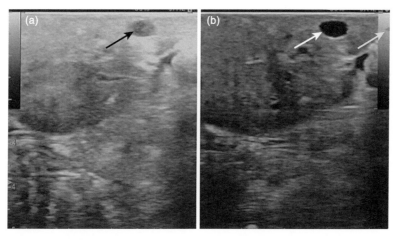

图 4.3　**a**：图像调节的重要性：焦距调得太深或增益太大，囊肿可似于实性病灶（黑色箭头所示）；**b**：图像调节得当，同一囊肿超声表现（白色箭头所示）

肝圆韧带在横截面扫查时甚至可以表现为高回声，极像实性肿瘤（图 4.4）；其起源于脐静脉，矢状位扫描可显示其真实形态。经常容易误诊是所谓的跳跃区域（skip-areas），其是由于液体在细胞内的不均衡分布导致肝内回声不均而形成的[1]。这些区域一般在胆囊旁（图 4.5）或门静脉主干周围（图 4.6）。根据它们的形状、血管经过未发生形变及所提及的典型位置可做出正确诊断。有一种伪像是真正光学影像，即镜面效应：无论是否进行对比增强（图 4.8），肿物位于另一可阻挡超声波散射的组织前时，可在其后显示该肿物本身的影像，就像在镜子前的影像一样（图 4.7a，b）。

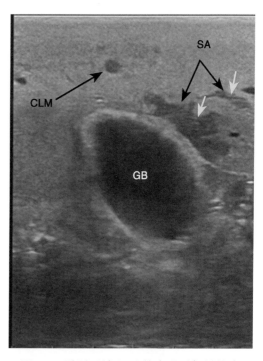

图 4.5　跳跃区域（SA）的表现近似局灶脂肪肝和结直肠癌肝转移（CLM）：SA 常位于胆囊旁，且形状不规则，穿过血管不扭曲。结直肠癌肝转移瘤为圆形，边界清楚。GB，胆囊；SA，跳跃区域；CLM，结直肠癌肝转移瘤

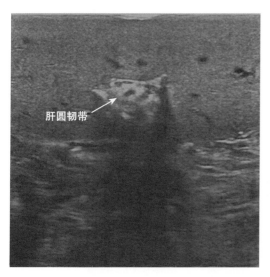

图 4.4　理解解剖结构及超声探头轴位扫描以避免误诊的重要性：肝圆韧带可似病灶

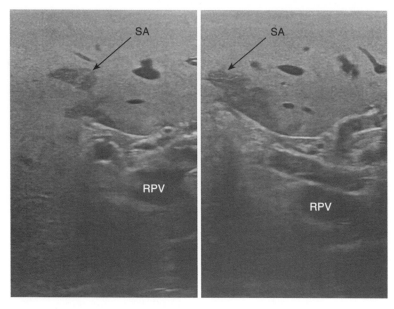

图 4.6   跳跃区域(SA)另一典型位置:位于 Glisson 鞘总干附近。RPV,门静脉右支;SA,跳跃区域

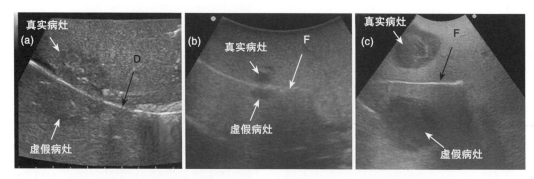

图 4.7   镜面效应包括真实图像和由反射界面导致的虚假图像,反射界面有膈肌-肺(**a**)、肝-手指(**b**)(**c**)。D,膈肌;F,手指

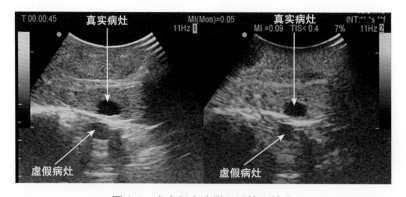

图 4.8   术中超声造影显示镜面效应

术中超声可发现约 30% 肝硬化患者的新病灶[2]。但是，大部分的病灶并非真正的肿瘤。为此，术中超声可能带来过度估计肿瘤分期的风险（图4.9）。除了镶嵌型肿瘤（图 4.10a）中 84% 为恶性以外，仅有 24% ~ 30% 的低回声结节（图 4.10b）及 0 ~ 18% 的高回声结节（图 4.10c）为肿瘤[2,3]。穿刺活检可能都并不足以解决这一问题。术中唯一易与肝细胞癌或肝转移瘤鉴别的是小的肝血管瘤，它通常由术中超声发现。肝血管瘤具有典型超声影像学表现，且加压后肿瘤可变形（图 4.11a,b）。这主要是因为血管瘤跟其他肿瘤相比，硬度不同。硬度的测定在这方面具有优势。实际上，术中弹性成像可根据组织弹性鉴别肿物，在超声图像上表现为色彩的差异（图 4.12a,b）。因此，一些作者提出按肿瘤在术中弹性成像显示的组织弹性来鉴别肝细胞癌与转移癌[4]。其他作者还提出应用弹性成像来监测术中肿瘤消融的完成程度[5]。第 5 章描述了术中弹性像在该方面是如何发挥重要作用及在不久的未来将变得更加重要。

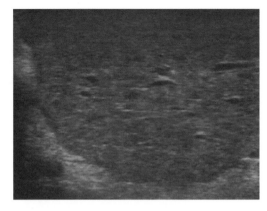

图 4.9　由于肝内无数低回声结节导致硬化肝脏呈不均质表现

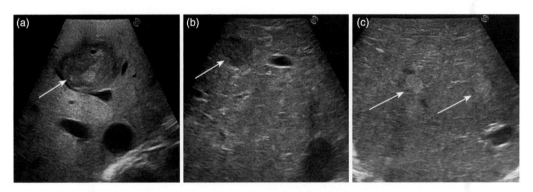

图 4.10　**a**：术中超声示镶嵌型结节（箭头）；**b**：术中超声示低回声结节；**c**：术中超声示两个高回声结节

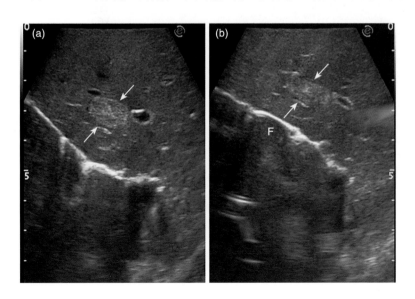

图 4.11　**a**：肝血管瘤典型特点：高回声；**b**：术中超声挤压病灶将改变其形状及厚度，此特征加高回声可诊断肝血管瘤。F，手指

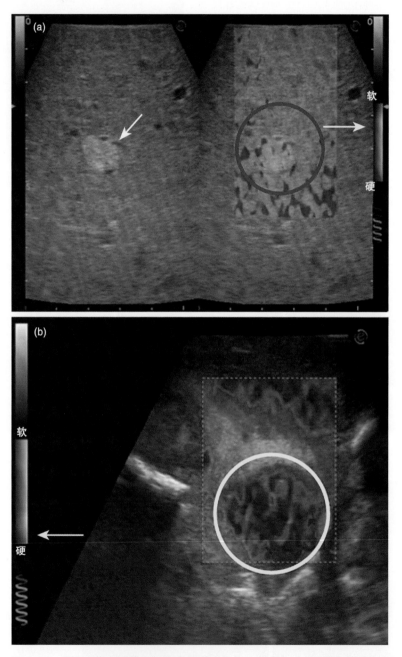

图 4.12   弹性成像在评估组织硬度的潜在价值。**a**:彩色卡尺(黄色箭头)显示肝血管瘤较软、可压缩(红圈);**b**:弹性成像彩色卡尺证实转移瘤质地坚硬(黄圈)

众所周知，术中超声更容易发现行肝切除术患者结直肠癌肝转移。发现其他病灶可能改变外科手术完整切除病灶的方式，从而可能改善患者生存。10%～40%结肠癌患者没有可触及的结直肠癌肝转移灶（CLM）[6,7]。因此，术中超声探查肝脏仍然重要。然而，术中超声的作用差异很大，从 2%～3%[8,9]到16%～20%[10-12]不等。这些差别可能与超声仪器、外科医生超声经验、术前横截面扫描图像和术中超声标准不同有关。然而已获得的术中超声信息的程度和相关性在外科策略上发挥重要作用（见第 7 章）。当然，相比于传统的外科手术方法（如右半肝或左半肝切除），如果进行严格的肝实质切除（parenchyma sparing）[13]，对发现新发的结直肠癌肝转移瘤的关注度可能更显著。除了技术、经验、外科手法等因素，还有更重要的因素，即肿瘤回声。当然，低回声的结直肠癌肝转移瘤（图 4.13a）比高回声（图 4.13a）或等回声（图 4.13c）病灶更易诊断。虽然这三类回声在患者中所占比例分别约为40%、20%及40%，但新发肿物率分别为18%、9%及3%[10]。除了肿瘤生物学本身的影响，这个差别可能极大影响患者长期预后，可能增高早期复发率[14]。因此，仍有待提高术中超声发现结直肠癌肝转移灶，尤其是表现为等回声病灶的诊断水平。术中超声造影尤其适用于等回声病灶者（图 4.14a，b）。

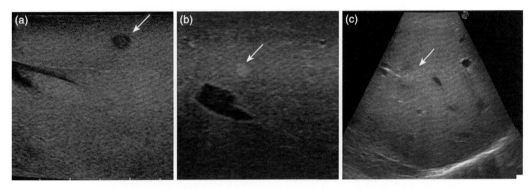

图 4.13　**a**：术中超声显示结直肠癌肝转移瘤为低回声（箭头）；**b**：术中超声显示结直肠癌肝转移瘤为高回声（箭头）；**c**：术中超声显示结直肠癌肝转移瘤为等回声（箭头）

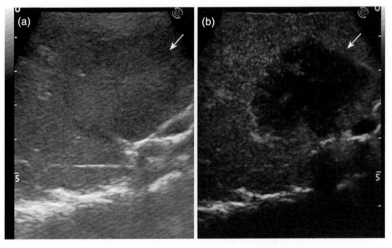

图 4.14　**a**：术中超声显示相对较大的呈等回声的结直肠癌肝转移瘤（箭头）；**b**：术中超声造影显示肿瘤边界增强、清晰

结直肠癌肝转移瘤的发现还有一个问题：肿瘤的回声会因化疗而变化。一些肿瘤变为伴钙化回声：虽然该变化不意味着残余肿瘤的消失[15]，此表现仍有助于进行术中定位。当然，由于钙化灶呈高回声，因此该类病灶在术中超声中容易发现（图 4.15a，b）。更大的问题在于，肿瘤在化疗后消失以致术中难以发现，甚至术中超声难以定位者不在少数[16]。的确，高达80%的结直肠癌肝转移瘤化疗后可能会完全消

失,而它们可能仍包含一些肿瘤成分,可能导致术后复发[17],而术中超声仅能发现 60% ~70% 的病灶[18]

(图 4.16a,b)。术中超声造影是否最终提高诊断率仍不明确,该方面早期研究结果令人失望(图 4.17a ~ c)。

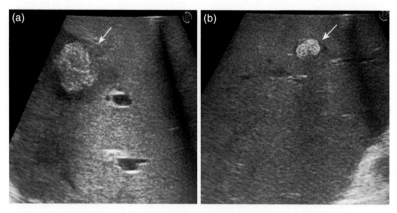

图 4.15　**a**:术中超声显示化疗后结直肠癌肝转移瘤呈中度大小钙化(箭头);**b**:术中超声显示化疗后结直肠癌肝转移瘤呈小钙化(箭头)

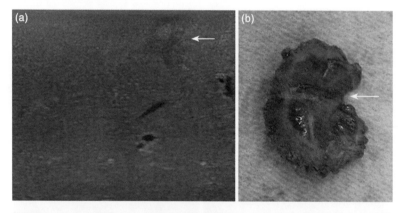

图 4.16　**a**:术中超声显示化疗后结直肠癌肝转移瘤在术前影像学上已消失(箭头);**b**:手术标本显示为瘢痕改变(箭头)

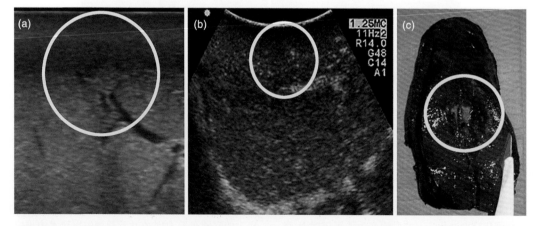

图 4.17　**a**:术中超声:化疗后在术前影像学上已消失的结直肠癌肝转移瘤显示为残留瘢痕(黄圈);**b**:术中超声造影:化疗后在术前影像学上已消失的结直肠癌肝转移瘤显示为残留瘢痕(黄圈);**c**:手术标本:化疗后在术前影像学上已消失的结直肠癌肝转移瘤显示为残留瘢痕(黄圈)

肝胆专家目前常需要定位的病灶是胆道肿瘤。其一般分为肝内、肝门部及肝外胆道肿瘤三类。由于某些危险因素,胆道肿瘤的发生率已经逐渐升高[19]。以肿物形成类型的肝内胆管肿瘤在术中超声(图 4.18a ~ c)及术中超声造影(图 4.19)中都易被误认为是结直肠癌肝转移瘤。肝门部胆管癌又称为 Klatskin 肿瘤[20],大部分术中超声显示为等回声伴胆管扩张(图 4.20a,b)。如第 9 章所述,肝门部胆管癌呈现壁内生长及围绕神经生长的模式,这限制了术中超声在手术切除方面的指导作用。

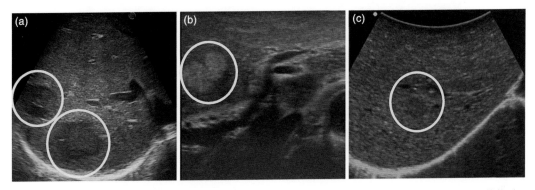

图 4.18 **a**:肿物形成类型的胆管细胞癌术中超声显示为低回声(黄圈);**b**:肿物形成类型的胆管细胞癌术中超声显示为高回声(黄圈);**c**:肿物形成类型的胆管细胞癌术中超声显示为等回声(黄圈)

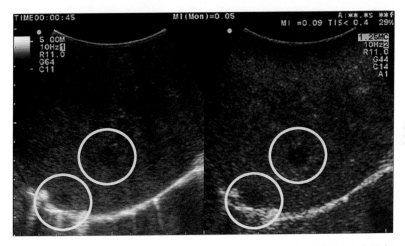

图 4.19 术中超声造影(右图)显示两个小胆管细胞癌灶(黄圈),让人想起结直肠癌肝转移灶的造影模式(见第 5 和 6 章)

如第 3 章所述,限制术中超声探查的另一需要考虑的因素是硬化肝脏坚硬而不规则的表面(图 4.21a)、既往手术瘢痕(图 4.21b)、消融治疗或其他术后紧密粘连等,这些都可能不利于术中触诊,或由于局部探头无法贴于肝表面致使术中超声亦无法发现肝表面微小灶。正如第 1 章所述,装满水的橡皮套或手套可有助于术中超声发现肝脏病灶(图 4.22a ~ c)。真正的创新之处在于,最近有研究推荐术中用吲哚菁绿(ICG)作为荧光源进行荧光显像[21,22]。该近红外线可穿透 5 ~ 10mm 的人体组织,ICG(在一些检查中心用在肝功能水平常规检查中)

约在术前 3 天经静脉注射。通过荧光显像系统(包括一个控制单元和一个摄像单元)在腹腔镜下可探查肝脏以发现肝表面的荧光信号。手术标本一旦切除后,也会探查标本本身是否有未发现的荧光区域。Ishizawa 等[21]报道 ICG 荧光显像可发现 91 例病灶中的 13 例,对肝细胞癌诊断敏感度为 100%,结直肠癌肝转移癌敏感度为 93%。类似的是 Gotoh 等[22]在一个仅针对肝细胞癌患者的研究发现,ICG 荧光显像可发现所有新病灶。这些充满希望的研究结果保证了后续的研究。荧光显色模式因组织学和肿瘤分化程度不同而有差异:结直肠癌肝转移和分化较

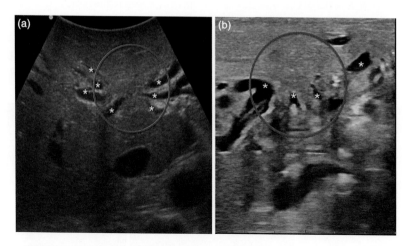

图 4.20   术中超声显示肝外胆管癌一般为等回声（a）（b），伴胆管扩张（星号）

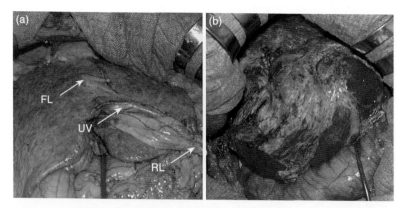

图 4.21   肝硬化（a）和手术瘢痕（b）都可导致肝表面不平从而引起术中超声的伪像。FL，镰状韧带；RL，肝圆韧带；UV，脐静脉

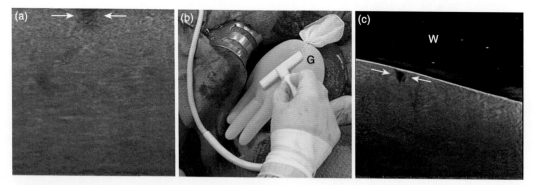

图 4.22   术中超声探头直接接触肝表面小结节图像（a）。将充满无菌水的手套放于探头与肝表面之间（b），该结节显示更加清晰（c，箭头所示）。G，手套；W，水

差的肝细胞癌 ICG 在肿瘤周边显色,而分化较好的
肝细胞癌全部显色。当然,这项技术的主要局限在
于它仅适用于肝表面或肿瘤标本切除后的肝切缘的
病灶。

（冯莉　周翔　译）

参考文献

1. Caturelli E, Costarelli L, Giordano M et al (1991) Hypoechoic lesions in fatty liver. Quantitative study by histomorphometry. Gastroenterology 100:1678–1682
2. Kokudo N, Bandai Y, Imanishi H et al (1996) Management of new hepatic nodules detected by intraoperative ultrasonography during hepatic resection for hepatocellular carcinoma. Surgery 119:634–640
3. Takigawa Y, Sugawara Y, Yamamoto J et al (2001) New lesions detected by intraoperative ultrasound during liver resection for hepatocellular carcinoma. Ultrasound Med Biol 27:151–156
4. Kato K, Sugimoto H, Kanazumi N et al (2008) Intraoperative application of real-time tissue elastography for the diagnosis of liver tumours. Liver Int 28:1264–1271
5. Van Vledder MG, Boctor EM, Assumpcao LR et al (2010) Intra-operative ultrasound elasticity imaging for monitoring of hepatic tumour thermal ablation. HPB (Oxford) 12:717–723
6. Machi J, Isomoto H, Kurohiji T et al (1991) Accuracy of intraoperative ultrasonography in diagnosing liver metastasis from colorectal cancer: evaluation with postoperative follow-up results. World J Surg 15:551–556
7. Agrawal N, Fowler AL, Thomas MG (2006) The routine use of intraoperative ultrasound in patients with colorectal cancer improves the detection of hepatic metastases. Colorectal Dis 8:192–194
8. Rydzewski B, Dehdashti F, Gordon BA et al (2002) Usefulness of intraoperative sonography for revealing hepatic metastases from colorectal cancer in patients selected for surgery after undergoing FDG PET. Am J Roentgenol 178:353–358
9. Tamandl D, Herberger B, Gruenberger B et al (2008) Adequate preoperative staging rarely leads to a change of intraoperative strategy in patients undergoing surgery for colorectal cancer liver metastases. Surgery 143:648–657
10. Van Vledder MG, Pawlik TM, Munireddy S et al (2010) Factors determining the sensitivity of intraoperative ultrasonography in detecting colorectal liver metastases in the modern era. Ann Surg Oncol 17:2756–2763
11. Conlon R, Jacobs M, Dasgupta D et al (2003) The value of intraoperative ultrasound during hepatic resection compared with improved preoperative magnetic resonance imaging. Eur J Ultrasound 16:211–216
12. Sietses C, Meijerink MR, Meijer S et al (2010) The impact of intraoperative ultrasonography on the surgical treatment of patients with colorectal liver metastases. Surg Endosc 24:1917–1922
13. Torzilli G, Procopio F, Botea F et al (2009) One-stage ultrasonographically guided hepatectomy for multiple bilobar colorectal metastases: a feasible and effective alternative to the 2-stage approach. Surgery 146:60–71
14. Yoshidome H, Kimura F, Shimizu H et al (2008) Interval period tumor progression: does delayed hepatectomy detect occult metastases in synchronous colorectal liver metastases? J Gastrointest Surg 12:1391–1398
15. Goyer P, Benoist S, Juliè C et al (2012) Complete calcification of colorectal liver metastases on imaging after chemotherapy does not indicate sterilization of diseases. J Visc Surg 149:e271–e274
16. Auer RC, White RR, Kemeny NE et al (2010) Predictors of a true complete response among disappearing liver metastases from colorectal cancer after chemotherapy. Cancer 116:1502–1509
17. Benoist S, Brouquet A, Penna C et al (2006) Complete response of colorectal liver metastases after chemotherapy: does it mean cure? J Clin Oncol 24:3939–3945
18. Ferrero A, Langella S, Russolillo N et al (2012) Intraoperative detection of disappearing colorectal liver metastases as a predictor of residual disease. J Gastrointest Surg 16:806–814
19. Palmer WC, Patel T (2012) Are common factors involved in the pathogenesis of primary liver cancers? A meta-analysis of risk factors for intrahepatic cholangiogarcinoma. J Hepatol 57(1):69–76
20. Klatskin G (1965) Adenocarcinoma of the hepatic duct at its bifurcation within the porta hepatis. An unusual tumor with distinctive clinical and pathological features. Am J Med 38(2):241–256
21. Ishizawa T, Fukushima N, Shibahara J et al (2009) Real-time identification of liver cancers by using indocyanine green fluorescent imaging. Cancer 115:2491–2504
22. Gotoh N, Yamada T, Ishikawa O et al (2009) A novel image-guided surgery of hepatocellular carcinoma by indocyanine green fluorescence imaging navigation. J Surg Oncol 100:75–79

第5章 诊断与分期：利用血池造影剂行术中超声造影

Guido Torzilli, Matteo Donadon, and Guido Costa

肿瘤瘤体和背景肝实质(如肝硬化、脂肪变)的回声可影响术中超声对肝脏微小病变的识别。对于体积较小的肝转移灶，低回声者较等回声者更容易显示[1]。术中超声的另一局限性是利用回声特性很难鉴别新发病灶。基于以上两点，一些专家尝试利用注射血池造影以增加声像图特征进行有效的诊断与鉴别诊断。

20世纪90年代初期，术中超声尝试采用二氧化碳作为造影剂，然而，该技术需要动脉置管，具有侵入性[2]。静脉注射造影剂的出现再次激起了该领域专家的兴趣。第一代造影剂是由半乳糖壳和微气泡组成，属于血池造影剂，且一定程度上具有库普弗细胞(Kupffer cells，曾称枯否细胞)聚集特异性。为使造影剂超声下可视，间歇性高声压的声波在血管相和肝实质相两方面均被采用。然而，这会导致微气泡的爆破并产生声波散射是血管相出现闪烁的图像，而不能实现连续观察。而且，血管后时相仅能进行单次肝扫查，因为大部分聚集在肝实质的微气泡会在此次肝扫查中爆破。第二代血池超声造影剂的出现，能够支持实时连续观察，并已得到了广泛的应用[3,4]。

造影剂的微气泡在低声压作用下，能够在动脉期和延迟期进行连续观察。我们首先对20例患者进行了术中超声造影的预实验[5]，用于肝细胞肝癌和结直肠癌肝转移患者的外科手术。最近，新型造影剂的出现使该技术有了进一步的发展，此新型造影剂兼具第二代超声造影剂的血池显像和第一代造影剂的库普弗细胞聚集特异性。该部分将在第6章进行论述。

5.1 技术

目前，第二代血池造影剂仅在欧洲国家使用。正如第1章所述，最主要的造影剂是由磷脂包裹的六氟化硫微气泡(声诺维，Bracco，Milan，Italy)。仪器设置调为造影模式(图5.1)。最好设为双幅成像，以同时显示常规术中超声和术中超声造影图像，从而避免遗漏常规术中超声提示的靶病灶(图5.2)。先将造影剂粉末溶解并轻轻摇匀，由麻醉师从外周静脉注入：将2.4~4.8ml声诺维团注，同时外科医生启用计时器并存储增强过程。造影剂的用量取决于操作者；通常在准备充分的情况下，2.4ml造影剂就足够了。

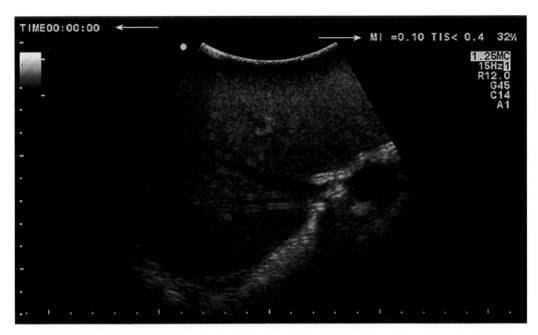

图5.1　仪器的造影模式设置。屏幕右上角,机械指数(黄色箭头)与作用于造影剂微气泡的声能一致,应小于1,以减少对微气泡的破坏和提高增强效果。左上角的时间(黄色箭头)代表麻醉师由外周静脉注入造影剂后经过的时间

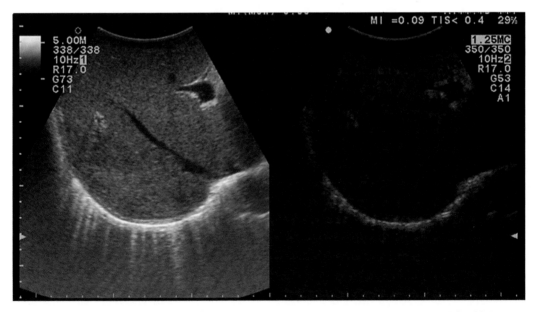

图5.2　超声仪器设置为双幅成像。在同一屏幕中同时显示 B 型(左侧)和造影(右侧)模式

5.2   适应证

5.2.1   肝细胞肝癌

如前所述,术中超声造影用来对常规术中超声发现的新病灶进行定性[6]。其基本原理是观察每一个新发现病灶的血管增强模式。因为在肝细胞肝癌中,20~30s的动脉期血供的识别具有重要的作用,每个结节都应进行评估,因而对多发病灶需多次注射造影剂。使用肝特异性造影剂可能仅需单次注射(见第6章)。

肿块血供是鉴别肝硬化增生结节与肝细胞肝癌的标准,组织学提示与增生结节相比,肿瘤结节的不对称动脉血供增加[7]。然而,在肝硬化背景下,仅靠血管的增强模式不能准确地鉴别结节的良恶性。经腹超声造影鉴别诊断肝局灶性病变的特异性为95%[4];与术中超声造影相比,这一比率则代表其他类型的病变。术中超声可以通过直接与肝脏接触而提高分辨率。因此,术中超声探及的结节通常小于1cm,以血供作为鉴别诊断标准的特异性降低。然而,与常规术中超声相比也已有了一些新的技术进展。我们的初步研究显示术中超声造影可以提供更显著的结果,无论是在肝细胞肝癌患者的结节血供信息,还是在结直肠癌肝转移患者中发现较常规术中超声更多的病灶[5]。对于肝细胞肝癌患者,我们对常规术中超声发现并以此进行手术决策的病灶的术中超声造影增强模式进行了分类(图5.3)[6]。

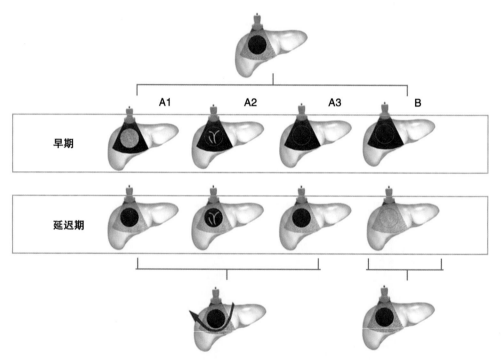

图5.3   对肝细胞肝癌患者术中超声发现病灶,进行术中超声造影的增强模式分类。A类增强病灶,即早期高增强(A1~2)或延迟期低增强(A1~3),需进行手术切除;而B类增强病灶无需手术切除

简而言之,任何具有恶性病理生物学行为的病灶都应表现为动脉早期的高增强和延迟期的低增强(图5.4a),或仅表现为内部血管的增强(图5.4b):这种增强模式的病灶均需要手术切除。对于无增强的病灶则为非肿瘤性的,无需手术切除(图5.5)。通过以上标准进行诊断,我们得到术中超声造影的特异性为69%[6]。此值不够大,尤其与超声造影研究报道相比[4]。然而,如前所述,术中超声造影的靶病灶体积较小,这也许可以解释此矛盾:对于这些小结节,利用肿瘤新生血管来鉴别良恶性有一定的局限性。因此,术中超声造影有利于部分结节的诊断:对于腹腔镜手术中发现的7/10的病灶,该项新技术能够提示恰当的诊断信息,以达到69%的诊断特异性。对于剩余的3/10,即使组织学也可能不足以诊

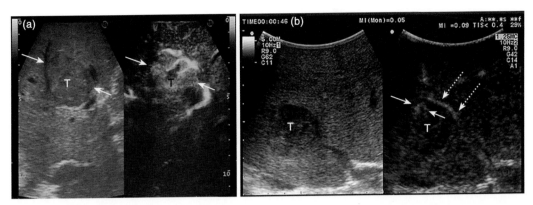

图 5.4　**a**:在造影早期,病灶(T)显示为早于周边肝实质的结节样动脉增强(A1 模式);**b**:在动脉期,病灶未完全增强,但是显示为结节周边提篮样动脉(虚线箭头)及内部分支血管(箭头)的增强(A2 模式)

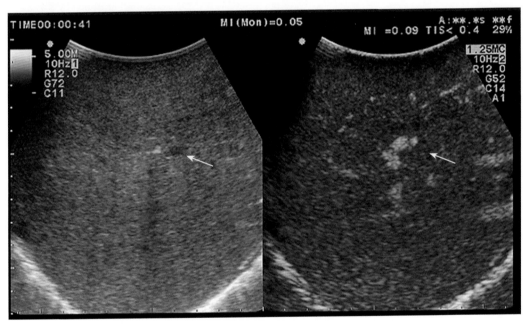

图 5.5　在延迟期,左图 B 超发现的病灶(箭头)在右图术中超声造影(箭头)中无增强(B 模式)

断。事实是,在东西方国家的病理学家中,对于早期肝细胞肝癌与增生结节的定义也未达成共识[8]。而之前提到的新型造影剂带来的前景还需更深入的研究(见第 6 章)。

5.2.2　结直肠癌肝转移

　　如前所述,病灶的回声程度影响结直肠癌肝转移灶的发现[1]。因此,需要一项提高病灶检出的技术:术中超声造影在结直肠肝转移患者中达到了这一主要目的。在 20 世纪 90 年代,50% 的结直肠癌

肝转移患者的手术方案因术中超声检查结果而进行了更改[9]。然而,随着最近术前影像诊断技术的进步,该比率有所下降。事实上,一些近期的研究报道显示:仅仅 4% 的术前手术方案因术中超声的发现而进行了更改[10]。通过进一步的术中超声造影,该比率提升到了 38%[11]。该比率的不同部分归因为术式的不同,最新的术式更多地采用了肝实质部分切除术(见第 7 章),术中超声造影可能也起到了一定的作用。利用超声造影,结直肠癌肝转移灶表现为所谓的"黑洞"效应(图 5.6):转移灶在延迟期

（造影剂注射后2~5分钟）表现为无增强，与周围增强的肝实质相比为黑色。因此，术中超声造影可以更好地显示结节病灶。然而，随着经验的增长，我们矛盾地发现与前两次的报道中发现44%~77%新病灶相比[12,13]，在最新的报道中新病灶的发现率仅为17%~19%[11,14]。术中超声造影的临床价值似乎随着术前影像诊断技术的进步而逐渐降低了。然而，鉴于术中超声发现新病灶的数目，后一种说法似乎不能令人信服。实际上，第一篇报道中提到的

16%的新病灶由术中超声探及的观点[12]在后续得到了有力的证实[11,14]。就技术而言，术中超声的发展能够解释较高的术中新病灶发现率。术中超声造影技术近年来也有了进展，并且有了新型造影剂的问世（见第6章）。然而，这些原始数据并不能有力地说明有何不同。因此，术中超声造影临床价值的降低可能意味着其在结直肠癌肝转移中的应用价值达到了稳定状态：选择性应用术中超声造影的标准应得到修正。

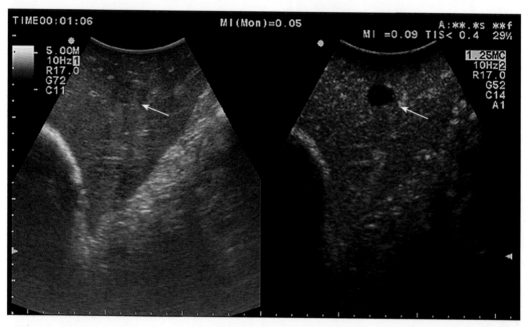

图5.6　延迟期，在左图B型超声上的低回声结直肠癌肝转移灶（箭头）在术中超声造影表现为所谓的"黑洞"增强模式（箭头）

　　我们的经验提示，多结节（图5.7）和等回声（图5.8）会影响术中超声在结直肠癌肝转移中的探查能力，甚至可以影响患者的预后[1]，关于等回声在第4章已提及。在这方面，术中超声造影能够减少漏诊，并帮助发现结直肠肝转移小病灶（图5.9a、b），尤其是对多发转移灶病例（图5.10）。然而，在术中超声提示的脂肪肝患者中应用术中超声造影意义不大，这与细胞内脂肪含量及分布有关[15]，这部分患者约占患者总数的10%[11]。在这些病例中，结直肠癌肝转移灶通常表现为低回声，这是由于周围增强的肝实质与超声造影增强相似而突出了病灶（图5.11）。所以，我们从来不会在术中超声提示明亮肝的患者中应用术中超声造影去发现新的肝转移灶。

　　术中超声造影也可用于结直肠癌肝转移患者化疗后的随访，虽然其意义还不确定[16,17]。事实上，

萎缩的小转移灶有时显示为线样缺损，术中超声造影也不能清晰显示，相反使用高频的常规术中超声却很明显（图5.12），在小的结直肠癌肝转移灶中，瘢痕通过触诊可能不能明确，也可能会在术中超声检查中产生误诊为病灶的伪像，而这在术中超声造影则可清晰显示（图5.13）。

　　在合并肝脏囊性病变的结直肠癌肝转移患者中应格外小心。因为，在造影延迟期囊性病变的表现与转移灶相似：囊性病变应该事先根据常规检查结果在肝脏进行定位（见第4章），并且术前已经对两者进行了明确的鉴别诊断。因此，在术中超声造影发现的任何与术前定位的囊肿不一致的"黑洞"都应该被怀疑为恶性转移灶。这也进一步强调了双幅成像的重要性，同时显示术中超声和术中超声造影图像，以分辨肝转移灶和囊肿。

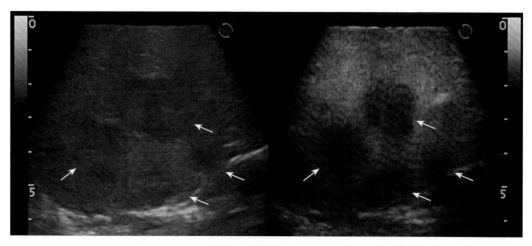

图 5.7　延迟期，与 B 型超声（左）相比，术中超声造影（右）的"黑洞"效应显著提高了结直肠肝转移灶的可视性（箭头），即使对于体积较大的结节（箭头）也有同样的效果；此技术对于多结节，尤其是与本例相似的等回声结节作用明显

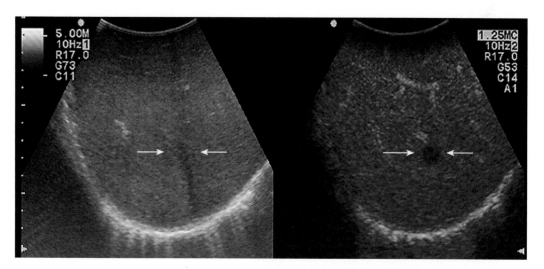

图 5.8　B 型超声显示的体积小的等回声病灶（左图箭头），术中超声造影显著增强了其可视性（右图箭头）

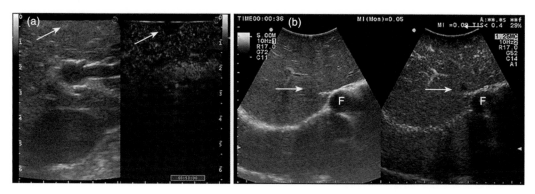

图 5.9　**a**：术中超声造影（右图箭头）能够发现 B 型超声（左图箭头）不能发现的病灶；**b**：联合触诊（F）和术中超声造影（右图箭头）可以发现 B 型超声（左图箭头）不能显示的小病灶

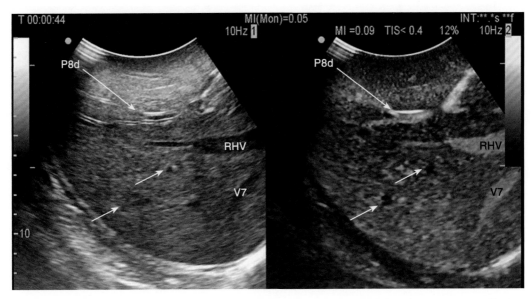

图 5.10   B 型超声显示多发小等回声病灶(左图箭头),术中超声造影也能够发现(右图箭头);供养 8 段背侧(P8d)的门脉分支;肝右静脉(RHV);引流 7 段的肝静脉(V7)

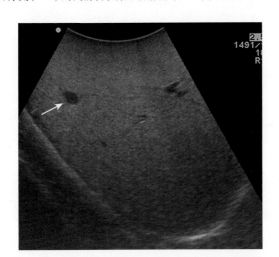

图 5.11   在"明亮肝"背景下的低回声病灶,即使体积小(箭头)也能清晰显示

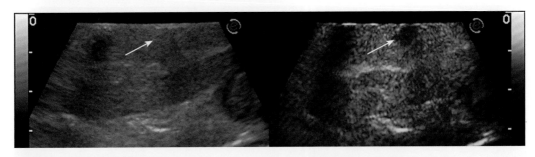

图 5.12   有时肝脏表面不光滑,比如手术瘢痕后方的声影(左图箭头)可被误诊为病灶,然而在术中超声造影图像上则很清楚(右图箭头)

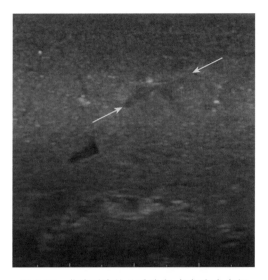

图 5.13　化疗后病灶几乎消失，仅仅在术中超声检查中还可见（箭头）：这些病灶的发现得益于化疗前的影像检查，因为能够呈现病灶的初始情况

5.3　手术切除指导

回声可以影响检查的效力[1]。这降低了术者评估肿瘤负荷的能力，也增加了判断肿瘤与相邻血管关系的困难。正如后面第 7 和 8 章详述的，这也影响到手术方案和肿瘤切除。因此，能够提高肿瘤血供显示的术中超声造影可以更好地对肿瘤-血管关系进行界定。术中超声造影能够更好地显示手术切除范围和判定解剖切面，从而更利于手术切除（图 5.14. a ~ d）。我们的经验已在 1/5 的结直肠癌肝转移患者中得到了验证[11]。

术中触诊与常规术中超声检查的相关性，可以通过将探头放置在病灶对立面且左手触诊的方法进行验证（见第 2 章）：这种方法也可以在造影中进行重复（图 5.15）。

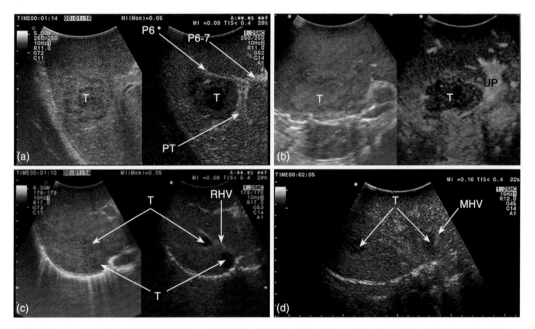

图 5.14　**a**：术中超声造影增强了病灶的可视性，更好地显示了位于门静脉 6 段和 7 段间的肝转移的肿瘤-血管关系；**b**：与 B 型超声图像（左）相比，术中超声造影（右）很好地显示了肿瘤病灶（T）与门静脉矢状部的关系；**c**：两个病灶（T）在常规术中超声图像中显示欠清，肿瘤-血管关系也不明确（左），而在术中超声造影图像中都清晰显示（右）；**d**：术中超声造影显示两个病灶（T），其一与肝中静脉（MHV）关系密切；肝右静脉（RHV）

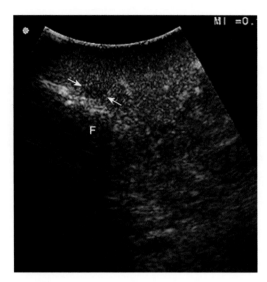

图 5.15　触诊（F）和术中超声造影有助于对小病灶（箭头）的精确定位

（韩洁　周翔　译）

参考文献

1. Van Vledder MG, Pawlik TM, Munireddy S et al (2010) Factors determining the sensitivity of intraoperative ultrasonography in detecting colorectal liver metastases in the modern era. Ann Surg Oncol 17(10):2756–2763
2. Takada T, Yasuda H, Uchiyama K et al (1990) Contrast-enhanced intraoperative ultrasonography of small hepatocellular carcinomas. Surgery 107:528–532
3. Blomley MJ, Albrecht T, Cosgrove DO et al (1999) Improved imaging of liver metastases with stimulated acoustic emission in the late phase of enhancement with the US contrast agent SH U 508A: early experience. Radiology 210(2):409–416
4. Quaia E, Calliada F, Bertolotto M et al (2004) Characterization of focal liver lesions with contrast-specific US modes and a sulfur hexafluoride-filled microbubble contrast agent: diagnostic performance and confidence. Radiology 232(2):420–430
5. Torzilli G, Del Fabbro D, Olivari N et al (2004) Contrast-enhanced ultrasonography during liver surgery. Br J Surg 91:1165–1167
6. Torzilli G, Palmisano A, Del Fabbro D et al (2007) Contrast-enhanced intraoperative ultrasonography during surgery for hepatocellular carcinoma in liver cirrhosis: is it useful or useless? A prospective cohort study of our experience. Ann Surg Oncol 14:1347–1355
7. Roncalli M, Roz E, Coggi G et al (1999) The vascular profile of regenerative and dysplastic nodules of the cirrhotic liver: implications for diagnosis and classification. Hepatology 30:1174–1178
8. Kojiro M (2010) Pathological diagnosis at early stage: reaching international consensus. Oncology 78(Suppl 1):31–35
9. Kane RA, Hughes LA, Cua EJ et al (1994) The impact of intraoperative ultrasonography on surgery for liver neoplasms. J Ultrasound Med 13:1–6
10. Sahani DV, Kalva SP, Tanabe KK et al (2004) Intraoperative US in patients undergoing surgery for liver neoplasms: comparison with MR imaging. Radiology 232:810–814
11. Torzilli G, Botea F, Procopio F et al (2008) Does contrast-enhanced intraoperative ultrasonography impact radicality of hepatectomies for colorectal cancer liver metastases inspite of modern preoperative imaging? Analysis on a prospective cohort. Eur J Cancer 6:16–23
12. Torzilli G, Del Fabbro D, Palmisano A et al (2005) Contrast-enhanced intraoperative ultrasonography during hepatectomies for colorectal cancer liver metastases. J Gastrointest Surg 9:1148–1153
13. Leen E, Ceccotti P, Moug SJ et al (2006) Potential value of contrast-enhanced intraoperative ultrasonography during partial hepatectomy for metastases: an essential investigation before resection? Ann Surg 243:236–240
14. Schulz A, Dormagen JB, Drolsum A et al (2012) Impact of contrast-enhanced intraoperative ultrasound on operation strategy in case of colorectal liver metastasis. Acta Radiol 53(10):1081–1087
15. Caturelli E, Costarelli L, Giordano M et al (1991) Hypoechoic lesions in fatty liver. Quantitative study by histomorphometry. Gastroenterology 100:1678–1682
16. Ferrero A, Langella S, Russolillo N et al (2012) Intraoperative detection of disappearing colorectal liver metastases as a predictor of residual disease. J Gastrointest Surg 16:806–814
17. Ruzzenente A, Conci S, Iacono C et al (2013) Usefulness of contrast-enhanced intraoperative ultrasonography (CE-IOUS) in patients with colorectal liver metastases after preoperative chemotherapy. J Gastrointest Surg 17(2):281–287

第6章 肝特异性造影剂在术中超声造影的应用

Junichi Arita, and Norihiro Kokudo

6.1 简介

正如第5章所述,在过去的几十年中,肝脏手术技巧有了很大的进步,这在一定程度上归功于术中超声的应用[1]。

最近,第二代超声造影剂已在世界范围内得到了广泛应用。报道指出与传统的术中超声相比,应用新型造影剂可增强术中超声造影的实用性。纯粹的血池造影剂,如声诺维(Bracco,Milan,Italy)已在第5章进行了讨论。

另一种第二代超声造影剂,十氟丁烷(Sonazoid;GE Healthcare,Norway),于2007年在日本实现了商售。这种造影剂除了能够提供肝实质与结节的血供信息,还能特异性显示肝库普弗细胞影像,因此可以进一步增加术中超声造影在肝脏外科手术中的作用。

在本章,将对利用Sonazoid进行术中超声造影的技术进行陈述,并展示利用此技术应对肝细胞肝癌和结直肠癌肝转移这两大需要手术切除的肝脏恶性病变的研究结果。

6.2 术中超声造影步骤

Sonazoid不仅是血池造影剂,而且具有特异性的库普弗细胞聚集性[2,3],因此,除了显示肿瘤血供外还能提供库普弗细胞成像[4]。在库普弗期,微气泡聚集在库普弗细胞内;这可以使肝实质呈现为均匀高回声,从而清晰地显示出缺乏库普弗细胞的恶性病变。这一效应可以持续2小时[5],可以在实施肝切除术前多次重复定位恶性病灶。术中超声造影设置帧频为10~20Hz,机械指数为0.15~0.25。双幅成像模式同时显示基波成像和谐波成像,以基波B型超声图像作为参考(图6.1)。双幅成像可以避免遗漏靶病灶,因为注射造影剂前,谐波图像通常表

现为黑屏。从外周静脉注射Sonazoid,在谐波成像(血管相)上连续观察肝局灶性病变。将焦点置于靶病灶远场水平。血管相后暂停约15分钟,再次进行全肝扫查,即为"库普弗期"。此时将焦点置于全肝的远场水平。恶性肿瘤表现为高回声肝实质包绕的低回声区(图6.1)。与利用SonoVue进行的术中超声造影不同,使用Sonazoid的对比效果可以持续长达2个小时,因而在库普弗期可以进行重复扫查。

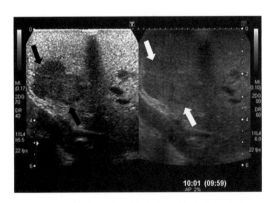

图6.1 结直肠癌肝转移患者的术中超声造影图像。左图是谐波成像,右图为基波成像。谐波成像可以更清晰地显示肝转移瘤(箭头)

肝脏单发病灶的血供情况可通过单次注射造影剂来显示。对于库普弗期显示的其他低回声病灶,库普弗期后再次注射Sonazoid以观察其血供情况(图6.2)。若出现强化,则可以肯定低回声为病灶。多发病灶的血供情况也可以此种方式进行观察,此过程被称作"灌注缺损后再灌注"[6]。其优势是极少错失靶病灶,因为在造影微气泡进入肝实质前靶病灶均呈现为清晰的低回声。

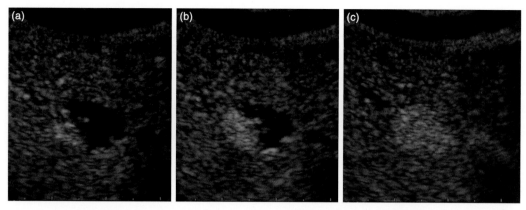

图 6.2　肝细胞肝癌患者的术中超声造影,于库普弗期在肝 4 段发现一新的低回声病灶。再次注射 Sonazoid 进行血管相的观察。**a ~ c** 显示病灶先出现周边强化,后逐步向心性增强。注射造影剂后 1min 整个结节强化

6.3　肝细胞肝癌

对于术中超声发现的新病灶,术中超声造影可以为外科大夫提供更多的信息。如第 5 章所述,Torzilli 等报道了利用 SonoVue 对新发现病灶进行术中超声造影以鉴别是肝细胞肝癌还是良性病变的价值[7]。Sonazoid 实现商售要晚于 SonoVue,但被期待具有相似的价值,尤其是库普弗细胞成像的优势。利用 Sonazoid 进行术中超声造影更有利于发现常规术中超声和术前影像学检查漏诊的恶性病灶。

在东京大学医院,我们在肝细胞肝癌患者中进行了评估术中超声造影价值的前瞻性临床研究[8]。该研究共连续纳入 192 例患者。选取一典型病灶,优先选择在术中超声发现的新病灶,静脉注射 Sonazoid 后于血管相观察其血供情况。血管相后约 15min,在库普弗期对全肝进行扫查。必要时再次注射 Sonazoid 进行另外病灶血管相的观察。当病灶表现为血管相高增强或库普弗相低增强时,拟诊为肝细胞肝癌(图 6.3)。任何于库普弗相发现的新病灶均拟诊为肝细胞肝癌。肝细胞肝癌以组织学检查或术后 12 个月的 CT 检查结果作为最终诊断。研究中,常规术中超声共在 50 例患者(26%)中发现了 79 个新病灶,17 个(22%)最终诊断为肝细胞肝癌。术中超声造影鉴别诊断肝细胞肝癌的敏感性、特异性和准确性分别为 65%、94% 和 87%。鉴于这 79 个病灶直径的中位数为 0.7cm,并且均在术前检查中漏诊,所以这一结果是可观的。其中,16 例患者中共 21 个新发现的库普弗相低回声病灶,而其中 11 例患者中的 14 个病灶(67%)最终诊断为肝细胞肝癌。术中超声造影库普弗相的另一优点是能够清晰显示术前影像学检查可以诊断出但常规术中超声不

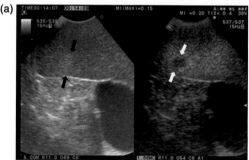

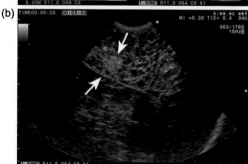

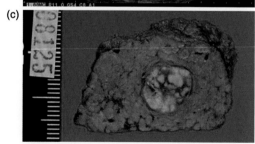

图 6.3　常规术中超声于肝 6 段发现一新病灶,随后对其进行了术中超声造影检查。**a:**左图基波成像中显示了一高回声病灶(黑色箭头)。右图为谐波成像,在注射 Sonazoid 后 14min 时,该病灶显示为低回声(白色箭头),提示为肝细胞肝癌。**b:**血管相,病灶表现为典型的动脉灌注。**c:**病灶切除后,病理诊断为中分化肝细胞肝癌

能显示的病灶(图6.4)。外科医生需要利用术中超声造影确定病灶后才能实施切除。因而,利用Sonazoid进行的术中超声造影能够对肝细胞肝癌患者进行更准确的分期。

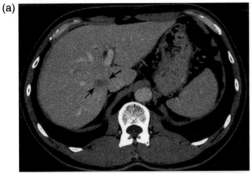

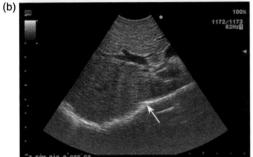

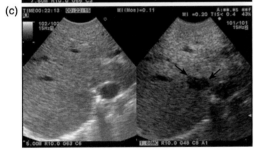

图6.4　肝细胞肝癌患者行手术切除。**a**:CT扫描提示肝1段典型的肝细胞肝癌病灶(箭头)。**b**:该病灶在常规术中超声很难发现。**c**:在术中超声造影库普弗期可以清晰显示病灶(箭头)

6.4　肝转移瘤

结直肠癌肝转移行肝脏切除术后,大约40%的患者会出现肝内复发[9]。理论上,这些肝内复发的病灶在行肝切除术时已经存在,只是体积很小或仅是微观可辨。B型术中超声被认为是发现此类术前漏诊小病灶的最敏感的方式。最近,术中超声造影

则被认为是能够发现术前影像学检查和常规术中超声检查之外的肝转移灶。术中超声造影的另一优势是,能够更清晰地显示病灶边界,帮助外科医生辨识肿物与相邻血管的关系,以更好地确定切除方案。我们已讨论过利用SonoVue进行术中超声造影检查肝转移灶的结果。如前所述,利用Sonazoid进行术中超声造影,其特异性的库普弗细胞成像,可以提供更长的扫查时间以筛查肝恶性病灶。这一优势在结直肠癌肝转移患者中比在肝细胞肝癌患者中更明显,因为对于肝转移灶的诊断不需要进行血供判断。Nakano等[10]进行的一项临床预实验结果显示,8例行术中超声造影的患者中,2例在库普弗期发现了新的肝转移灶。

东京大学医院对102例因结直肠癌肝转移行切除术的患者进行了一项Sonazoid术中超声造影与常规术中超声的价值对比的前瞻性临床研究[11]。所有入组患者均行术前增强CT或MRI。术前影像学检查共显示315个肝转移灶,常规术中检查,包括术中超声,共发现350个转移灶。在术中超声造影的库普弗期共显示370个肝转移灶。其中23个病灶仅在术中超声造影中可显示(图6.5)。术中超声造影的敏感性、特异性和准确性分别为97.1%、59.1%和93.2%。对于接受过术前化疗的患者更易发生手术方案的更改(22% vs.10%,p=0.071)。与其他利用SonoVue进行术中超声造影的研究结果相比,本研究结构更可观。

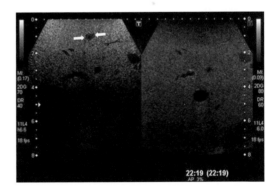

图6.5　术中超声造影库普弗期显示了肝8段新发现的微小肝转移灶(箭头),此患者在其他肝段还有5个结直肠癌肝转移灶

6.5　结论

虽然很难证明肝特异性造影剂与纯血池造影剂的价值有何不同,但前瞻性的临床试验证实在肝细

胞肝癌和结直肠癌肝转移患者中,利用肝特异性造影剂 Sonazoid 进行术中超声造影是有价值的。

（韩洁 周翔 译）

参考文献

1. Makuuchi M, Hasegawa H, Yamazaki S, Takayasu K, Moriyama N (1987) The use of operative ultrasound as an aid to liver resection in patients with hepatocellular carcinoma. World J Surg 11(5):615–621

2. Yanagisawa K, Moriyasu F, Miyahara T, Yuki M, Iijima H (2007) Phagocytosis of ultrasound contrast agent microbubbles by Kupffer cells. Ultrasound Med Biol 33(2):318–325

3. Kindberg GM, Tolleshaug H, Roos N, Skotland T (2003) Hepatic clearance of Sonazoid perfluorobutane microbubbles by Kupffer cells does not reduce the ability of liver to phagocytose or degrade albumin microspheres. Cell Tissue Res 312(1):49–54

4. Hatanaka K, Kudo M, Minami Y et al (2008) Differential diagnosis of hepatic tumors: value of contrast-enhanced harmonic sonography using the newly developed contrast agent. Sonazoid Intervirol 51(Suppl 1):61–69

5. Watanabe R, Matsumura M, Chen CJ, Kaneda Y, Ishihara M, Fujimaki M (2003) Gray-scale liver enhancement with Sonazoid (NC100100), a novel ultrasound contrast agent; detection of hepatic tumors in a rabbit model. Biol Pharm Bull 26(9):1272–1277

6. Kudo M (2008) Hepatocellular carcinoma 2009 and beyond: from the surveillance to molecular targeted therapy. Oncology 75(Suppl 1):1–12

7. Torzilli G, Palmisano A, Del Fabbro D et al (2007) Contrast-enhanced intraoperative ultrasonography during surgery for hepatocellular carcinoma in liver cirrhosis: is it useful or useless? A prospective cohort study of our experience. Ann Surg Oncol 14(4):1347–1355

8. Arita J, Takahashi M, Hata S et al (2011) Usefulness of contrast-enhanced intraoperative ultrasound using sonazoid in patients with hepatocellular carcinoma. Ann Surg 254(6):992–999

9. Simmonds PC, Primrose JN, Colquitt JL, Garden OJ, Poston GJ, Rees M (2006) Surgical resection of hepatic metastases from colorectal cancer: a systematic review of published studies. Br J Cancer 94(7):982–999

10. Nakano H, Ishida Y, Hatakeyama T et al (2008) Contrast-enhanced intraoperative ultrasonography equipped with late Kupffer-phase image obtained by sonazoid in patients with colorectal liver metastases. World J Gastroenterol 14(20):3207–3211

11. Takahashi M, Hasegawa K, Arita J et al (2012) Contrast-enhanced intraoperative ultrasonography using perfluorobutane microbubbles for the enumeration of colorectal liver metastases. Br J Surg 99(9):1271–1277

第三部分
肝胆手术

第7章　外科手术计划的制订

Guido Torzilli，Fabio Procopio，and Guido Costa

术中超声对于肝脏外科手术计划的制订具有重要意义。然而，相对于术前影像学检查，仅仅 4% ~ 7% 的手术方案的制订受到了术中超声的影响[1,2]。术中超声对于手术方案制订的影响主要取决于两点：①每个医疗团队的习惯或策略；②肿瘤的类型。相对较低的术中超声检查率也可能是外科治疗的策略引起的：如肝内病灶比较多的患者行大范围肝切除术时，即使术中超声发现了新的病灶，也不会对外科的治疗方案产生影响（图 7.1a）。最近的报道显示在少部分复杂病例中[3]，利用术中超声检查后，进行了肝实质的大范围肝切除术：在这种情况下，发现了新的病灶，并改变了外科手术的方案（图 7.1b）。

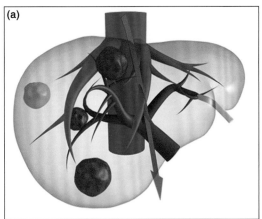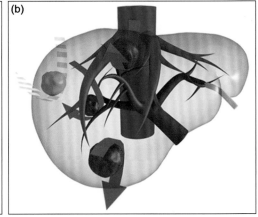

图 7.1　a：如果原先制定的是右半肝切除术，术中超声发现的新病灶并未改变手术方案（红线代表切除线）；**b**：如果采取肿瘤局部切除术，术中超声发现的新病灶将会改变手术方案（红线代表原先计划的切除线，黄线代表新加的切除线）

术中超声使得肿瘤与门脉系统、肝静脉系统的关系得到了准确的三维重建，而这也是现代外科理念下制订外科治疗策略的先决条件。术中超声的应用不仅是常规意义上为了安全地切除大范围的肝组织[4,5]，还有利于最大限度地保存肝组织的血管结构，同时最大限度地、根治性地切除肿瘤组织。这也就意味着保留的肝组织具有完整的流入和流出管道。为了达到这个目标，仅仅靠术中暴露来探查确定肿瘤分期是不够的，术者往往需要各方面信息，如术中触诊、术中超声提供的信息，同时需适当地暴露并游离肝脏组织。为了更好地显示肿瘤与血管的三维毗邻关系，术者的左手和肿瘤的位置应该在术中超声中得到很好地显示（图 7.2a,b），以便于指导术中切除。术中超声的回声及超声影像应该在术者的思维中进行综合，以便术者选择最合适的切除肿瘤的方法。术中超声对于肝脏流入及流出管道所提供的信息对于手术方案的制订至关重要，为了达到这个目的必须进行充分的肝脏组织的暴露和游离（详见第 8 章）。

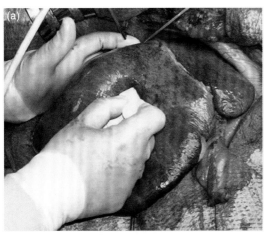
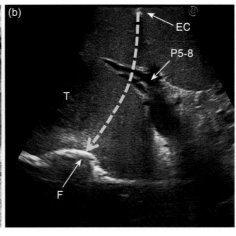

图 7.2　a:术者指尖与探头配合制定出合理的切割线;**b**:由术中超声指引的黄色手术切割线;F 表示指尖;EC 代表在肝表面电灼后的声影;P5-8 表示门脉右前支;T 表示肿瘤

7.1　肿瘤与血管的关系

　　根据肿瘤与血管的关系,可以采用不同的手术方法[6,7,8]。术中超声可以帮助术者判断肝癌与血管间是否被正常的肝脏组织所分割开,或者肝癌组织邻近血管但未侵犯血管,或者肿瘤已经侵犯血管;是否存在近端胆管的扩张或者血管癌栓形成[9]。同时术中超声可以精确地判断肝转移瘤与肝内血管结构的关系,从这个角度说,如果血管壁是完好无损的,血管与肝转移瘤接触的长度也会影响切除方案。[3]基于此,术中是否需要联合血管切除就可以确定,精确的手术策略也可以制定。

7.1.1　与 Glisson 鞘组织接触的肿瘤

　　图 7-3a ~ d 显示了一个邻近 Glisson 鞘中门脉系

统的包膜完整的肿瘤,同时胆管未见扩张[9]。术中超声也同样显示了肝转移瘤与血管的关系,血管未见侵犯,胆管未见扩张,鞘接触的范围约 2/3 周(图 7.3a ~ d)[9]。相似地,在肝转移瘤中,如果术中超声证实了血管的完整性、胆管是不扩张的,那么说明 Glisson 鞘系统是未受侵犯的(图 7.4a ~ d)[3],肿瘤与 Glisson 鞘系统接触的面积可以达到 2/3。如果胆管有扩张(图 7.5a ~ b),血管有侵犯(图 7.6a,c),肝转移瘤与 Glisson 鞘系统接触面积超过 2/3 周(图 7.6b,c),那么 Glisson 鞘系统认为是受侵犯的。如果在门脉分支中发现有癌栓(图 7.7a,b),胆管中发现癌栓(图 7.8a,b),或者两者兼有(图 7.9),则认为 Glisson 鞘系统是受侵犯的。在上述情况下,往往需要扩大的肝切除术。

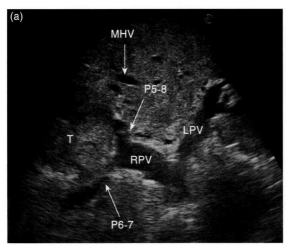
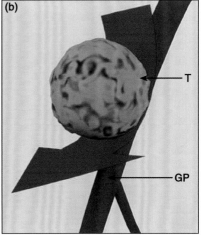

图 7.3　a:一个肝细胞癌位于门脉右前及右后分叉处;**b**:图示手术切除方案:将肿瘤从 Glisson 鞘系统分离是可行的,红色代表切除线

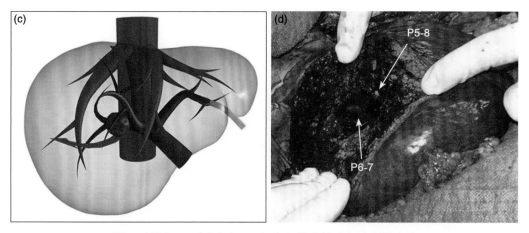

图7.3(续)   c:手术方案;d:术后,门脉右前及右后支被显露

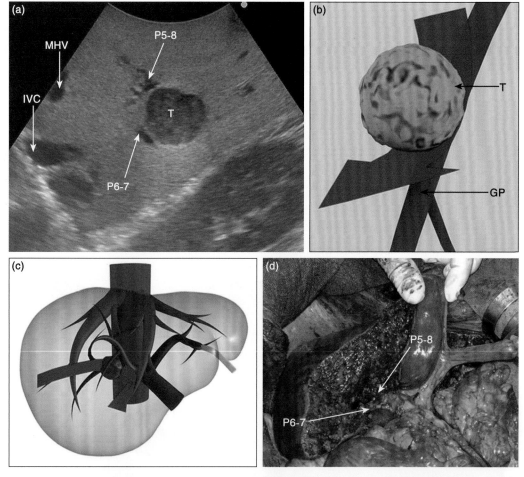

图7.4   a:一个结直肠癌肝转移瘤(T)位于门脉右前及右后支分支处;b:按照图示肿瘤可以与Glisson鞘系统切除、分离,切除线以红色标示;c:按照上述图示,如图建立肿瘤切除方案;d:术中,肝S5、8及S6、7的根部被显示,下腔静脉(IVC)及肝中静脉(MHV)被显示

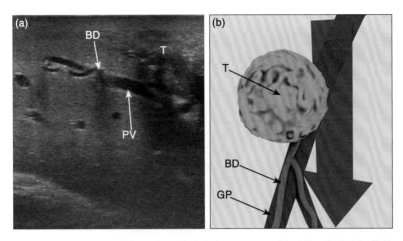

图 7.5　**a**:图示一个结直肠癌肝转移瘤邻近 Glisson 鞘系统,并导致胆管扩张;**b**:图示手术切除方案:将肿瘤从 Glisson 鞘系统分离是不可行的,红色代表切除线

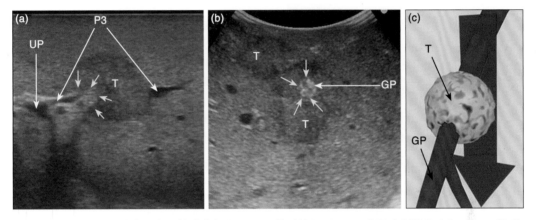

图 7.6　**a**:图示一个结直肠癌肝转移瘤侵犯 Glisson 鞘系统(S3);**b**:一个肠癌肝转移瘤与 Glisson 鞘系统广泛粘连;**c**:图示手术切除方案:将肿瘤从 Glisson 鞘系统分离是不可行的,红色代表切除线

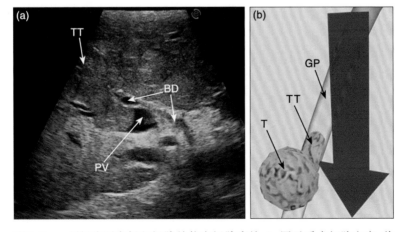

图 7.7　**a**:肝细胞肝癌侵犯门脉并伴有门脉癌栓;**b**:图示手术切除方案:将肿瘤从 Glisson 鞘系统分离是不可行的,红色代表切除线

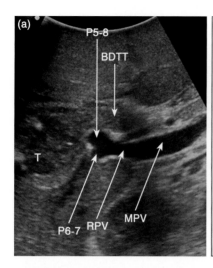

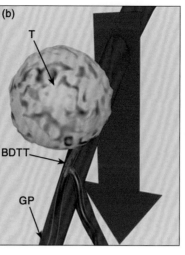

图 7.8　**a**:肝细胞肝癌侵犯胆管并伴有癌栓;**b**:图示手术切除方案:将肿瘤从 Glisson 鞘系统分离是不可行的,红色代表切除线

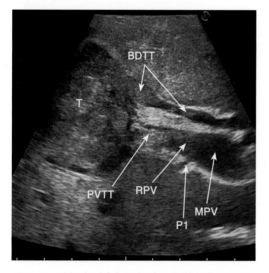

图 7.9　肝细胞肝癌侵犯门脉及胆管并伴有癌栓

7.1.1.1　中央型肿瘤的保守型切除术

这种新的手术切除方式主要用于邻近门脉一级或二级分支的肿瘤的小面积切除,手术方式如图 7.10 所示。术中超声的应用将使得上述更为复杂的手术切除方式变得可行(图 7.11a ~ e),同时根据肿瘤的分布特征、术中超声显示的肿瘤与血管的关系对手术步骤标准化:如下肝切除术(图 7.12a ~ p)和肝隧道术(图 7.13a ~ f)。

7.1.2　肿瘤邻近肝静脉

术中超声显示与包膜清楚的肝细胞肝癌接触的肝静脉,且静脉壁保持完整。这种情况下肝静脉未提示受侵犯(图 7.14a ~ c)。最初这种与静脉接触的肝转移瘤意味着术中需要联合肝静脉切除。如今随着术中超声的应用并证实血管壁的完整,同时血

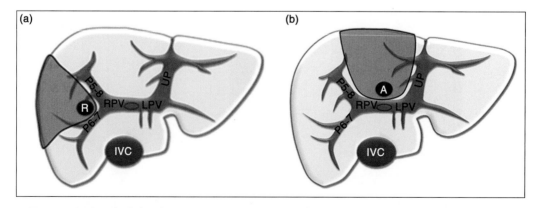

图 7.10　切除区域(灰色)位于中央区域,与 Glisson 鞘系统的一级或二级分支相邻。**a**:右侧;**b**:前面

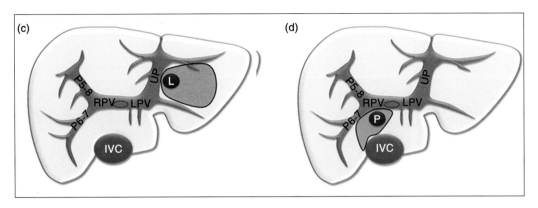

图 7.10（续）　**c**:左侧;**d**:后面

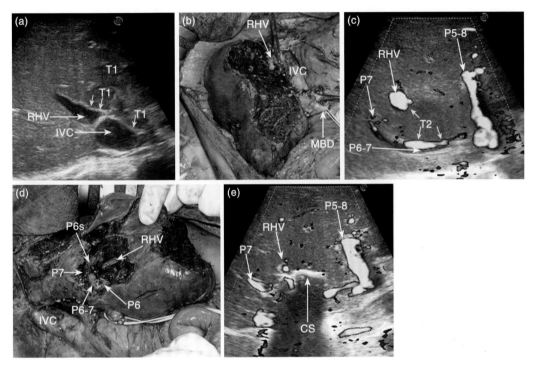

图 7.11　**a**:术中超声显示一个巨大的、融合的肠癌肝转移瘤,占据了整个肝左叶、S1 及部分右前叶,与肝右静脉汇入下腔静脉处相邻近(黄色箭头所示);**b**:切除肝左叶、S1 及右前叶后的肝断面;**c**:术中超声发现另外一个肿瘤邻近肝右静脉,供应 S6、7 的门脉右后支位于肿瘤后方;**d**:肝断面显示肝右静脉、S6 及 S6 前分支、S7;**e**:术中超声从切面的对侧检查原先肿瘤所占据的肝组织未再见肿物,以及分离的血管的通畅性

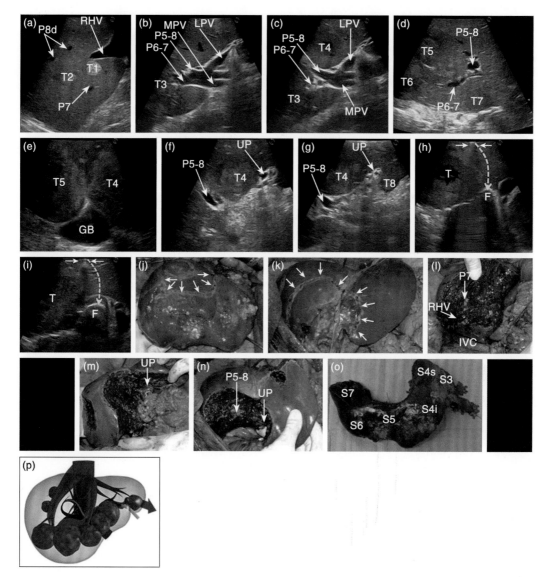

图7.12 **a**：术中超声显示2个结直肠癌肝转移瘤位于S7；**b**：术中超声发现第三个肿瘤位于门脉右后支分支的根部的下方；**c**：术中超声发现第四个肿瘤位于门脉左支及门脉右前支的前方；**d**：术中超声发现第5及第6个肿瘤邻近S6,7及S5,8，第7个肿瘤位于S1；**e**：术中超声发现第4及第5个肿瘤位于胆囊上方；**f**：术中超声发现第4个肿瘤位于S5,8及门脉矢状部之间；**g**：术中超声发现第4个肿瘤。另一个肿瘤位于S8；**h,i**：术中通过探头、电烙标记以及术者指尖确定的切除线；**j,k**：在肝表面的切除标记线；**l,m,n**：术后的肝断面

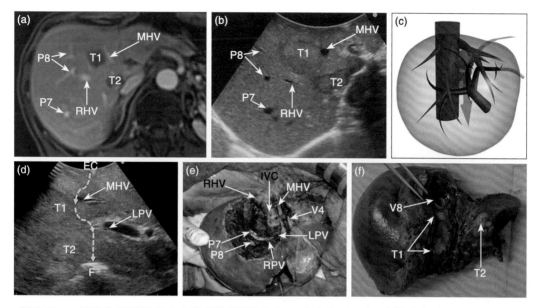

图 7.13　**a**：MRI 发现肝 S8 的 2 个结直肠癌肝转移瘤；**b**：术中发现上述 2 个转移瘤，包含了从肝 S8 至肝 S1 的连接处；**c**：移除肿瘤的切割线（红色）：图示中 2 个肿瘤被分别显示出，如我们所描述的肝隧道切除术；**d**：术中超声图像显示切除上述 2 个肿瘤；**e**：切除术后的肝断面，即所谓的肝隧道；**f**：切除的标本显示 2 个转移瘤邻近肝中静脉及门脉分支的后壁

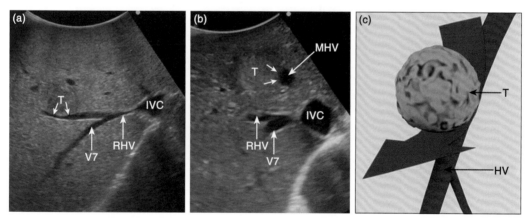

图 7.14　**a**：肝细胞肝癌邻近肝右静脉；**b**：肝细胞肝癌邻近肝中静脉；**c**：图示手术切除方案：将肿瘤从肝静脉分离是可行的，红色代表切除线

管接触面小于 1/2 周，术中静脉得以保留（图 7.15a，b），这种保留血管的手术步骤催生了一种既往认为不可能的手术方式（图 7.16a～h）。当不可切除的肿瘤血管接触面超过 2/3 周，同时没有交通静脉时，推荐保留血管的切除术；如果部分血管壁受到肿瘤侵犯，需要同时实施血管修补术，术中彩超可保证血管的通畅性（图 7.17a～c）。当存在血管癌栓（图 7.18a～c）侵犯血管壁（图 7.19a），肝转移瘤与血管

接触面超过 2/3 周时（图 7.19b），术中需要切除肝静脉（图 7.19c）。如果肝静脉于下腔静脉交汇处被侵犯（末端 4cm），在这种情况下，扩大的肝切除术不是强制性的。从理论上来讲，没有下列任意一个术中超声的征象时，扩大肝切除术会切除回流的肝静脉系统从而影响肝血流的回流：

- 如肝右静脉汇入腔静脉入口处受侵犯但存在副肝静脉，作为肝右静脉的次要分支回流（图 7.20a～d）

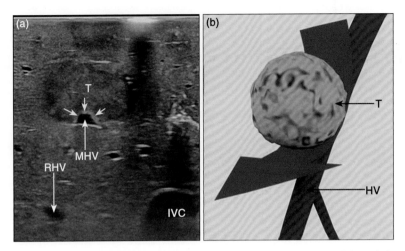

图 7.15 a:结直肠癌肝转移瘤与肝中静脉接触面≤2/3;**b**:图示手术切除方案:将肿瘤从肝静脉分离是可行的,红色代表切除线

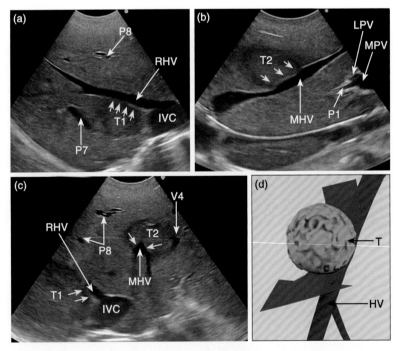

图 7.16 a:术中超声显示一个 S7 结直肠癌肝转移瘤与肝右静脉邻近;**b**:术中超声显示另一个结直肠癌肝转移瘤位于肝 S4 上部之间,邻近肝中静脉;**c**:超声横断面显示上述两个肿瘤分别与肝右静脉及肝中静脉邻近;**d**:移除上述二个病灶的切割线(红色)

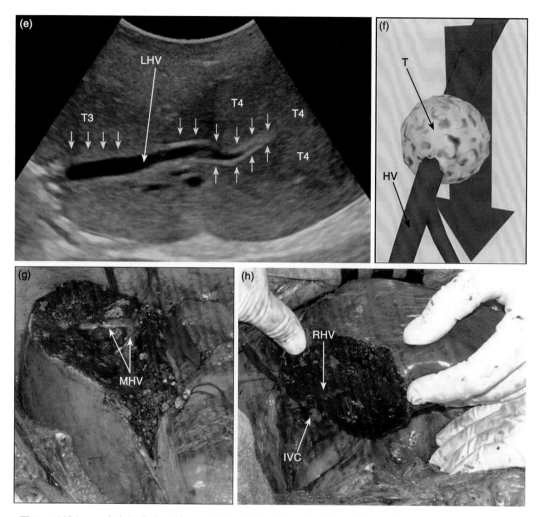

图 7.16(续)　**e**:术中超声发现第 3 个肝转移瘤位于肝左静脉汇入下腔静脉处。第 4 个肿瘤侵犯肝左静脉周边(黄色箭头);**f**:根据第 4 个肿瘤与肝左静脉的关系设定的切割线(红色箭头);**g,h**:移除病灶后的肝断面

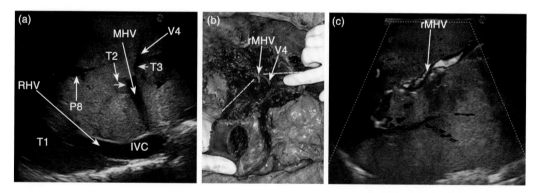

图 7.17　**a**:术中超声显示 15 个结直肠癌肝转移中的 3 个(T1,T2,T3),T2 及 T3 邻近肝中静脉中部以及肝 S4 的分支;**b**:二个病灶相邻近,并围绕肝中静脉及 S4 的静脉,这使得切除时需要切除部分血管壁;缺乏交通静脉导致需要人工血管重建以保证残肝血流的回流;**c**:术中彩超证实重建血管的通畅性

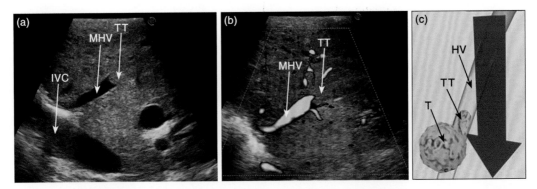

图 7.18   **a**:术中超声提示肝细胞肝癌侵犯肝中静脉伴有癌栓;**b**:a 中的彩超;**c**:图示切除肿瘤同时必须切除肝静脉

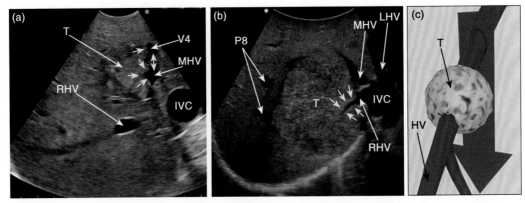

图 7.19   **a**:术中超声显示一个结直肠癌肝转移瘤侵犯肝中静脉及肝 S4 的静脉;**b**:术中超声提示一个结直肠癌肝转移瘤侵犯肝右静脉并邻近肝中静脉;**c**:图示切除肿瘤同时必须切除肝静脉及肝右静脉

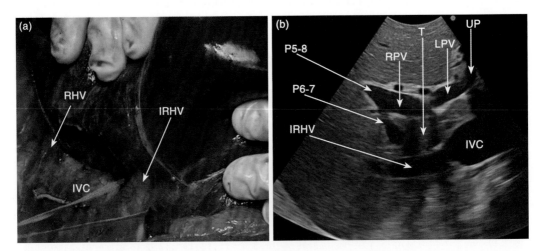

图 7.20   **a**:术中超声显示肝右下静脉回流入下腔静脉以及它与肝右静脉的关系;**b**:术中超声显示肝右下静脉位于肿物及门脉右后支下方

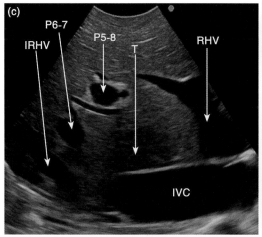

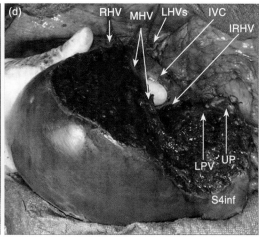

图 7.20（续）　c:在矢状位,术中超声显示肿物与肝右静脉以及右下静脉的关系:肿瘤位于二个静脉之间并邻近下腔静脉;d:术中通过暴露、游离以及术中超声使得选择性切除位于二根静脉之间的肿瘤成为可能,避免了常规的左肝切除术

- 当肝静脉被闭塞时[10],如被肿瘤侵犯或用手指夹闭肝静脉的肝外段(详见第 8 章)[11],滋养的门脉分支在术中彩超显示入肝(图 7.21)血流而不是出肝血流(图 7.22,图 7.23)
- 有交通静脉连接到相邻的肝静脉(图 7.24),如果没有术中彩超,交通静脉很难被发现(图 7.25)。通过暴露肝脏组织、夹闭腔静脉入口处的肝外静脉,同时应用彩色多普勒,有更多的机会发现交通静脉。

　　最初认为交通静脉是比较罕见的,活体肝移植中仅发现 1/5 ~ 1/3 的供体存在交通静脉[12],但是最近的研究表明 80% 的肝转移瘤术中超声可以发现交通静脉[13],这项发现可能提供了一种联合切除肝静脉而保全肝组织出肝血流的新的手术方式(图 7.26a ~ d)。

　　采用上述标准,我们尽量减少大范围的肝切除术,同时设计一些新的手术方式,如下所述。

7.1.2.1　扩大的系统性肝右后叶切除术

　　扩大的系统性肝右后叶切除术是一种系统性的切除肝右后叶肿瘤的手术方式(图 7.27a ~ c 将做详细举例说明)。

选择标准

　　(a)肝静脉汇入下腔静脉处 4cm 内有肿瘤浸润,并且肿瘤累及 S6 甚至 S7(图 7.28a ~ g)。

　　(b)肝静脉汇入下腔静脉处 4cm 内有肿瘤浸润,但肿瘤未累及 S6,并且无副肝右静脉,夹闭肝右

静脉后彩超可以探及 S6 内离肝血流(图 7.29a ~ i);如果副肝右静脉存在,甚或不存在,只要肝 S6 有入肝血流,那么由于肝中静脉或者交通静脉需回流肝 S6 的血流(图 7.30a ~ b),此时联合切除 S7、S8 及肝右静脉将会被优先选择[14]。

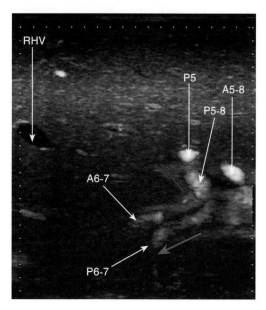

图 7.21　术中彩超显示门脉右支分为右前支和右后支,同样的肝动脉也如此分支。彩超也显示门脉及肝动脉的血流是向肝的

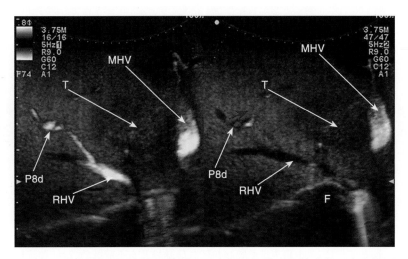

图 7.22　术中彩超通过闭塞肝静脉血流来调整门脉血流的方向。在左侧图中,肝右静脉是通畅的,供应肝 S8 的门脉背侧的分支血流是向肝的,在右图中,用手指夹闭了肝右静脉后,供应肝 S8 的门脉背侧的分支血流反转,变为离肝的,这说明这部分肝脏是通过肝右静脉回流的,不存在交通静脉进行分流

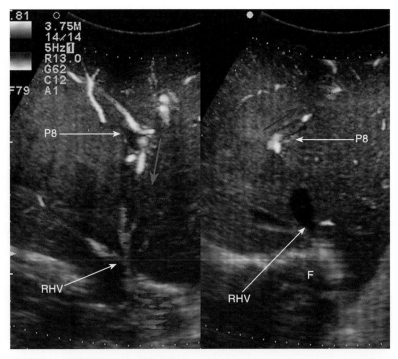

图 7.23　术中彩超通过闭塞肝静脉血流来调整门脉血流的方向(如同图7.22)。在左侧图中,肝右静脉是通畅的,供应肝 S8 的门脉背侧的分支血流是向肝的,在右图中,用手指夹闭了肝右静脉后,供应肝 S8 的门脉背侧的分支血流反转,变为离肝的,这说明这部分肝脏是通过肝右静脉回流的,不存在交通静脉进行分流

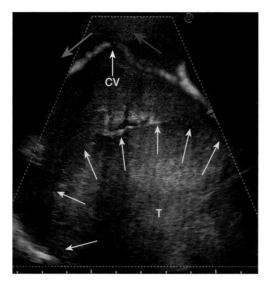

图 7.24　黄色箭头显示了一个巨大的肿瘤的边界,同时压迫的肝静脉汇入下腔静脉的入口处导致布加综合征,术中彩超显示了上述二个相邻的肝静脉之间的交通静脉

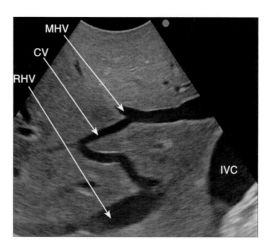

图 7.25　术中彩超显示了肝中静脉及肝右静脉之间的交通静脉,在静脉汇入下腔静脉处未见肿瘤压迫血管

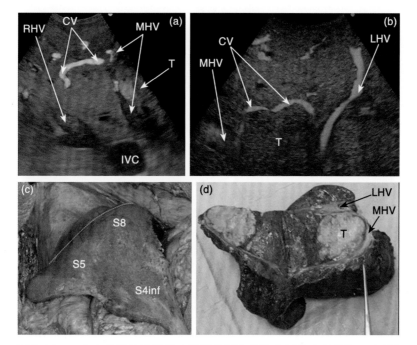

图 7.26　**a**:术中彩超显示了肝中静脉及肝右静脉之间的交通静脉;**b**:同样的患者,在肿瘤周围,存在交通静脉连接肝左静脉及肝中静脉;**c**:左肝切除(S2、S3 及部分肝 S4 上部)代替了传统的扩大左半肝切除术;**d**:标本显示肿瘤被肝左静脉及肝中静脉包绕

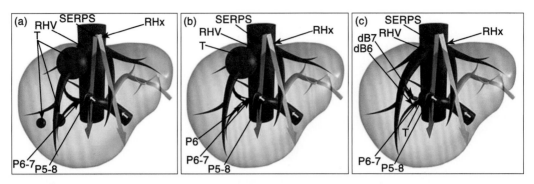

图 7.27　图示扩大的系统性肝右后叶切除术中通过门脉右前支及肝右静脉确定的切割线（绿色线），替代了传统的右半肝切除术（黄色线）。在所有的病例中，如果肝右静脉没有闭塞，当夹闭肝右静脉时，术中彩超必须明确提示肝 S5、S8 有门脉血流。**a**：肝静脉汇入下腔静脉处 4cm 内有肿瘤浸润，并且肿瘤累及 S6；**b**：肝静脉汇入下腔静脉处 4cm 内有肿瘤浸润，S6 未被浸润，当夹闭肝右静脉时，没有副肝静脉或有离肝的门脉血流；**c**：存在门脉右后支受侵犯或者 S6、S7 胆管扩张，同时肿瘤接触肝 S5、S8，但未见相应右前支的胆管扩张

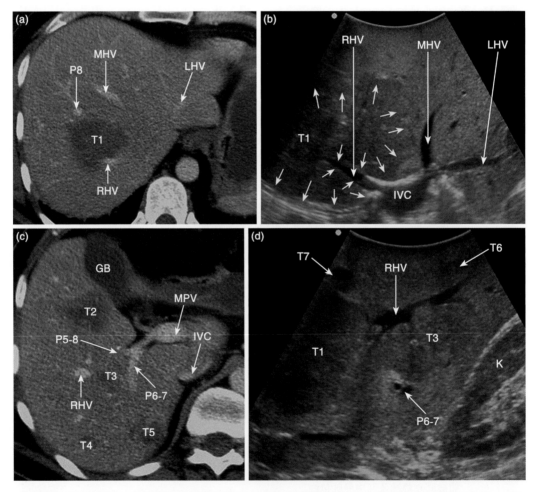

图 7.28　**a**：CT 提示一个结直肠癌肝转移瘤（T1）侵犯肝右静脉；**b**：术中超声发现如前 CT 所示；**c**：CT 显示肿瘤占据右半肝的下部（T2～5）；**d**：术中超声用不同的切面扫查发现如前 CT 所示，并进一步发现病灶（T6,7）

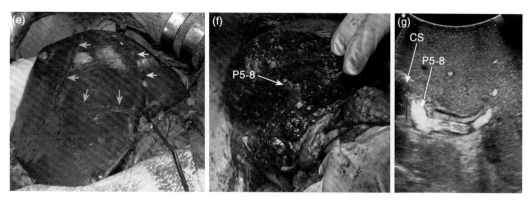

图 7.28（续） e：切割线提示行正规的右半肝切除术，然而按照系统性肝右后叶切除术建立了模型（a）；f：切除术后，暴露门脉右前支；g：术中彩超提示向肝血流、肝断面、胆囊等

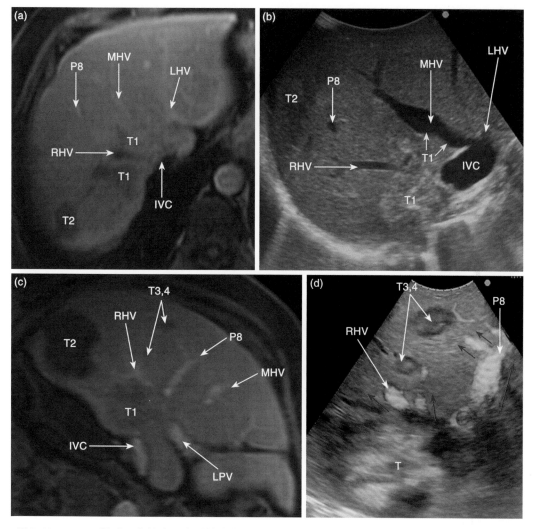

图 7.29 a：MRI 提示一个结直肠癌肝转移瘤（T1）侵犯肝右静脉；b：术中超声发现如前 CT 所示，同时发现肿瘤邻近肝中静脉；c：MRI 提示 T1 侵犯肝右静脉以及邻近门脉右前支供应肝 S8 的分支，下腔静脉包绕 S1，同时肿瘤周边有其他病灶。T2 表示血管瘤，T3 及 T4 表示其他病灶；d：术中彩超提示肝 S8 的向肝血流以及肝右静脉的离肝血流

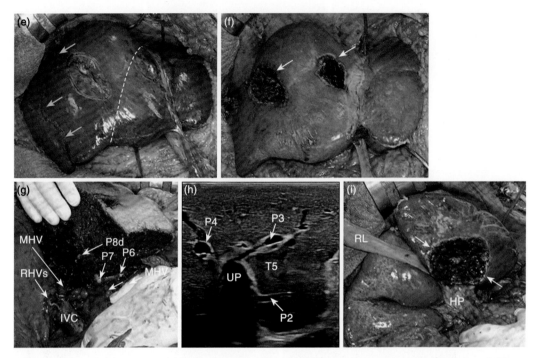

图7.29(续) e:切割线提示行正规的右半肝切除术,然而按照系统性肝右后叶切除术建立了模型(b);f:从前面观看的整个肝脏类似于切除了部分小病灶;g:肝断面可见肝S1的残留部分,门脉分支供应肝S6,S7,S8以及肝中静脉;h:术中超声发现T5位于肝S2及S3之间;i:肿瘤切除后的肝断面

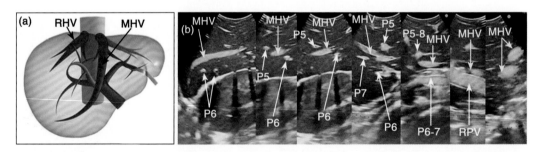

图7.30 a:肝中静脉优势型的模式提示肝中静脉可以分流右半肝后部,包括S6;b:术中彩超系列图像显示肝中静脉引流肝S6血流

（c）与右前支的 Glissonian 鞘系统相邻，并且至少具有下列一个特征：邻近的右后支胆管扩张，血管受侵犯，肠癌肝转移瘤与 Glissonian 鞘系统接触面积超过 2/3 周（图 7.31a～k）。

步骤

在 A 和 B 的情况下，延伸至右前叶的切除也是为了保证完整切除肿瘤，切割线被画在肝中静脉的左边，同时肝中静脉也被切除，如果肝右静脉没有栓塞，可以通过前述的夹闭肝右静脉术中彩超判断门脉右前支血流方向（图 7.29d）。在 C 的情况下，尽可能保留肝 S8 的组织、肝右静脉汇入下腔静脉处及

肝 S5 尚未分出右前支的部分。在适合进行扩大的系统性右后肝叶切除术的患者中，在肝断面暴露（图 7.28f,g）或者未暴露出肝右前支 Glissonian 鞘系统（图 7.29g，图 7.31g）。

7.1.2.2　小范围的中肝切除术

当肿瘤侵犯肝中静脉与下腔静脉汇合处时，传统手术需要行中肝切除术，有限度的切除包括受侵犯血管的肝组织，而无需重建 S4 及肝右前叶的小范围中肝切除术是另一种选择（图 7.32a,b），详见下段描述。

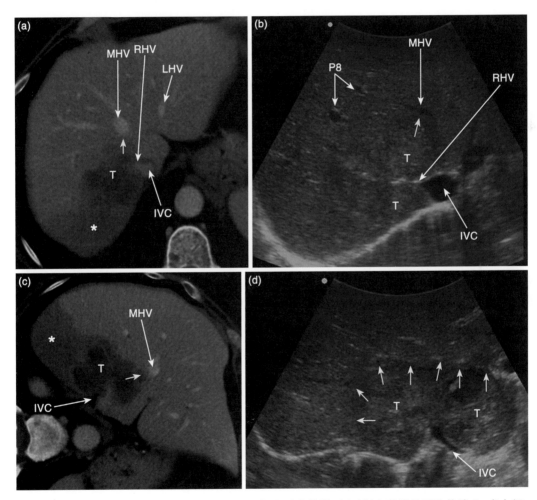

图 7.31　a：CT 提示一个结直肠癌肝转移瘤（T）侵犯肝右静脉，邻近肝中静脉及下腔静脉；**b**：术中超声提示肿瘤侵犯肝右静脉，邻近肝中静脉及下腔静脉；**c**：CT 进一步提示下腔静脉受压变形，肿瘤邻近肝中静脉；**d**：术中超声提示肿瘤占据整个 S1，包绕并使下腔静脉变形

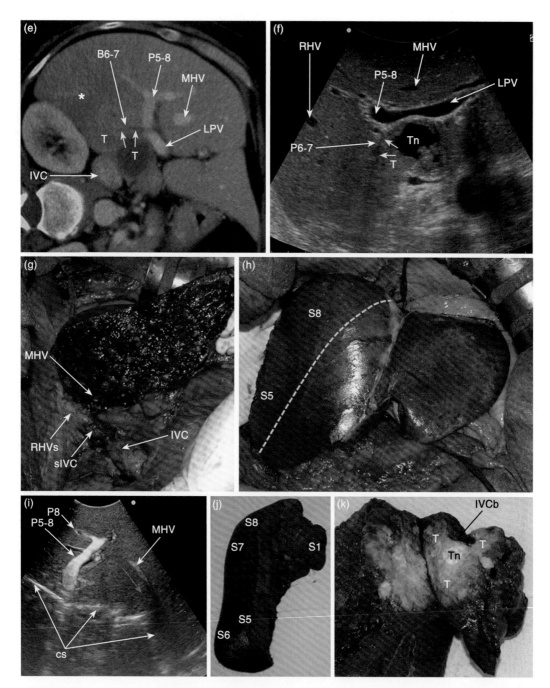

图 7.31(续)   e:CT 提示肿瘤侵犯门脉右后支,同时右后支胆管可见;f:术中超声也发现肿瘤与门脉右后支的关系如前所述;g:按照建立的模型(b～c)行系统性肝右后叶切除术,同时切除肝 S1:断面提示肿瘤与肝中静脉邻近,肝右静脉、下腔静脉和术中部分血管壁被切除、缝合、重建;h:切割线从前面观类似于行右半肝切除术;i:术中彩超证实了肝 S5、S8 的向肝血流,肝中静脉的离肝血流;j:切除的标本包括完整的 S1,S6,S7 及部分的肝 S5,S8;k:肿瘤标本如 CT 所示的低信号区(e)、超声的低回声区(f)、坏死区(Tn)以及包围肝床的组织,并且这部分组织已经被肿瘤完全侵犯

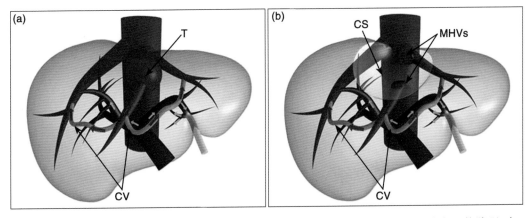

图 7.32　肿瘤侵犯肝中静脉汇入下腔静脉处,同时在肝中静脉与周围的静脉之间有交通静脉(红色箭头所示);**a**:使得行小范围的肝中切除成为可能;**b**:切面

选择标准

　　小范围的中肝切除术适合于肉眼可见的肿瘤侵犯肝中静脉邻近与下腔静脉汇合处(4cm 以内)的患者(图 7.33a)。

步骤

　　下述三个病例详细描述了小范围的中肝切除术的步骤(图 7.33a～j,7.34a～j,7.35a～k),如果肿瘤比较大且与肝中静脉汇入下腔静脉处邻近,肝中静脉或与肝左静脉的共干应被包绕以便最终的夹紧(图 7.34h,图 7.35f)。如果肿瘤比较小或者未邻近汇入下腔静脉处,就不需要通过预防性的环绕肝中静脉来控制回流血流。通过术者指尖的配合,可以暴露肝静脉-下腔静脉汇入口的前面,以及肝右静脉及肝中静脉肝外段汇入下腔静脉处的空隙。通过压迫肝中静脉汇入下腔静脉入口处,并通过术中彩超确认不存在肝中静脉血流或者血流反流(图 7.36)。通过指尖夹闭肝中静脉时,至少应存在下列三个征象之一:

　　1. 术中彩超证实肝中静脉周边存在反转血流信号,提示肝中静脉与肝右静脉、肝左静脉有侧支循环存在(图 7.33f)。

　　2. 术中超声发现肝右静脉、肝左静脉与下腔静脉之间存在交通静脉(图 7.33c,d,e,7.34d,7.35c,d)。

　　3. 术中超声证实肝 P5～8 和(或)P4 存在向肝血流信号(图 7.33f,图 7.34j),如果上述现象术中未被证实,特别是在发现肝 P5～8 和(或)S4 有离肝血

流信号时,肝切除可以扩大到这些门脉分支供血的区域。

　　肝中静脉的后壁(图 7.37a,b)或者肿瘤侵犯的下腔静脉周边部分,以及术者左手放置于下腔静脉与肿瘤头侧的边界(图 7.33g,h,图 7.34f,g,图 7.35b),可以作为术中切除肿瘤的标记点。当存在交通静脉时,实施小范围的中肝切除术的关键点是在制定切除计划时,确保交通静脉不受损伤,这可以通过术中分离肝中静脉与受侵犯的分支、保留回流入主干的分支而达到:这样可以使得保留的组织通过交通静脉和相邻肝静脉来回流(图 7.33i,7.34i)。

7.1.2.3　上横向肝切除术

　　当肿瘤侵犯超过一支的汇入下腔静脉入口处的肝静脉时,往往需要行大范围的肝切除术或联合血管切除重建,甚至无法切除。1987 年,Makuuchi 等[14]报道了一例在术前影像或者术中超声发现存在细小的肝右后支小静脉时,可以切除肿瘤以及肝 S7,S8 和肝右静脉,而不需要行右半肝切除术。这是第一次报道了通过解剖学的暴露实施了既往认为不可能进行的手术方式。另一篇文章[8]也详述了除上述描述的手术方式外的三种新的手术方式。Makuuchi 等开创了手术策略的新的一页。继扩大的系统性肝右后叶切除术(SERP)和小范围的中肝切除术(MMH)后,我们将在他们开创性的经验上,详细叙述上横向肝切除术的手术步骤。

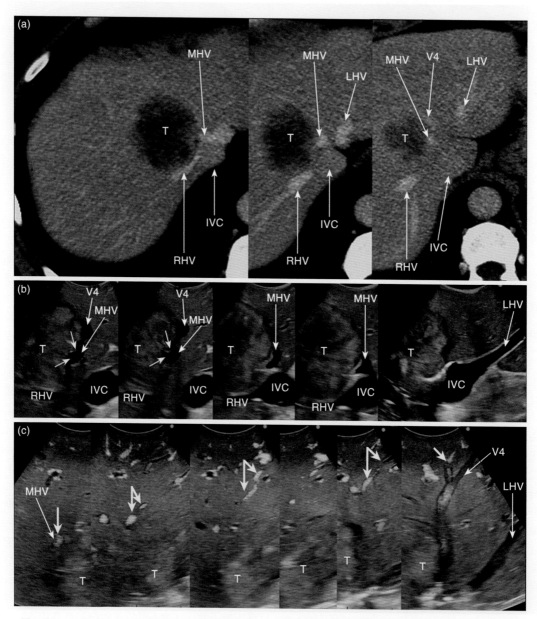

图 7.33 **a**：CT 提示一个结直肠癌肝转移瘤侵犯肝中静脉、邻近肝 S4 静脉及肝右静脉汇入下腔静脉处；**b**：术中超声发现肿瘤侵犯肝中静脉（黄色箭头），邻近肝右静脉、肝 S4 静脉，邻近下腔静脉；**c**：术中彩超的系列图像显示复杂的、可探测的肝中静脉远端与肝 S4 静脉之间的交通静脉（黄色箭头）

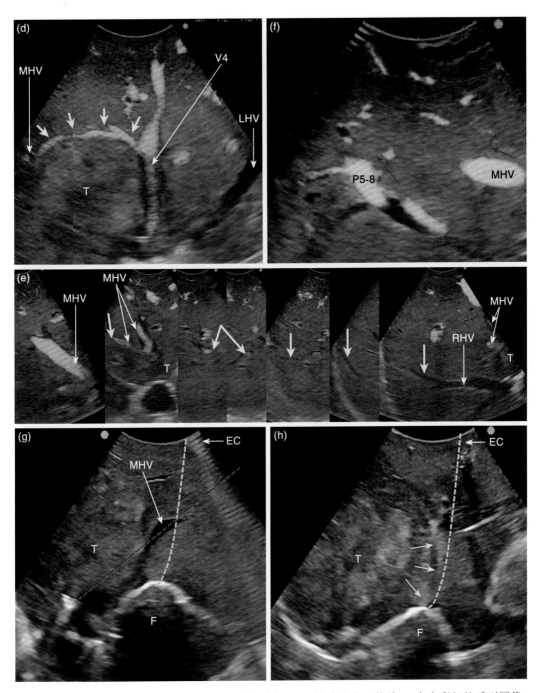

图 7.33（续） d：术中彩超提示的另一条肝中静脉与肝 S4 静脉的交通静脉；e：术中彩超的系列图像
显示复杂的、可探测的肝中静脉远端与肝右静脉之间的交通静脉（黄色箭头）；f：术中彩超显示一旦肝
中静脉血流反转，门脉右前支的血流为向肝血流；g：连接电烙点与术者指尖，并通过肝中静脉的切割
线；h：连接电烙点与术者指尖，并通过肿瘤后缘位于肝中静脉旁的切割线

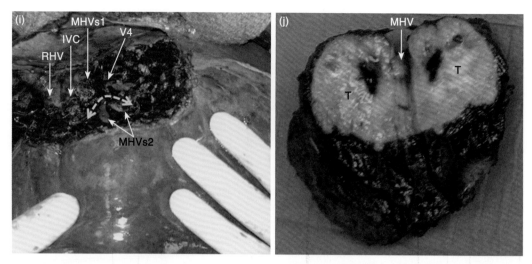

图 7.33（续）　**i**:术后的断面显示肝内的肝中静脉残端,使得肝右静脉及肝 S4 的静脉血流得以回流;
j:切除后标本

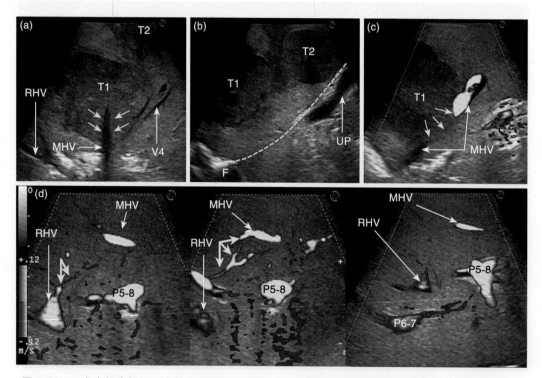

图 7.34　**a**:术中超声提示一个结直肠癌肝转移瘤(T1)侵犯肝中静脉及肝 S4 静脉汇入下腔静脉处;
b:术中超声发现另一个肿瘤(T2)与矢状部的关系,最终的切割线也被显示;**c**:术中超声显示 T1 侵犯
肝中静脉的程度;**d**:术中彩超的系列图像显示肝中静脉与肝右静脉之间的交通支,血流的方向以红色
和蓝色来表示

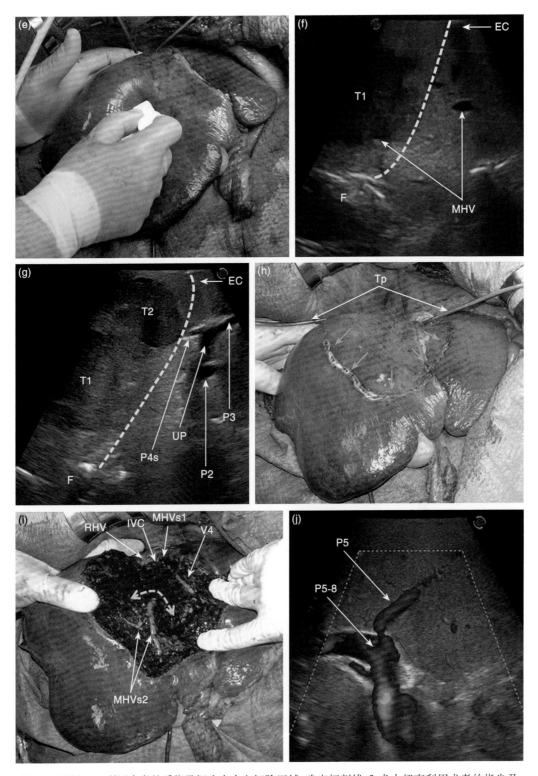

图 7.34（续） e：利用术者的手指及探头来决定切除区域，确定切割线；f：术中超声利用术者的指尖及电烙点，以及与肝中静脉的关系来确定切割线；g：利用术者的手指及探头来决定切除区域，确定切割线；h：术中超声利用术者的指尖及电烙点确定切割线，以及与脐部的关系；i：术后的断面显示肝内的肝中静脉残端，使得肝右静脉及肝 S4 的静脉血流得以回流；j：术中彩超确定门脉分支的肝 S5、S8 的向肝血流

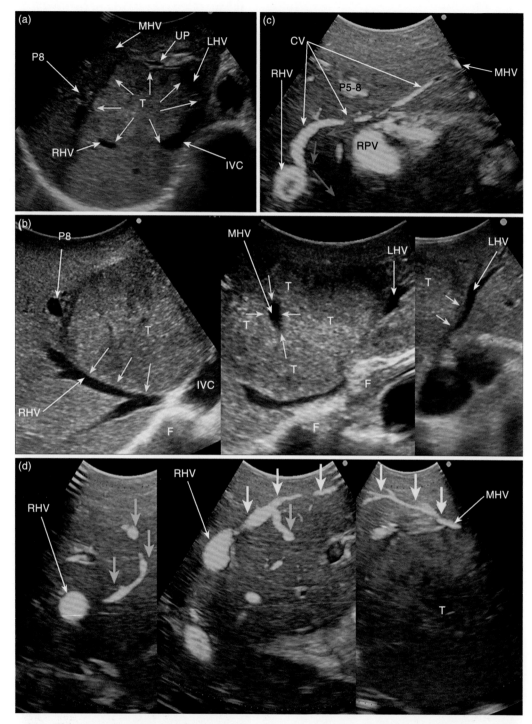

图7.35 **a**:术中超声显示一个巨大的结直肠癌肝转移瘤侵犯肝中静脉,挤压了肝右静脉及肝中静脉汇入下腔静脉入口处;**b**:系列的术中超声图像显示了每个肝静脉与肿瘤的关系,如邻近和压迫肝右静脉、肝左静脉,侵犯肝中静脉;**c**:术中彩超提示肝中静脉与肝右静脉间的交通静脉;**d**:术中彩超提示了另一条肝右静脉和肝中静脉间的交通静脉,它由二个肝右静脉的分支组成,然后共干连接肝中静脉

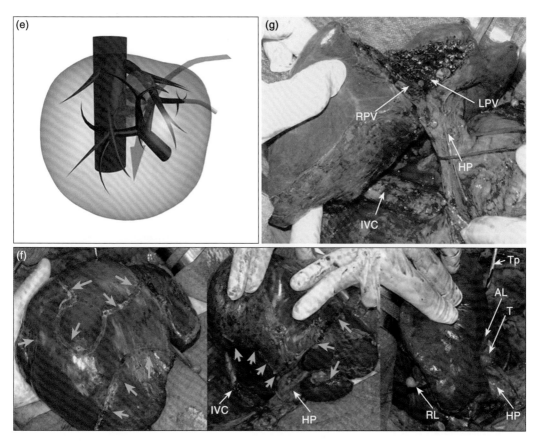

图 7.35（续）　e：主要的切除平面（如图 7.13 所示），这一巨大的 CLM 肝实质切除操作，称为"肝隧道"，特定情况下需要联合进行微型中肝切除术；**f**：从左至右主要的切除范围（绿色箭头），切除区域包括主要病灶和相关病灶（共计 12 个）；**g**：切面显露门脉左右支

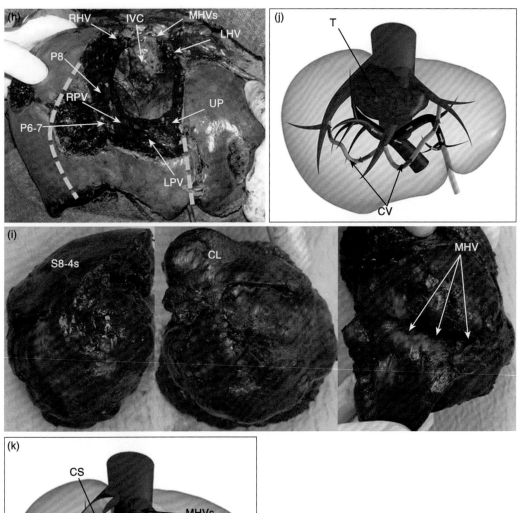

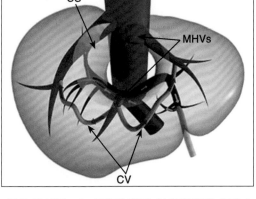

图 7.35（续） **h**：切除肿瘤后，暴露肝隧道、门脉左右支、门脉矢状部等结构；同时可见左肝静脉和右肝静脉，下腔静脉也充分暴露，可见肝中静脉残端。黄色点状线提示肝实质切缘，定标连向 MHV 的交通静脉，后者提供 S4 下段和 S5 的流出道。**i**：从左至右：大体标本主要占据肝 S4 上叶、S8、S1；在右侧图中肿瘤中的肝中静脉被显示；**j**：图示术中包括的肿瘤部位、交通静脉等信息；**k**：图示切除术后的断面

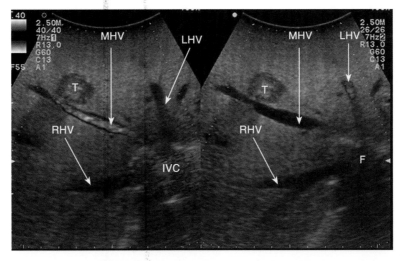

图 7.36　通过手指压迫控制肝静脉的回流：在左侧术中彩超中，肝中静脉内可见彩色信号，提示有血流，在右图中，当用手指压迫肝中静脉汇入下腔静脉口处时，肝中静脉内的彩色血流信号消失

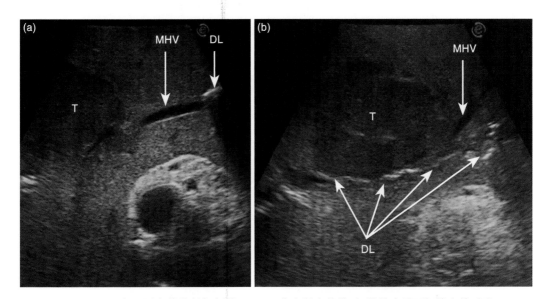

图 7.37　**a**：邻近肝中静脉的切割线；**b**：一旦分离肝中静脉，切除肿瘤需要切除血管后壁

选择标准

在存在交通静脉和右后下静脉（图 7.38）或者仅存在交通静脉（图 7.39ap）的情况下，肝静脉汇入下腔静脉入口处的肿瘤侵犯了二支肝静脉。肿瘤位于肝门板之上，但未侵犯门脉左、右分支，以及肝 S4 下段，S5 和 S6 静脉分支。

步骤

上横向肝切除术包括切除肝 S2、S4 上段、S7、S8，部分或者完全切除肝 S1，以及 2 支或者 3 支肝静脉，通过保留交通静脉从而保留了部分肝下叶的肝组织，术中超声应该精确评估副肝静脉，包括肝右后下静脉，以及交通静脉是否与相邻的肝静脉、下腔静脉相连（图 7.39h,i）。后一种情况下，当没有副肝静脉回流入下腔静脉时，连接肝静脉与下腔静脉的短的肝静脉必须要保留（图 7.39J），同时充分地暴露与游离可以使得术者左手定位于切除的病灶的后平面（图 7.39j），在实施过程中，J 形的胸腹联合跨膈肌切开术会被应用。直视下肝下下腔静脉平面的暴露使得肝脏在下腔静脉平面充分的游离,在肝右后静脉存在的情况下,这种方法使得术中不必切除肝静脉根部。通过这种方法游离肝脏组织、入肝以及出肝血流以及术中超声引导下可以切除相对小的、完整的肿瘤,同时保留有完整的入肝及出肝血流的有

功能的肝组织(图 7.39k ~ p)。存在肝右后下静脉及交通静脉使术中切除肝上叶部分,如肝 S4 下段、S5,甚至延伸至肝 S3,而保留肝 S6 段成为可能(图 7.40a ~ e),正如 Makuuchi 等在 1987 年报道的一样。

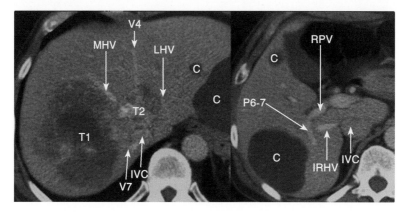

图 7.38　证实上横向肝切除术:肝中静脉及肝右静脉受二个巨大肿瘤的影响(T1,T2),同时肝左静脉也与 T2 相接处,同时一条粗的右下静脉可见:当受影响的肝静脉之间存在交通静脉时,就有可能切除 S4 上段,S8,S7 及肝中静脉、肝右静脉以保留交通静脉和 IRHV 灌注的肝下段部分

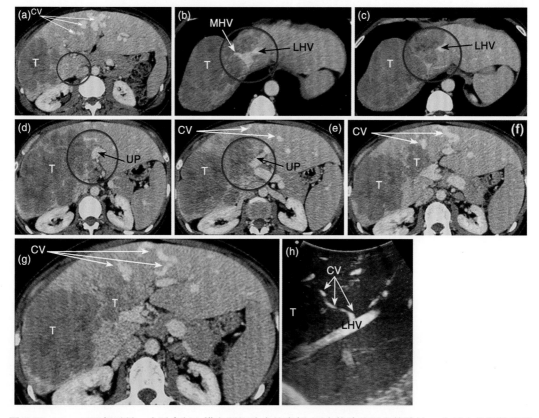

图 7.39　a ~ g:CT 提示另一个适合行上横向肝切除术的病例:肝中静脉及肝右静脉被一个巨大的肝转移瘤侵犯,肿瘤与肝左静脉广泛接触,不存在肝右下静脉,但是可以见到一个小的交通静脉,肿瘤邻近门脉矢状部

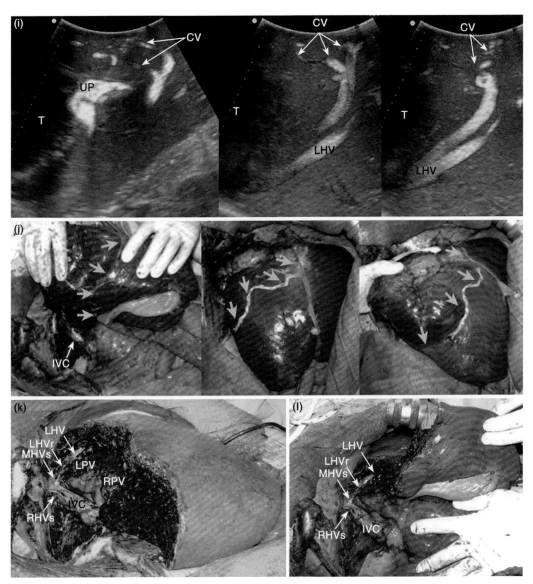

图7.39（续） h,i：交通静脉在术中彩超下证实；j：切除区域通过准确的预测和充分的暴露肿瘤而获得；k：断面显示门脉左右支，肝左静脉被从肿瘤区域分离、重建

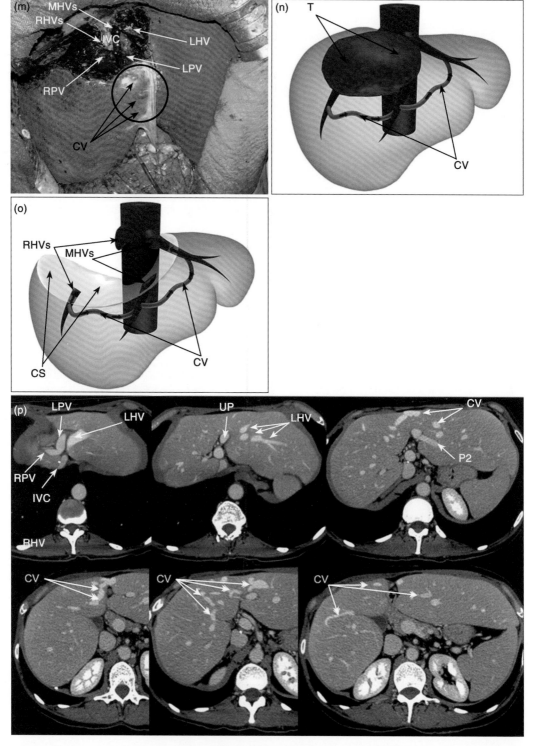

图7.39（续） **m**：从切除的前面观；**n**：图示术中包括的肿瘤部位、交通静脉等信息；**o**：术后的断面；**p**：术后2年的复查，未见肿瘤复发，交通静脉存在

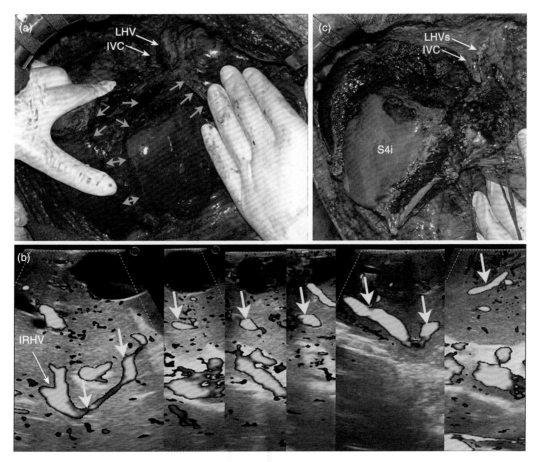

图 7.40　**a**：上横向肝切除术后复发的再次手术：绿色箭头显示切除区域，包括肝左静脉；**b**：因为术中超声证实存在右下静脉及交通静脉，因此手术是可行的；**c**：术中保留 S4 下段

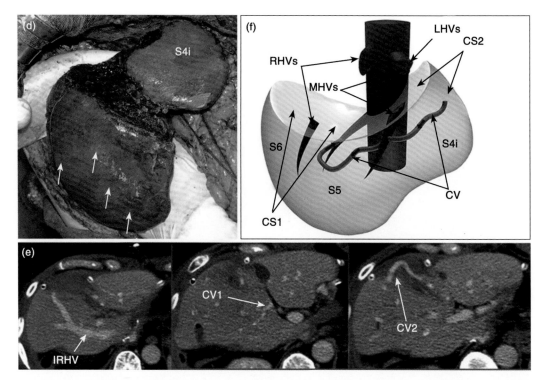

图7.40（续）   d：左侧的充血区域；e：充血区域被保留以保证S4下段右下静脉及交通静脉较厚血管的回流；f：图示切除方案

（王俊   邹如海 译）

参考文献

1. Jarnagin WR, Bach AM, Winston CB (2001) What is the yield of intraoperative ultrasonography during partial hepatectomy for malignant disease? J Am Coll Surg 192:577–583

2. Cerwenka H, Raith J, Bacher H et al (2003) Is intraoperative ultrasonography during partial hepatectomy still necessary in the age of magnetic resonance imaging? Hepatogastroenterology 50:1539–1541

3. Torzilli G, Procopio F, Botea F et al (2009) One-stage ultrasonographically guided hepatectomy for multiple bilobar colorectal metastases: a feasible and effective alternative to the 2-stage approach. Surgery 146:60–71

4. Narita M, Oussoultzoglou E, Jaeck D et al (2011) Two-stage hepatectomy for multiple bilobar colorectal liver metastases. Br J Surg 98(10):1463–1475

5. Schnitzbauer AA, Lang SA, Goessmann H et al (2012) Right portal vein ligation combined with 433 in situ splitting induces rapid left lateral liver lobe hypertrophy enabling 2-staged extended right hepatic resection in small-for-size settings. Ann Surg 255(3):405–414

6. Torzilli G, Donadon M, Marconi M et al (2008) Systematic extended right posterior sectionectomy: a safe and effective alternative to right hepatectomy. Ann Surg 247:603–611

7. Torzilli G, Palmisano A, Procopio F et al (2010) A new systematic small for size resection for liver tumors invading the middle hepatic vein at its caval confluence: mini-mesohepatectomy. Ann Surg 251(1):33–39

8. Torzilli G, Procopio F, Donadon M et al (2012) Upper transversal hepatectomy. Ann Surg Oncol 19(11):3566

9. Torzilli G, Montorsi M, Donadon M et al (2005) "Radical but conservative" is the main goal for ultrasonography-guided liver resection: prospective validation of this approach. J Am Coll Surg 201:517–528

10. Torzilli G, Montorsi M, Del Fabbro D et al (2006) Ultrasonographically guided surgical approach to liver tumours involving the hepatic veins close to the caval confluence. Br J Surg 93:1238–1246

11. Torzilli G, Donadon M, Palmisano A et al (2007) Back-flow bleeding control during resection of right-sided liver tumors by means of ultrasound-guided finger compression of the right hepatic vein at its caval confluence. Hepatogastroenterology 54:1364–1367

12. Sano K, Makuuchi M, Miki K et al (2002) Evaluation of hepatic venous congestion: proposed indication criteria for hepatic vein reconstruction. Ann Surg 236:241–247

13. Torzilli G, Garancini M, Donadon M et al (2010) Intraoperative ultrasonographic detection of communicating veins between adjacent hepatic veins during hepatectomy for tumours at the hepatocaval confluence. Br J Surg 97:1867–1873

14. Makuuchi M, Hasegawa H, Yamazaki S et al (1987) Four new hepatectomy procedures for resection of the right hepatic vein and preservation of the inferior right hepatic vein. Surg Gynecol Obstet 164:68–72

第 8 章 肝脏手术指引

Guido Torzilli，Fabio Procopio，and Guido Costa

第 7 章描述了术中超声提供的信息会如何避免其他不恰当的手术方法。在本章，我们不仅将展示术中超声辅助下新策略的适用性，同时也将展示其在临床实践中的应用。

术中超声引导下的肝脏切除不仅需要配备合适探头的超声系统设备和适合解读超声影像的背景。同时需要协调针对术中超声引导方案的外科操作。完成超声引导下的切除术需要考虑两个主要步骤：

- 充分暴露手术区域，需要合适的腹部切口和游离肝脏以允许术者的左手能利用探头完成操作。术者的左手除了用于维持或提挂器官和控制出血外，同时也在实时超声提供的信息帮助下，确保准确设计肝实质切除线并行标记。
- 在超声引导下合理划分切除范围。

一旦实现以上两个步骤，术者就掌握了施行术中超声引导下肝实质分离的所有条件。

本章阐述了施行完全术中超声引导下的肝切除准备和施行过程。

8.1 腹部切口和游离肝脏

一般来说，游离后的肝脏应该能使术者左手跨过术中超声设计的切除区域：从这个角度来说，应该选择 J 形腹部切口作为标准切口（图 8.1a，b）。切口包括完成剑突切除，而非预处理剑突，使术者左手可以处理肝脏（图 8.1c），同时也保证术者在站立（图 8.1d）和在右侧坐位时都能俯视肝脏与腔静脉汇合处（图 8.1e）。

当肿瘤位于肝脏 1 段的门静脉旁，或肝脏与腔静脉汇合处，或由于患者和肿瘤的特点造成腹部切

口难以保证控制肝静脉时，可通过两种方法解决问题。这两种方法都需要延长 J 形腹部切口，目的在于保证术者的操作空间，尤其当肝切除中后期和靠近主要的肝静脉时。图 8.2a，b 示 J 形胸膈切口：该切口使术者有更多的空间放置左手并处理肝脏（图 8.2c，d），此外，也可保证术者有与肝脏暴露面相符的视平面（图 8.2e），这对于进行肝脏 1 段的巨大肿瘤保守切除术尤为有用（图 8.3a～f）。需要注意的是，游离肝脏并不一定需要打开胸腔，但常常在切除的过程中，特别是当标本与肝静脉分离后需要更多的空间利于左手进行操作，打开胸腔在此时可能非常重要。外科专家比年轻医生较常采用开胸术，因为这个决定需要术者经验的积累，以预见肝切除过程中潜在的困难并毫不犹豫地选择胸膈切口。

延长正中切口至下腹部（图 8.4），尤其在已经存在正中切口的情况下，这种切口利于肝脏游离后（图 8.5）保留尾叶部分，提供更多空间放置左手并处理肝脏（图 8.6）。然而，这种切口并不能使术者的视平面垂直于肝脏与腔静脉间隙（图 8.7），而且形成伤口疝的风险较高。

对于右侧的肝段切除、亚肝段切除或肝区切除，需要切开肝脏裸区并游离右半肝直到术者左手可以置于肝的后方并控制右半肝，如此较更容易越过手术计划切面在肝脏后方的切线（图 8.8）。术者应该游离肝脏到足以让手放入肝后方，并避免损伤相邻结构，特别要避免损伤任何一支肝短静脉，肝短静脉位于肝脏最终分离区域的边缘。肝短静脉损伤是下腔静脉持续性出血的原因，未及时发现血管损伤或血管损伤扩大至腔静脉会造成大量出血。

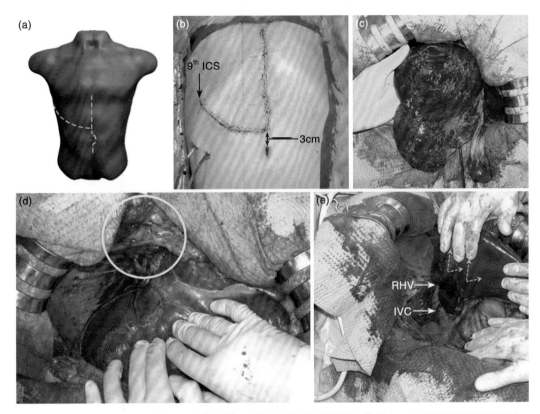

图 8.1　a：黄色虚线示 J 形切口：中线开始于剑突根部(常常需要切除并打开,以获得更佳的肝脏与腔静脉汇合处前面观),沿中线切开至脐上 3cm。到该点后,横向切口开始切口腹直肌并在第 9 肋间隙水平(9th ICS)到达肋弓;**b**：J 形切口缝合后;**c**：切口必须保证术者能够放置左手维持肝脏位置,协助在进行肝脏切除时控制出血,此外,也可作为引导切除时背侧面的标志;**d**：切除剑突后可在垂直方向见肝脏与腔静脉汇合处:黄色的圆圈突出该区域;**e**：该切口可获得合适的肝后区域视野,使得肝脏可回缩到左侧并从下腔静脉处提起,而不会在行肋下切口时压迫下腔静脉(IVC):黄色虚线箭头示牵引线(向上和左外侧);肝右静脉(RHV)

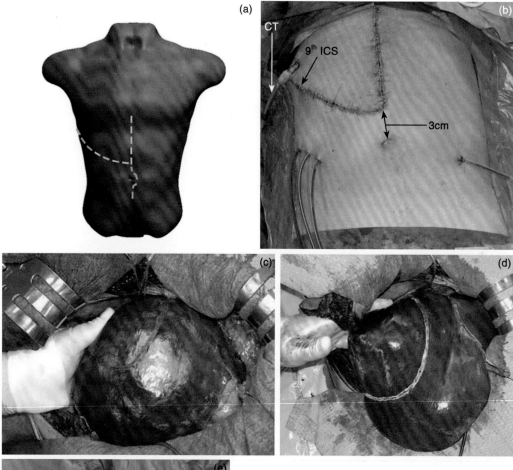

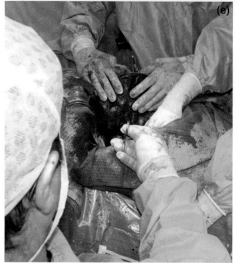

图 8.2　**a**:黄色虚线和绿线示 J 形胸膈联合切口。前切口中线开始于剑突根部,沿中线至脐上 3cm。到该点后,横向切口开始切口腹直肌并在第 9 肋间隙水平(9th ICS)到达肋弓,开口至腋后线(皮肤划分到腋中线);**b**:缝合后的 J 形胸膈联合切口;**c**,**d**:与仅做腹部切口相比,该切口使术者可更好得放置左手。这种切口在需要切除腔静脉汇合处病灶时,特别是需要保留肝实质时非常有用。事实上,仅通过腹部切口游离后,术者可充分自信地处理器官。然而,缺乏胸腹切口所带来的困难通常出现在肝切除的后期步骤,当需要将标本从腔静脉汇合处切除时,如三张照片所示,术者可以通过打开的肋间空间保证左手进行操作;**e**:从下腔静脉分离肝脏时,术者的固定视角;胸管(CT)

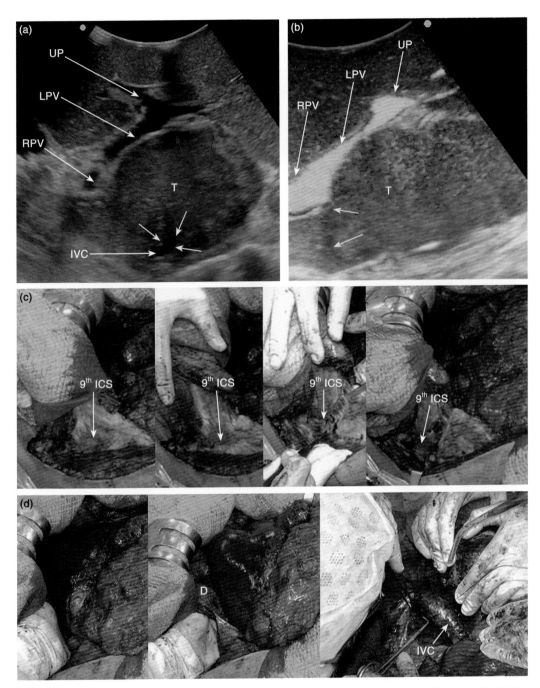

图 8.3 **a**：术中超声示 1 段巨大肿瘤（T）向前膨出并压迫门静脉左支（LPV）（红色箭头），包围下腔静脉（IVC）并使其变形（黄色箭头）；**b**：彩色术中超声可更好地显示肿瘤右侧（黄色箭头）突向尾状叶；**c**：从左至右，逐步打开第 9 肋间隙（9th ICS）；**d**：从左至右，术者左手通过切开的膈肌置于胸腔并向上牵引肝脏，通过这种方式可细致地解剖肝后平面并逐步将肝脏肿瘤从下腔静脉（IVC）分离

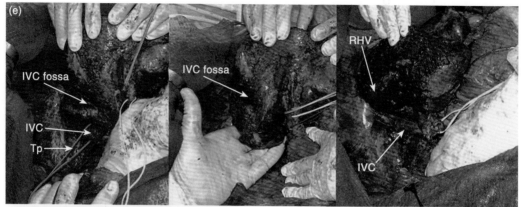

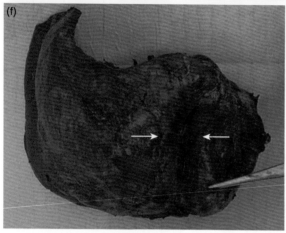

图8.3(续)　**e**:通过这种方式可以在不需要行血管壁切除或完全阻断血流的情况下,完成下腔静脉(IVC)与肿瘤窝(IVC fossa)的分离。血管吊带(Tp)为预先放置以防出血;**f**:切除的标本,箭头示下腔静脉窝;因另外两个病灶而切除肝右后叶;肝右静脉(RHV);门静脉右支(RPV);门脉矢状部(UP)

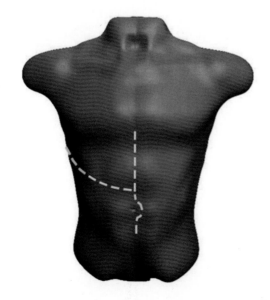

图8.4　从中线延长J形切口(蓝色虚线),尤其在不得不在中下腹部进行相关操作时进行

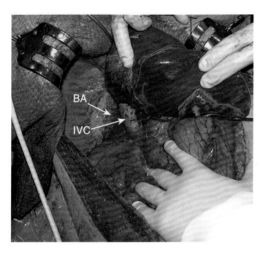

图 8.5 延长中线的切口可合适地暴露肝裸区（BA）和下腔静脉（IVC）

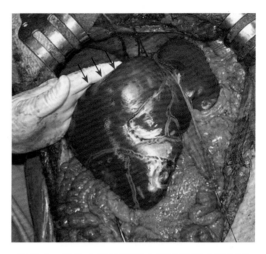

图 8.6 延长中线的切口也使剖腹手术时左手更容易操作，能够向下方推动肝脏并打开肝脏顶部与肝静脉汇入腔静脉的夹角

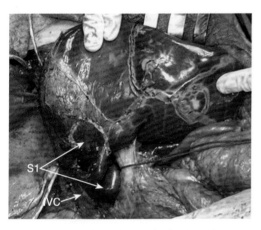

图 8.7 虽然延长中线切口与胸膈切口相比可以更容易地放置左手进行操作，完成肝脏与腔静脉的完全分离，但这种切口并不能提供肝后区域的垂直视平面；下腔静脉（IVC）；肝 1 段（S1）

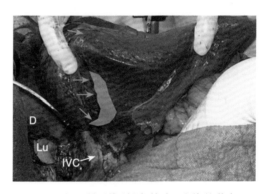

图 8.8 电刀所画线（绿色箭头）边缘的黄色区域示肝切除过程中术者左手手指位置，协助确定适当的切线；膈肌（D）；下腔静脉（IVC）；肺（Lu）

因此，对位于肝 5、6、7 段下方和 8 段腹侧的病灶，仅需要少量游离肝脏以打开三角韧带、部分或全部肝裸区（图 8.9a,b）。相反地，对位于肝 7 段和 8 段背侧的病灶，需游离至肝后下腔静脉的右侧。如果病灶靠近肝脏和下腔静脉汇合部（4cm）的 7 段上方或 8 段背侧，但未靠近肝静脉，可不分离肝脏与腔静脉间的韧带（图 8.10a,b），只需要分离肝右静脉和肝中静脉以保证插入手指进行按压（图 8.11a,b）。沿右膈下静脉的延长线找到肝右静脉汇入腔静脉处，右膈下静脉在肝右静脉旁汇入下腔静脉，因此可作为定位标志（图 8.10b 和图8.12）[1]。

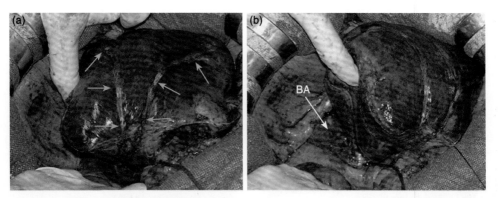

图 8.9 对位于肝右下叶的病灶,局部切除(绿色箭头)已经足够(a),可部分游离肝裸区(BA)完成肝脏游离(b)

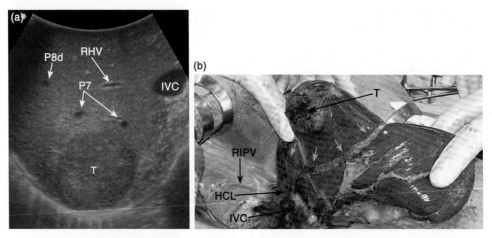

图 8.10 a:对靠近腔静脉汇合处但与血管关系不紧密的病灶;b:切线(绿色箭头)位置与腔静脉汇合处相对较远,游离到可暴露下腔静脉,可不需分离肝脏与腔静脉的韧带;右下膈静脉(RIPV);肝右静脉(RHV);肝 7 段(P7)门静脉分支;肝 8 段背侧(P8d)的亚段门静脉分支

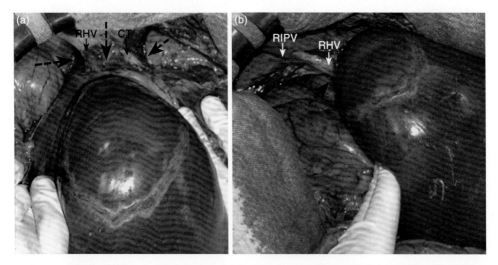

图 8.11 对靠近腔静脉汇合处但与血管关系不紧密的病灶,只需要使肝静脉与腔静脉汇合处能放置手指尖完成肝静脉的压迫,以减少回流出血即可。a:示分离部位,黑色虚线箭头示手指应该放置的位置;b:右侧视角示肝右静脉后部;肝右静脉(RHV)和肝左、中静脉主干(CT);右膈下静脉(RIPV)

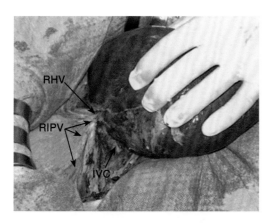

图 8.12 右膈下静脉（RIPV）示肝右静脉（RHV）汇合处。分离过程中存在膈肌和肝脏粘连时，或合并肿瘤侵犯膈肌时，此处尤其有用

如果病灶位于肝脏右侧靠近肝静脉汇入下腔静脉处（图 8.13a ~ g），或位于肝脏 1 段的下腔静脉旁（图 8.14a ~ e），游离肝脏时应该包括分离肝脏与腔静脉韧带，并暴露肝后下腔静脉，直到切除范围在术者左手可控制的范围（术者指尖超过计划切除线的最远处）（图 8.13b，和图 8.14）。游离肝脏需要保证术者对肝脏的完全控制，即使这意味着需要分离肝脏与下腔静脉（图 8.15a ~ c）。在这种情况下，一旦结束肝脏 1 段的游离并完成右侧入路，术者左手指尖应可置于肝 2 段和 1 段的边缘，即静脉韧带的位置以悬吊肝尾状叶（图 8.16）。

对 2 和 3 肝段切除或亚肝段切除，术者需要分离左三角韧带和左冠状韧带，使左手可处理肝左叶。

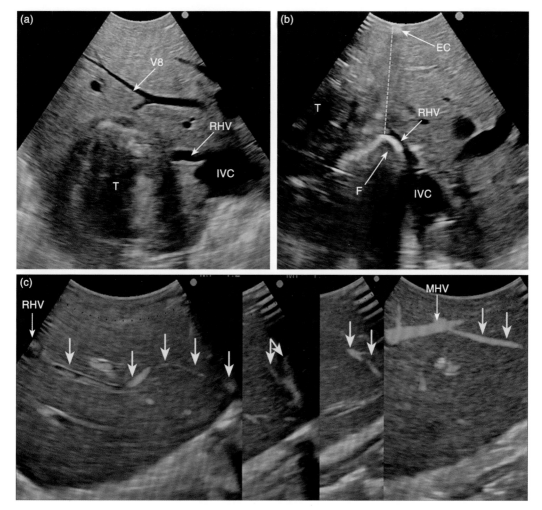

图 8.13　**a**：术中超声示结直肠癌肝转移，病灶在行热消融治疗后复发，现侵犯靠近肝右静脉（RHV）汇入腔静脉处；**b**：在合适的游离后，术者手指（F）放置在肝右静脉汇合处水平的肿瘤和下腔静脉（IVC）间，电刀（EC）置于对侧，黄色虚线示计划的虚拟切线；**c**：肝右静脉（RHV）和肝中静脉（MHV）的交通支（黄色箭头）

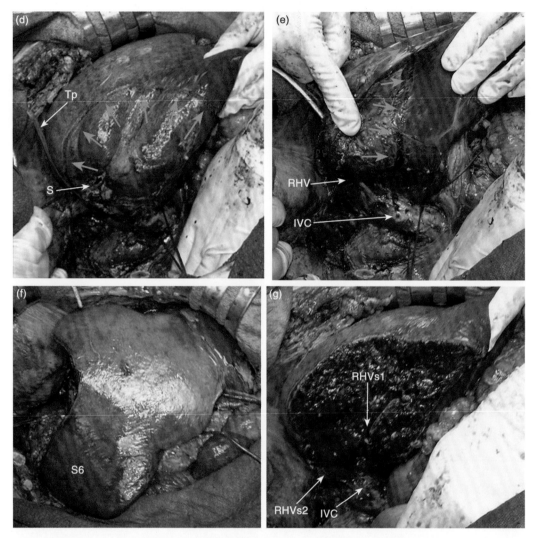

图8.13(续)   **d,e**:捆扎(Tp)肝右静脉并画出切除范围(绿色箭头);**f,g**:进行保留肝6段(S6)的肝切除(**f**),肝6段血液经连接肝中静脉和肝右静脉的交通支回流(RHVs1)(**g**);肝右静脉干(RHVs2);热消融后的瘢痕(S)

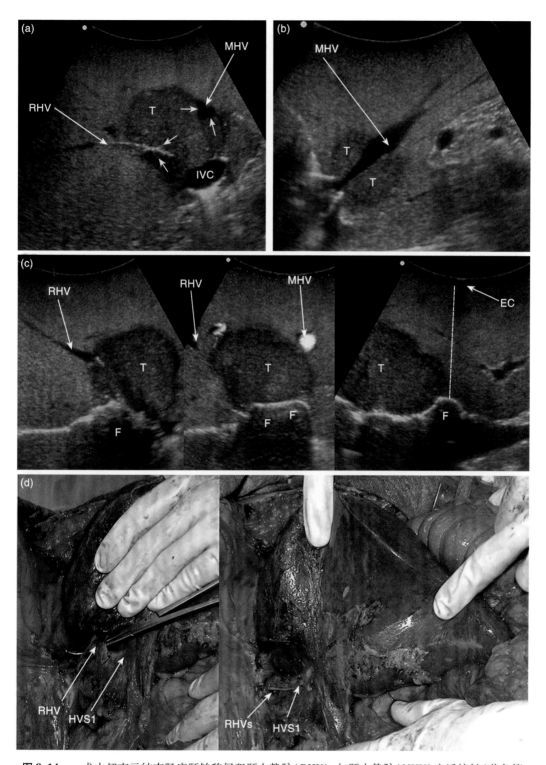

图 8.14　**a**:术中超声示结直肠癌肝转移侵犯肝右静脉(RHV),与肝中静脉(MHV)广泛接触(黄色箭头);**b**:矢状面扫描示另一平面的肝中静脉;**c**:从左至右,此系列影像示游离过程,只需将指尖(F)置于肿瘤左侧边缘,且电刀(EC)置于肝对侧,可确定虚拟的切面(黄色虚线);**d**:肝游离过程后期,结扎并切除肝右静脉,保留尾状叶的回流静脉(HVS1)

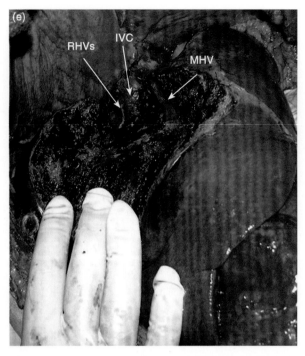

图 8.14(续)　**e**:进行保留肝 5、6 段和肝中静脉的肝切除;下腔静脉(IVC);肝右静脉残端(RHVs)

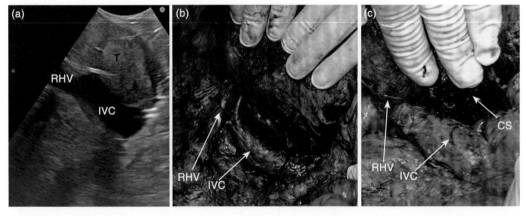

图 8.15　**a**:术中超声示肿瘤(T)占据肝 1 段并压迫和推挤下腔静脉右侧;**b**:从两侧游离肝脏,但优先从右侧完全暴露下腔静脉;**c**:进行肝切除;切面(CS);肝右静脉(RHV)

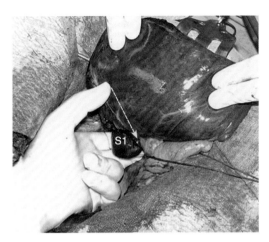

图 8.16 一旦采用右侧入路方法完成肝 1 段的游离,左手手指可置于肝 2 段和 1 段的边界,即静脉韧带的位置,适度勾起肝尾状叶,这样可以确定虚拟切面(黄色虚线)

对位于 4 段上部肝脏与腔静脉汇合部的病灶,游离的范围包括上文中 7 段下方和 8 段腹侧,以及肝左叶的游离部分。一旦这些部位的病灶与肝中静脉主干相关,应特别留意肝中静脉通常有垂直汇入下腔静脉的特点(图 8.17),使得肝右静脉的长度较短,静脉位于中心,因此压迫该静脉变得较为困难。

因以上原因,肝切除过程中损伤血管可造成大量出血,因此需要预先检查手指压迫对静脉血流的控制情况(图 8.18),或者可常规考虑包绕悬吊静脉(图8.19)。

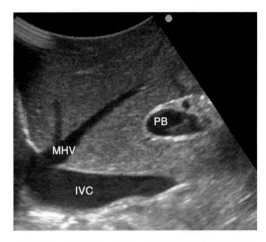

图 8.17 术中超声示大多数病例中肝中静脉的特点,它垂直汇入下腔静脉。在进行肝 4、5 段分离时,该静脉看起来距离肝脏与下腔静脉汇合处较远,术者需要时刻记住该血管的特点。相反地,下腔静脉汇合处位于几厘米以下,损伤肝中静脉可能会造成意想不到的大出血,使经验不丰富的术者感到惊慌;门静脉分支(PB)

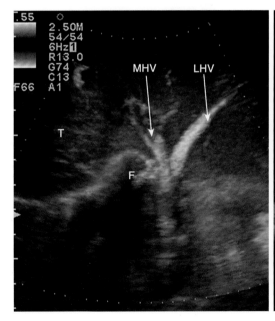
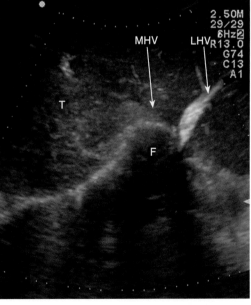

图 8.18 彩色术中超声示之前提到的回流出血控制技术(参见第 7 章),此法用于肝静脉未行包绕时的情况。开始进行分离前,一旦肝脏与腔静脉汇合处准备完毕(如图 8.11),可以通过彩色术中超声引导证实手指压迫(F)是否充分,当压迫时(从左至右),可以检查彩色血流是否消失;肝左静脉(LHV);肝中静脉(MHV)

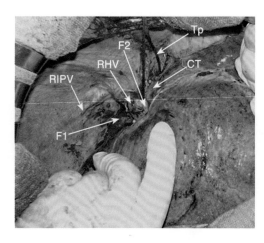

图 8.19　包绕主干（CT）并显示使用手指压迫肝右静脉（RHV）（F1）和肝中静脉（MHV）（F2）的位置；右膈下静脉（RIPV）

当粘连可能覆盖重要且需保留的结构，如肝门、下腔静脉和肝静脉，一个值得提到的技巧是使用术中超声协助游离肝脏。只需要放置探头来定位这些结构，确定分离相关区域的关系和距离，将有助于避免损伤重要结构和随之而来的严重后果（图 8.20）。

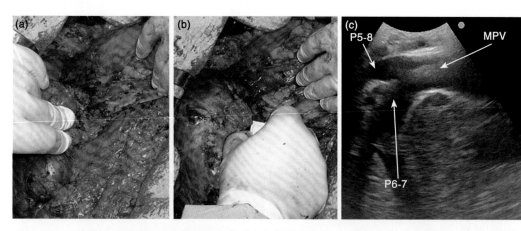

图 8.20　**a**：因既往手术和切除导致的致密粘连和解剖改变的部位；**b**：使用探头以更好地了解解剖结构；**c**：该例中，超声利于确定肝门的准确位置，并对其包绕以防止意外损伤；门静脉主干（MPV）；门静脉右前支（P5-8）；门静脉右后支（P6-7）

8.2　术中超声引导下划分肝切除范围

根据肿瘤类型和肝脏的具体情况可以将肝切除范围分为解剖性和非解剖性切除。对于解剖性切除，可采用不同方法将有不同血供的相邻肝段的切缘划分出来。然而，在讨论这些方法之前，我们需要简评术中超声最易被误解的用途之一。手术团队中熟练掌握术中超声技术的成员常被要求仅使用探头贴近肝脏表面就指出包含肝中静脉的平面。需要明确的是，任何仅仅观察到肝中静脉的横向或纵向的扫描面并不能代表实际区分左肝和右肝的肝中静脉面，因为确定该区分面需要两个标志。因此，即便为达到确定平面的

目的，在肝脏表面找出肝左和肝右明显的分界线以明确经过肝中静脉的解剖平面仍是必不可少的（图 8.21a,b）。

8.2.1　解剖性肝切除

在肠癌肝转移治疗中选择解剖性肝切除似乎与转移瘤的特点无关[2]，而解剖性肝切除是否适用于肝癌仍有争议[3~8]：没有可靠的随机设计研究比较解剖性和非解剖性切除术。然而，研究显示解剖性肝切除术的长期获益优于非解剖性切除[3~6,9,10]，包括大型系列对照研究[5]和使用了加权统计分析排除选择偏倚对结果可靠性造成影响的研究[9]。解剖性肝切除治疗肝癌是基于肝细胞癌肝内播散模式主

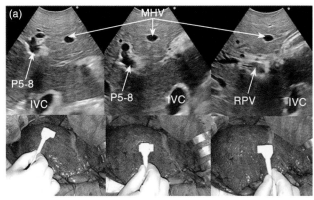
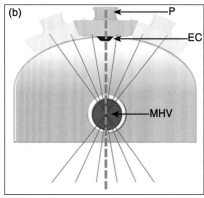

图 8.21　**a**：比较不同的术中超声扫描与相应的影像结果显示了在肝中静脉(MHV)可见时,确定合适的肝左与肝中解剖平面时是如何被误导的。在这里,尽管其他结构存在或消失,三个不同的扫描都可见肝中静脉;**b**：该现象的基本原理：多个平面(红色虚线)可经肝中静脉的一个点,但只有一个合适的平面。为了确定这个合适的平面,需要在肝脏表面找到另一个点以代表半肝的分界线(Cantile 线),使用电刀(EC)标记表示经肝中静脉的合适切线(绿色虚线);下腔静脉(IVC);门静脉右前支(P5-8);探头(P);门静脉右支(RPV)

要是通过门静脉分支进行转移(图 8.22)。因此,切除的标本至少应该包括含有病灶的门静脉供血区域(图 8.23)。另一方面,解剖性肝切除的优越性似乎在单个直径大于 2cm 的肝细胞癌[5]或结外生长的肝癌治疗中更明显[10],这些患者通常有较高合并卫星病灶和微血管侵犯的风险。

然而,无论真正的解剖性肝切除和常规肝大部分切除术的技术要求是否获得一致公认,目前仍然不明确亚段切除术的定义是否属于真正的解剖性肝切除,因而在评价解剖性肝切除和非解剖性肝切除的相关研究时,仍然存在潜在的误解。事实上,确定和划分解剖学上的切除范围仍存争议。唯一可以肯定的是,在没有介入技术的条件下无法在肝脏表面确定节段或亚段的肿瘤门静脉滋养区域。几乎所有为确定肝段而提出的技术都基于超声引导,尤其在合并肝硬化的肝脏中,因为这类肝脏更常见节段区域差异性扩展和变异。第一个从这个意义层面描述的方法出现在 1980 年代,称为系统性肝段切除术[11]。这种方法需在夹闭肝门一侧的动脉后,对同侧肿瘤滋养门静脉进行穿刺,然后将染料注入穿刺的静脉(图 8.24a,b)。最近已经设计出新的替代方法。

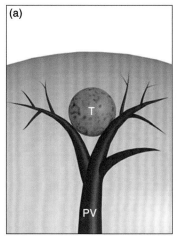
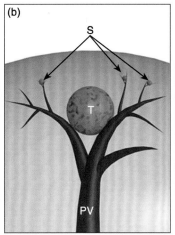
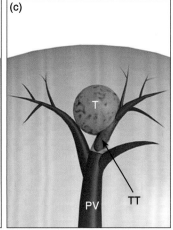

图 8.22　**a**：肝细胞癌(T)与其滋养门静脉(PV)的关系;**b**：肝细胞癌倾向于转移至本肝段,形成卫星灶(S);**c**：肿瘤后期倾向于通过门静脉分支转移到肝内,侵犯门静脉形成癌栓(TT)

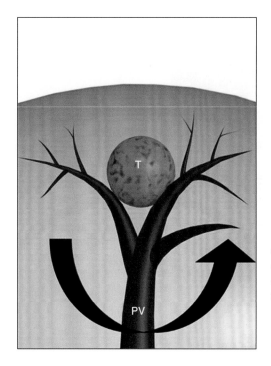

图 8.23 根据图 8.22,对肝细胞癌最佳的局部治疗应是切除肿瘤结节,同时切除肝段或亚段的门静脉分支(PV)滋养区域

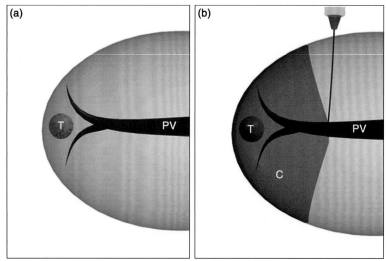

图 8.24 示确定肝细胞癌病灶的滋养门静脉,行肝段切除治疗肝细胞癌(T)(**a**),夹闭肝门处的肝动脉后,向门静脉注入染料,显示需要切除区域(**C**),即含肿瘤的肝段或亚段(**b**)

以下段落将描述超声引导下肝段和部分切除术的有关技术细节。

8.2.1.1 肝段切除术

门静脉分支穿刺

徒手或在专用设备的协助下,在术中超声引导下进行需要切除的肿瘤滋养门静脉分支穿刺,然后将 3~5ml 的靛胭脂染料注入血管(图 8.24a,b)。染色后肝脏在肝表面显色,使用电刀标记,随后可以完全按照解剖性切除的方式完成肝切除。如果肝结节位于两个相邻肝段之间,应该对该区域的两条供血门静脉穿刺并注入染料。在这种情况下,应该首先进行深处和背侧的血管穿刺,避免染料中的气泡干扰超声探测和影响对另一条血管的穿刺。为了避免染料回流,门静脉分支穿刺应该在门静脉起点的远端 1~2cm 处,通过术中超声控制染料注入的方向和速度。为了延长染色时间,可在门静脉穿刺前在肝门夹闭肝动脉。当需要穿刺的血管较多和血管壁较薄,或需要切除肝段合并门静脉瘤栓时,可在邻近的肝段门静脉分支血管注入染料:这被称为对比染色技术[12]。

上述方法仍是最精确的肝段和亚肝段解剖性分界法。该方法除了需要外科医生具有相当高的小血管穿刺技术外,其主要缺点是如果染料回流或注入错误的门静脉分支,可能难以确定合适的切除区域。

压迫门静脉分支

图 8.25a,b 展示的方法最初被用于左半肝肿瘤中(第 1 章图 1.10a)[13],但最近该方法的应用已经成功扩展到所有的肝段[14],甚至是整个肝区[15]。一旦术中超声确定滋养肿瘤的门静脉分支(图 8.26a,e),可在肝脏一侧用术中超声探头压迫,将手指置于另一侧进行压迫(图 8.26b,f),使用术中超声实时控制合适的压迫程度(图 8.26c、g)。这样可以使压迫位置远端的肝脏暂时缺血。术者用电刀标记这部分肝脏,可解除压迫(图 8.26d,h~j)并进行肝切除(图 8.26k)。该技术简单、快速、无创和可

逆,可更改压迫位置来调整肝切除体积,根据肿瘤特点和肝功能背景状态调整切除范围。此外,可以从对比压迫的角度应用压迫法,这种方法由 Takayama 等提出,通过定义相邻肝段的边界以显示目标肝段的位置[12]。后者可用上文提到的门静脉分支穿刺技术进行完整的解剖性肝 1 段切除。事实上,较难直接对肝 8 段和 4 部的滋养肿瘤的门静脉分支进行压迫,可通过压迫邻近肝段的门静脉分支找到目标肝段的边界[14]。然而,经验积累使肝 8 段门静脉分支直接压迫的标准化操作变得可行(P8)[16](图 8.27a~e),甚至可对 8 段腹侧和背侧(图 8.28a~j)或 4 段上部[17]肿瘤的亚段滋养门静脉分支进行压迫。简单来说术者的左手和术中超声探头一起,在超声引导下置于 8 段需要进行压迫的水平。(图 8.27a~e,8.28a~j)。一个基本的技巧在于选择合适的压迫位置,避免误压其他血管结构(图 8.29a,b),造成无法匹配正确的肝段或亚段剖面。术者可使用左手指尖和术中超声探头置于肝脏的两侧,压迫 8 段(图 8.27a~c)或其亚段腹侧(P8v)(图 8.28c~e)和背侧(P8d)(图 8.28f~h)分支;这种操作方法可在术中超声用于压迫的探头的实时监测下进行(图 8.27a,图 8.28c、e、f、h)。对于 8 段腹侧,探头的压迫位置通常位于肝脏前上方,手指压迫点位于肝脏和腔静脉结合部的头侧。

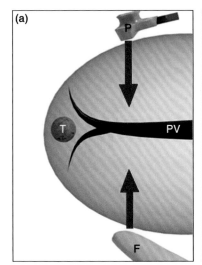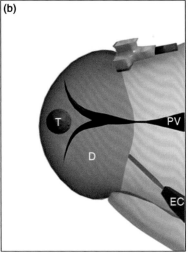

图 8.25 示另一种确定肝细胞癌病灶的滋养门静脉的方法,行肝段切除治疗肝细胞癌,使用探头(P)和手指(F)压迫(红色箭头)(**a**),确定暂时褪色区域(D)并用电刀标记(EC),该区域对应于含肿瘤的肝段或亚段(**b**)

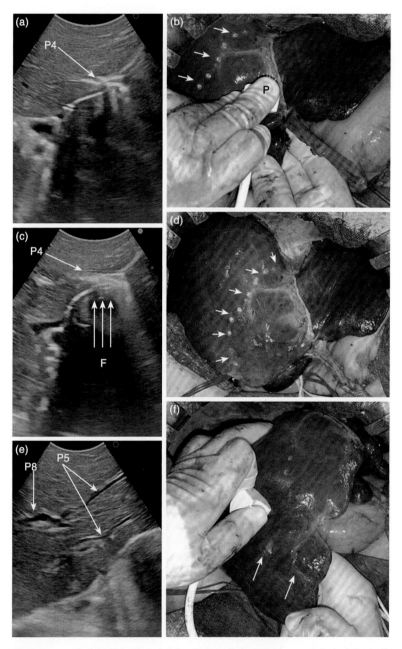

图 8.26 **a**：术中超声扫描确定肝 4 段的门静脉分支；**b**：一旦在术中超声引导下确定后，使用探头（P）和对侧面的手指压迫肝 4 段，造成需要切除区域褪色（箭头）；**c**：该方法使用连续术中超声控制进行监视；**d**：使用电刀（箭头）标记范围

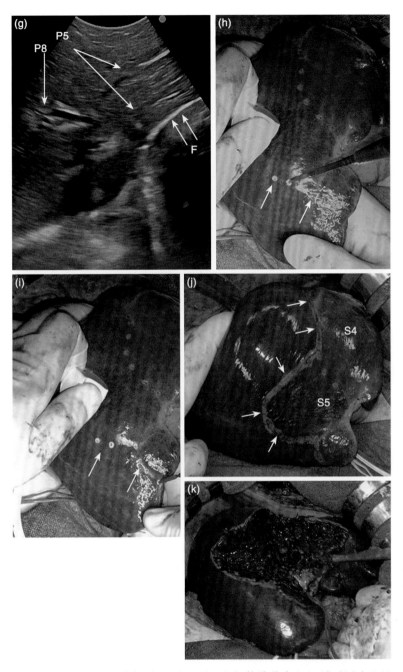

图 8. 26(续)　e ~ i:同样的方法处理肝 5 段门静脉分支(e),随后压迫以显示褪色区域(箭头)(f),使用持续术中超声实时控制(g),使用电刀标记界限(h,i);j:能更清晰地划分包括肝 4 段和 5 段的区域(箭头);k:进行切除;手指(F);肝 8 段的门静脉(P8)

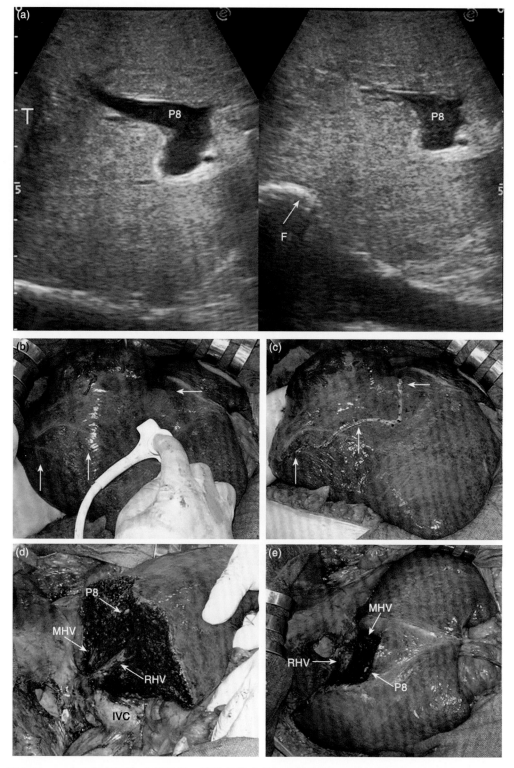

图 8.27　a：术中超声扫描，左图示肝 8 段滋养肿瘤的门静脉分支，右图示使用探头和术者手指在对侧进行压迫；b：压迫使目标切除肝段褪色（箭头）；c：电刀标记区域（箭头）；d：肝段切除后断面见肝中静脉（MHV）和肝右静脉（RHV），肝 8 段门静脉残端，说明已行完整的解剖性肝切除；e：从上方示垂直面的同一断面，在完成肝 8 段切除后需要对其跟踪；下腔静脉（IVC）

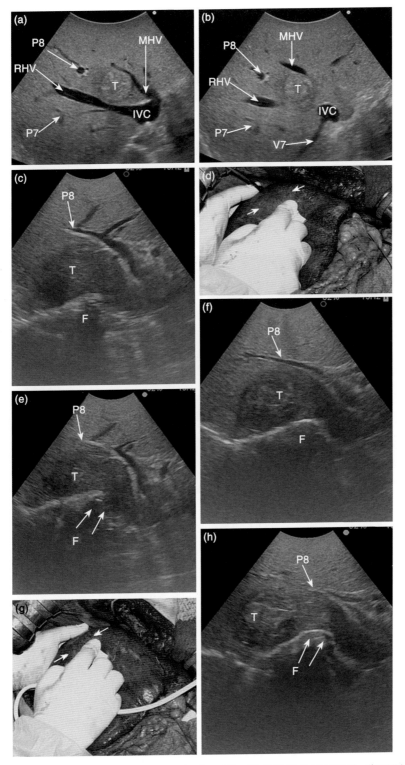

图 8.28　**a,b**:术中超声扫描示肝 8 段肿瘤,位于肝 1 段的腔静脉区域边缘,靠近肝右静脉(RHV)(**a**),与肝中静脉(MHV)相邻(**a,b**),肿瘤轻度推移后者(**a**);**c**:术中超声明确肝 8 段肿瘤的一条滋养血管(T);**d**:通过探头和术者手指压迫血管,使肝脏褪色(箭头);**e**:使用连续术中超声对该方法进行监控;**f~h**:在其他血管分支使用同样方法

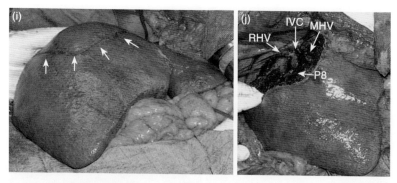

图 8.28（续） i：使用电刀标记边界（箭头）；**j**：该图示肝段切除后，断面见肝中静脉（MHV）和肝右静脉（RHV），肝 8 段门静脉残端，说明已行完整的解剖性切除；下腔静脉（IVC）；肝 7 段门静脉（P7）；肝 7 段肝静脉（V7）回流至下腔静脉（IVC）

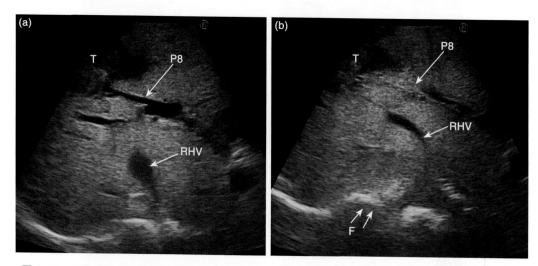

图 8.29   压迫肝 8 段门静脉分支的扫描图（P8），肝 8 段中包括了肝右静脉（RHV）（**a**）。这使得术者可同时压迫肝 8 段门静脉和肝右静脉（**b**），出现暂时性缺血和充血的表现；手指（F）；肿瘤（T）

对于 8 段背侧的亚段或 7 段行常规的解剖性肝段切除，通过对比压迫法压迫 8 段或 7 段门静脉分支（图 8.30a ~ e），在这两种情况下，通过在肝后方表面进行手指压迫，可在术中超声扫描中获得压迫窗。保持压迫，直到肝脏远端表面开始褪色（图 8.26b、f、h、i，图 8.27b，图 8.28d、g，图 8.30b）。此时，助手使用电刀标记褪色区域后，可解除压迫（图 8.26j，图 8.27c，图 8.28i，图 8.30d）。

悬吊门静脉分支

自从压迫技术出现后，对 4 段下部的门静脉进行肝外骨骼化和包绕后行解剖性切除已变得不再重要，但以下技术也值得进行简要描述。4 段的门静脉通常分为两组：4 段上部（P4sup）和 4 段下部，最常见分支模式仅占一半的病例[18]（图 8.31）。可以通过解剖门脉矢状部而不需要经术中超声引导下穿刺，就可以探查这些门静脉分支。一旦显露血管，可在术中超声控制下使用缝线包绕并提拉血管以验证是否为 4 段下部的血管，然后，可以结扎并切断合适的门静脉分支。肝脏表面的褪色区域应该对应于 4 段下部，随后用电刀标记以进行肝脏切开。这种特别的方法被称为门静脉分支悬吊法[19]。此外，进行 4 段上部的切除时只需钳夹 4 段下部，可通过上文提到的门静脉分支悬吊法确定 4 段下部；需要切除的部分按照以下标准划分界限：尾侧为褪色的 4 段下部，外侧为术中超声确定的含肝中静脉的平面，以及位于肝脏中部的镰状韧带。当然，虽然悬吊法在肝实质解剖中还保留一定作用，但最近介绍的压迫法也能处理该位置的肝脏，已经较大限制了悬吊法的应用。

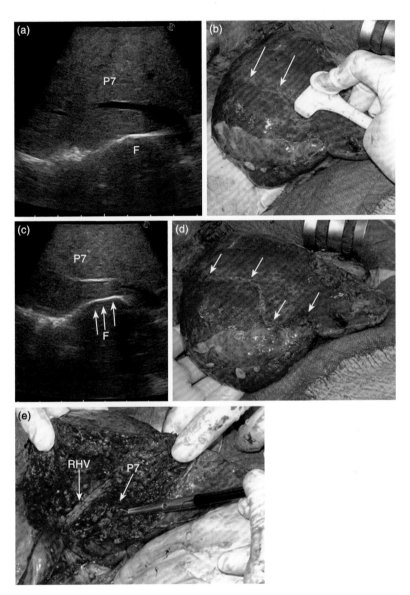

图 8.30　**a**:术中超声扫描明确滋养肝 7 段肿瘤的门静脉(P7);**b**:通过探头和术者手指压迫血管,使肝 7 段组织褪色(箭头);**c**:使用连续术中超声控制进行监测;**d**:使用电刀标记界限(箭头);**e**:该图示肝段切除后,断面见肝右静脉(RHV)和肝 7 段门静脉末端,说明已行完整的解剖性切除

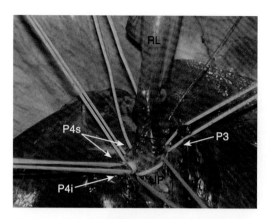

图 8.31 骨骼化门脉矢状部(UP)发出的血管分支,示大部分患者肝 4 段源自门脉矢状部的血管,滋养肝 4 段下部(P4i)和肝 4 段上部(P4s);肝 3 段的门静脉(P3);肝圆韧带(RL)

其他方法

其他方法包括经肝[20]或者最近提出的经肠系膜静脉[21]插入气囊导管闭塞门静脉分支。Mazziotti 等人提出了沿肝主要肝静脉裂缝切开肝脏,随后经肝内实质到达 8 段的格里森蒂进行 8 段切除[22]。最近其他作者提出对门静脉和动脉分支进行消融[23~25]。所有这些替代技术的使用受限于其实际价值,由于第一目标血管可能不是正确的目标,这可能意味着必须扩大目标区域的切除范围,某些情况下这些方法会对目标区域造成不可逆的损伤[23~25]。即使发生扩大肝切除的范围,也是任何一种解剖性肝段切除术需要尽量试图避免的。

8.2.1.2　肝区切除

肝右后叶切除

肝区切除术主张划分需要切除的范围。在划分切除范围所提出的方法中,在肝外进行右侧肝蒂的解剖包括谨慎而细致地骨骼化肝区肝动脉和门静脉分支[26]。另外,无论联合或不联合肝切除术,在格力森纤维鞘中的三条蒂结构可作为一个整体对其包绕[27]。这一技术的进一步替代方法是压迫法[28]。使用止血带包绕而不需要切开肝蒂。通过使用术中超声确认肝右后叶(6 和 7 段)的门静脉蒂(图 8.32)和 6、7 段的肝亚段的门静脉分支;随后确定需要压迫的水平位置。术者左手置于右半肝后固定,同时右手使用探头显示肝 6、7 段的目标水平面,该水平面应该距血管的起点较远,同时距需要切除肿

瘤的较近。术者使用左手手指和探头,从两侧压迫术中超声确定的肝脏目标位置(图 8.32b)。重复压迫可以更好地确定对应于肝右后叶切除的分界线(图 8.32c,d)。在某些情况下,术者可以只使用一只手进行压迫,以便更好的观察褐色区域的边界(图 8.33a~c)。进行肝区切除时,如果发现没有共同的肝区肝蒂,有报道认为可选择 6、7 段的肝蒂分别进行压迫。通过使用压迫专用的超声探头,这种操作可以随时进行实时监测(图 8.32b,图 8.33c)。压迫状态应保持到压迫位置旁的肝右后叶表面开始变色。此时,助手使用电刀标记变色范围后,可解除压迫(图 8.33d)。通过这样的方式,可在肝脏表明画出在压迫水平经肝 6、7 段的一个三维平面,然后按照该平面进行肝切除(图 8.32e,f)。

右前叶切除

肝右前叶切除与肝右后叶切除类似,行解剖性肝切除时确定切除范围最常使用的方法是解剖肝门并包绕格力森鞘。最近,对比压迫技术也已经在肝右前叶切除中应用[15]。通过术中超声确认肝 6、7 段进行压迫的位置水平,压迫点位于门静脉右支起源处(图 8.34a,图 8.35a)。肝右后叶切除范围的划分详见前述(图 8.34b,c;图 8.35b,c)。确认进行门静脉左支压迫的位置水平的方法与之类似,压迫点位于门静脉主干发出门静脉左支的位置(图 8.34d~f,图 8.35d~f)。一旦半肝变色后,可见明显的 Cantlie 线,使用电刀标记即可松开对门静脉左支的压迫(图 8.34g)。一旦确定肝右前叶,无需预防性分离肝门或包绕肝蒂就可进行肝切除。(图 8.34h,图 8.35g)。

8.2.2　肝部分切除术

如前所述,在肝细胞癌治疗中选择解剖性或非解剖性肝切除是一个有争议的问题[3~8],但解剖性肝切除仍获得了较多肯定[5,9,10]。与之相反的是,肝部分切除更适合于结直肠癌肝转移治疗[2]。在肝部分切除术中,术中超声引导能发挥根本作用。事实上,术者不必通过结扎门静脉分支确定肝各区域血供,一旦发现肿瘤,经术中超声辅助可在肝脏表面确定肿瘤的边界和肿瘤旁的血管结构。随后术者可在肝脏表面画出最佳的切除范围,按照计划自信地进行肝切除。在选择这种方式时,术者需要将电刀面和电刀尖置于探头和肝脏表面之间,使术中超声图像中出现电刀下方深入图像深处的阴影(图 8.36a~f)。一旦在肝脏表面进行标记后,术者可以在不

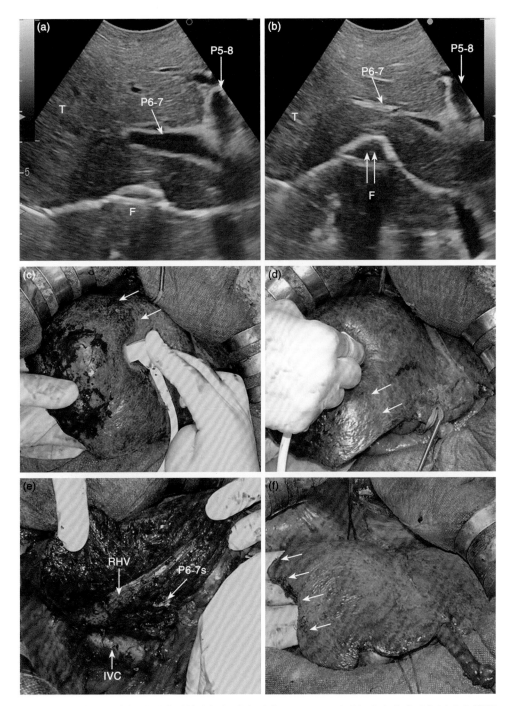

图 8.32　a：术中超声扫描明确滋养占据门脉右后支（P6-7）；**b**：通过探头和术者手指压迫血管肝 6、7 段的门静脉血管，注意要保持门脉右前支通畅（P5-8）；**c**，**d**：该图示压迫后肝脏上部（**c**）和下部（**d**）表面褪色区域（箭头），显示肝右后叶的边界；**e**：随后行解剖性肝右后叶切除，对于该例伴有肝硬化的肝癌患者，术者未行肝门部解剖。肝段切除后断面见肝右静脉（RHV）和肝 6-7 段门静脉残端，说明已行完整的解剖性切除；**f**：该图示肝切除后前面观，切缘旁未见任何褪色区域（箭头）

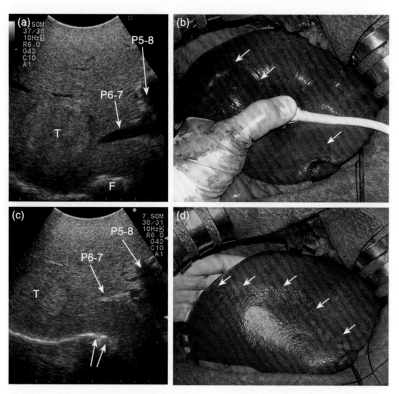

图8.33　**a**:术中超声扫描示滋养门脉右后支(P6-7),该肝段连同血管被结直肠癌肝转移灶(T)侵犯;**b**:仅用左手行压迫法,见褪色区域(箭头);**c**:通过探头和术者手指压迫 P6-7 血管,注意要保持门脉右前支通畅(P5-8);**d**:使用电刀标记边界(箭头)

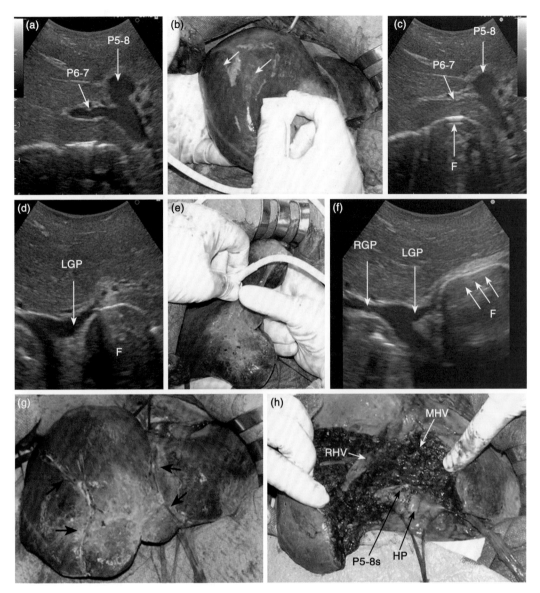

图 8.34　**a**：术中超声扫描示门脉右后支（P6-7）和门脉右前支（P5-8）；**b**：通过探头和术者手指压迫 P6-7 血管，见褪色区域（箭头）；**c**：使用连续术中超声进行监控；**d**：术中超声示左格力森鞘（LGP）；**e**：按如前所述行压迫法；**f**：使用术中超声监测对左格力森鞘的压迫情况；**g**：利用压迫法见肝右前叶边界，用电刀标记褪色区域（箭头）；**h**：随后行解剖性肝右前叶切除，而不需行任何的肝门部解剖。肝段切除后断面见肝右静脉（RHV）、肝中静脉（MHV）和肝 5-8 段门静脉残端，说明已行完整的解剖性切除；肝蒂（HP）；右格力森鞘（RGP）

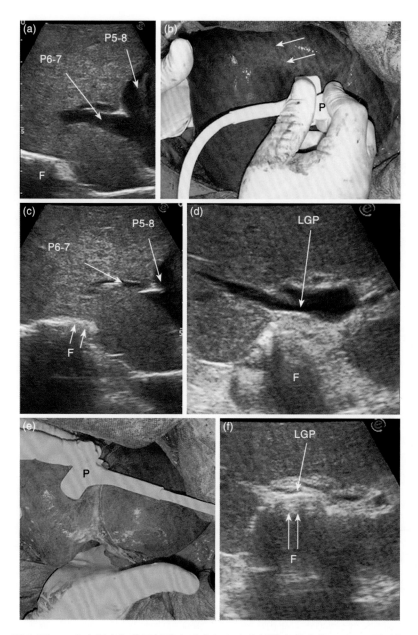

图 8.35　**a**：术中超声扫描示门脉右后支（P6-7）和门脉右前支（P5-8）；**b**：通过探头和术者手指压迫血管 P6-7 血管，在肝脏表面可见褪色区域（箭头）；**c**：使用连续术中超声进行监控；**d**：术中超声示左格力森鞘（LGP）；**e**：按如前所述行压迫法；**f**：使用术中超声监测对左格力森鞘的压迫情况

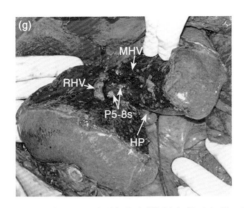

图 8.35（续）　**g**：随后行解剖性肝右前叶切除而不需行任何的肝门部解剖。肝段切除后断面见肝右静脉（RHV），肝中静脉（MHV）和肝 5 ~ 8 段门静脉残端，说明已行完整的解剖性切除；肝蒂（HP）；门脉矢状部（UP）

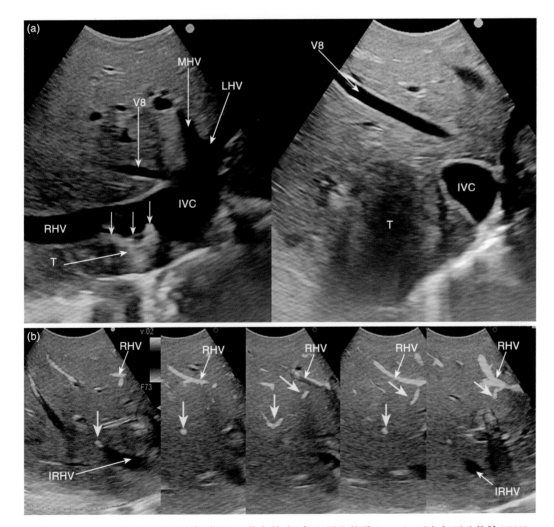

图 8.36　**a**：胆管细胞癌（T）在腔静脉位置（黄色箭头）侵犯肝右静脉（RHV），下方与下腔静脉（IVC）相邻；**b**：彩色术中超声示肝右静脉与肝右下静脉（IRHV）间的交通支（黄色箭头）

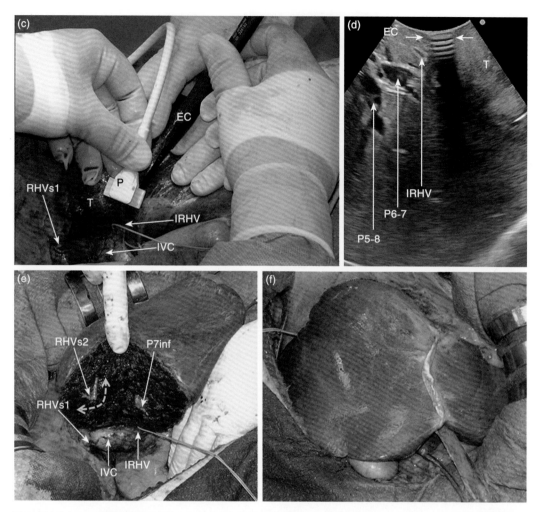

图 8.36(续) c:在腔静脉汇合处(RHVs1)分离肝右静脉后,可使用电刀(EC)和探头(P)划出切除边界。需要找到能保留肝右下静脉(IRHV)的切面;d:在术中超声中可见电刀形成的阴影,位于肿瘤和肝右下静脉之间,靠近门脉右后支(P6-7);e:行保留肝右下静脉(IRHV)的肝切除;在切面上,供应肝 7 段下部(P7inf)的血管被保留,肝右静脉分离后保留了血管弓(黄色虚线箭头),保证经交通静脉和肝右下静脉的血管,可减少充血的风险;f:通过观察肝脏的前面观,未见充血区域,肝左静脉(LHV);肝中静脉(MHV);门脉右前支(P5-8);引流肝 8 段的肝静脉(V8)回流至肝左静脉和肝中静脉共干

需要电刀辅助的情况下,在后续过程中进一步确定切除边界。因为电刀在肝脏上划下切线后,肝脏表面变得不规则,使探头与肝脏间存在空气,术中超声的影像学表现与电刀类似(图 8.37)。

此时,如果切除范围的肝脏表面较平整,可在肝脏表面缝线后提吊以打开切线边缘(降落伞技术),随后切除已经做好标记的区域(图 8.38a ~ e)。相反,当预期的切除范围位于肝脏的两端边缘,可将探头置于肝脏的一面,术者手指置于肝脏对面,借助术中超声扫描窗口定位切除范围。事实上,电刀、术者手指和肿瘤边缘的位置可以进行精确估计,术者同时可想象出肝切除面的位置(图 8.39a,b)。

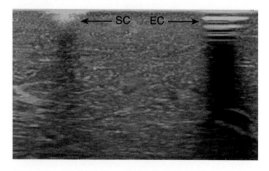

图 8.37 肝表面电刀瘢痕形成的图像与电刀形成的图像

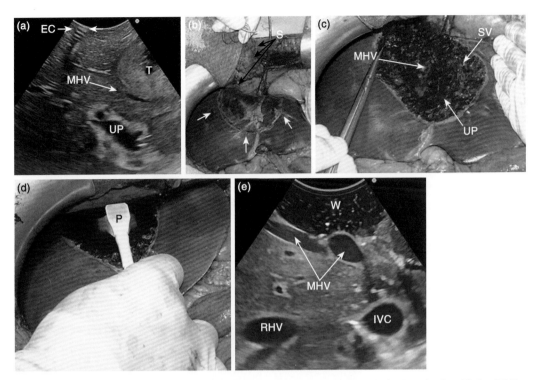

图 8.38 a：病灶与肝中静脉相邻，对于该病灶，通常使用电刀划出切除范围；b：切除区域表面平整（箭头），需要在肝脏表面四个中的三个基点缝线在肝分离过程中向中心提拉（降落伞技术）；c：如前反复陈述，术者使用左手协助进行引导，完成切除，暴露肝中静脉和门静脉矢状部（UP）；d：利用水浴法检查切面；e：术中超声可见肝中静脉（MHV）、肝右静脉（RHV）和下腔静脉（IVC）；探头（P）；水（W）

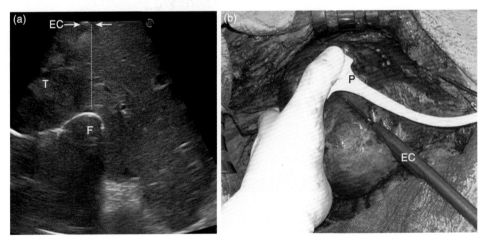

图 8.39 a：图中的肿瘤通过位于肝脏后方和前方的手指（F）和电刀（EC）较容易地确定切面（黄色虚线）；b：对于这类肝肿瘤，无需行降落伞技术。明确切线后，术者可使用左手牵引并打开切面进行肝切除；探头（P）；肿瘤（T）

在肝脏表面画出切除范围的主要目的是在完成肝脏切除后，可获得一个平而整齐的切面（图8.36e，图8.38c）。

在此再次强调的是第 1 章中提及的术中超声探头特点与切除范围的划分具有特定的相关性。探头的小体积和稳定性使定位和操作更为容易（图8.40），能在复杂解剖条件下显露切除区域（图8.41a～g，图8.42a～e），例如腔静脉旁的肝脏。

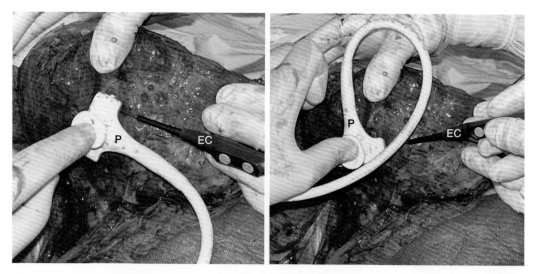

图 8.40   只能单手操作时,较小体积和更高稳定性的探头能保证术中超声的顺利进行;图示如何在不规则肝表面,用指尖固定探头使探头紧贴肝脏从而划分切除范围

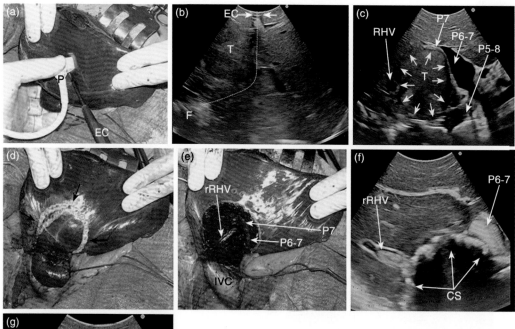

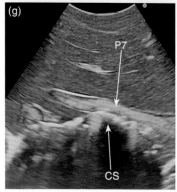

图 8.41   **a**:当术者左手手指置于肝 1 和肝 2 段间的分界处并勾住肝尾叶后,将探头(P)固定于肝表面,使用电刀划出切线;**b**:在术中超声扫描图中,利用电刀和术者手指制定虚拟切线(黄色虚线),切除位于腔静脉旁的肿瘤;**c,d**:术中超声示肿瘤的位置较为复杂,与肝右静脉(RHV)和门脉右后支(P6-7)相邻,形成遮盖门脉右前支(P5-8)的屋顶样结构(**c**),切面受到限制(箭头)(**d**);**e**:切面可见门脉右后支和肝右静脉(因肿瘤侵犯需使用牛心包膜行修补术),保留肝 7 段的门静脉分支,同时暴露肝 5~8 段的门静脉分支,但该血管在图中被肝 6、7 段的门静脉分支遮挡;**f,g**:彩色术中超声示肝右静脉(**f**),肝 6、7 段门静脉(**f**)和肝 7 段门静脉分支(**g**)得到保留;切面(CS);下腔静脉(IVC)

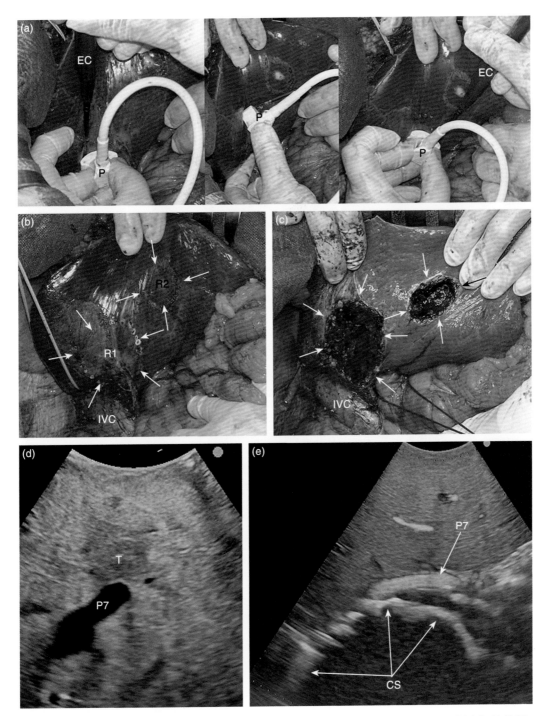

图 8.42　**a**：从左至右。使用探头（P）和电刀（EC）划分靠近腔静脉旁的切除范围；**b**：划出切除范围（R1 和 R2）（箭头）；**c**：行局部切除（箭头）；**d**，**e**：术中超声示肿瘤与肝 7 段的门静脉分支（P7）相邻，术后彩色术中超声示（**e**）该血管被保留；切缘（CS）；下腔静脉（IVC）

8.3　分离肝实质

传统上，肝实质分离面为沿切线轨迹的平整面：因此通常推荐行肋下切口，这种切口需要术者形成从肝尾部至头部斜行的视角。利用放置于肝后方的术者左手回声进行术中超声引导变得不再重要。相反，术中超声引导允许进行实时跟踪肝脏分离平面，实时确定分离平面与肿瘤边缘，同时术者左手手指可置于切面对侧等待肝脏实质分离的完成，有利于形成新的几何分离面。事实上，这种对分离平面持续的视觉和手工监控能保证在必要时修改切线。术中超声始终可见切线，因为切线间夹着的气泡和血凝块可形成强弱不等的回声线（图 8.43）。如果无法清晰见到分离平面，可在切线中插入专门设计的硅纱布，或使用常见的纱布代替（图 8.43b）。后者有更好的可视性，但缺点是纱布可能会遮蔽位于其后方的结构。

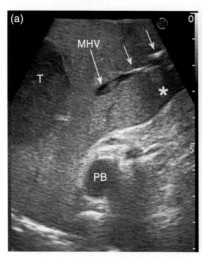
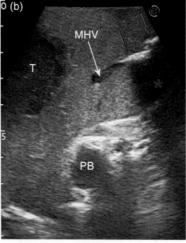

图 8.43　a：切线（黄色箭头）两侧的切面重叠，形成后方的伪影（∗）；b：使用纱布填充后的切线（红色箭头）：该方法增强了切线后方的伪影（∗），使得分离平面更加清楚；肝中静脉（MHV）；门静脉分叉（PB）；肿瘤（T）

在某些情况下，为了更好地观察切线，可以将手指插入切面。该方法的优势在于，术者一旦分离到接近病灶时，可以用指尖感触到病灶位置（图 8.44）。所有这些操作都可以保证术者完成适当的切面，及早发现切面的错误，及时进行修改，以避免无法完整切除肿瘤（图 8.45）或者损伤应该保存的组织结构（图 8.46a～e），或避免在合并肝内多发结节的情况下遗漏部分病灶（图 8.47）。通过以上方式，可以完成沿肿瘤周围的圆形切面。即使在肿瘤暴露的情况下，术者也能保证完全切除肿瘤并保存重要的血管结构，从而降低肝大部分切除术比率，在相对保守的同时进行彻底的治疗。

值得重复强调的是术者的左手在术中超声引导下确定分离方向和悬吊肝脏的重要性，这使前入路法行右半肝切除成为可能[29]。

切面的术中超声伪影有时会掩盖应当结扎或需要保留的结构，如门静脉分支。所谓的挂钩技术用来更好地显露目标位置，常需要在这些位置分离门静脉分支[30]。当显露并骨骼化格里森鞘后，可用缝线进行包绕（图 8.48a）。然后在术中超声控制下轻提钩住血管的缝线（图 8.48b），使静脉分支略微延展，通过术中超声显示牵引点（图 8.48c，图 8.49a，b）。

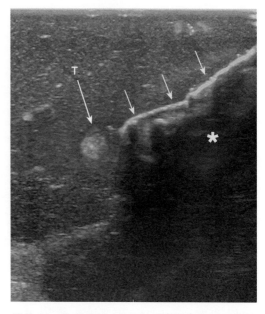

图 8.44　将手指插入切面，可使得分离平面变得清晰（黄色箭头），尽管这可能带来较明显的伪影（∗），但术者可以感觉，甚至触诊肿瘤以确定合适的分离平面，该方法对于小肿瘤（T）尤为有用

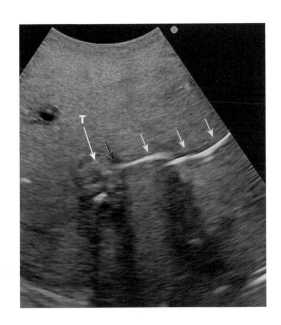

图 8.45 为了避免切开肿瘤造成肿瘤残留,最基本的方法是跟踪切面,术中超声示切面(黄色箭头)将与肿瘤(T)相交(红色箭头),因此需要及时调整切面

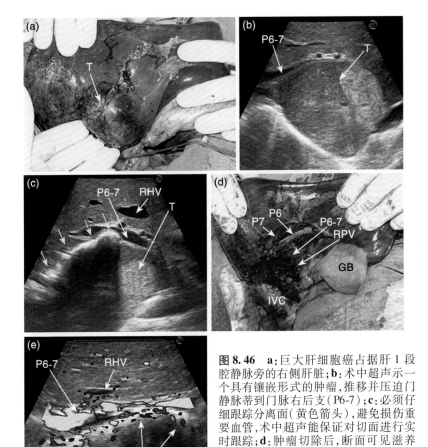

图 8.46 **a**:巨大肝细胞癌占据肝 1 段腔静脉旁的右侧肝脏;**b**:术中超声示一个具有镶嵌形式的肿瘤,推移并压迫门静脉蒂到门脉右后支(P6-7);**c**:必须仔细跟踪分离面(黄色箭头),避免损伤重要血管,术中超声能保证对切面进行实时跟踪;**d**:肿瘤切除后,断面可见滋养肝 6 段(P6)和肝 7 段(P7)的门静脉分支;**e**:术中彩色超声确定保留血管的血流通畅;胆囊(GB);肝右静脉(RHV)

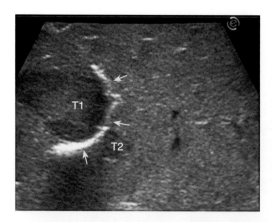

图 8.47　对分离面进行监测可避免因疏忽而未能完全切除的肿瘤。在结直肠癌多发肝转移的患者中,术中超声清楚显示切线(黄色箭头)会遗漏主要肿瘤(T1)旁的小肿瘤(T2)(最终切除 25 个病灶)

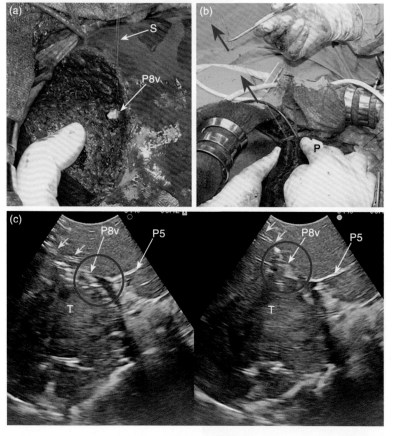

图 8.48　a:在切面上可见肝 8 段腹侧的格力森鞘(P8v),使用缝线包绕并提吊;b:然而,在提吊并分离前,需在术中超声控制下提吊缝线(红色箭头);c:左侧的术中超声中黄色箭头示缝线经过的分离面,红色圆圈示作者认为已经包绕的鞘,提吊时,该区域应同时移动(而非肝 5 段 P5 区域移动);右侧图,一旦提吊缝线,红色圆圈处同时移动,被牵拉的 P8v 可确定包绕的结构是目标位置,随后进行结扎并安全地进行分离;探头(P);肿瘤(T)

如果暴露的门静脉分支由于血管塌陷而在术中超声下不能清晰显露,可松开肝门闭合带。如果目标点正确,可结扎并切断门静脉分支,在术中超声引导下完成肝切除。相反,如果显露的不是目标血管,可保留血管并避免不必要肝实质切开。

挂钩技术在肝 8 段的腹侧或背侧亚段的切除中特别有用(图 8.50a,b)。该肝段的门静脉干可能在背侧形成分叉,其腹侧干靠近肝 5 段的门静脉分支起点。在这种情况下,有误结扎和切断 5 段门静脉分支的可能,这将阻断 5 段的血流供应且无法按照

计划切断 8 段门静脉分支。

术中超声控制下的挂钩技术可以确认包绕的血管分支,然后后者可以确定无疑地选择是否结扎血管。这种技术在门静脉分支瘤栓中也很有用[31]。一旦骨骼化门静脉分支并使用缝线包绕后,在术中超声控制下提拉缝线。这种牵引可略微拉伸门静脉分支,利用超声显示牵引点(图 8.51a~c)。如果牵引点不在瘤栓水平,可确保癌栓能被完全移除,继续结扎门静脉分支并行肝切除术。当然,这种方法同样适用于数量较多的外周门静脉分支(图 8.52a~i)。

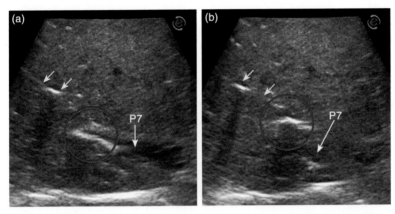

图 8.49　**a**:术中超声黄色箭头示缝线应经过的切面,红色圆圈示术者认为已经包绕的鞘(肝 7 段的格力森鞘 P7);**b**:一旦牵拉缝线,该位置(红色圆圈)同时向上移动,牵拉 P7 确定已经包绕该鞘,随后可进行结扎和安全的分离

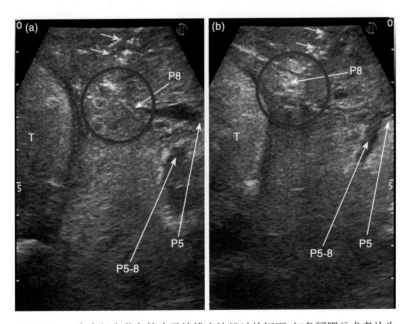

图 8.50　**a**:术中超声黄色箭头示缝线应该经过的切面,红色圆圈示术者认为已经包绕的鞘(肝 8 段的格力森鞘 P8);**b**:一旦牵拉缝线,该位置(红色圆圈)同时向上移动,牵拉 P7 确定已经包绕该鞘,随后可进行结扎和安全的分离;肝 5 段门静脉分支(P5);门脉右前支(P5-8);肿瘤(T)

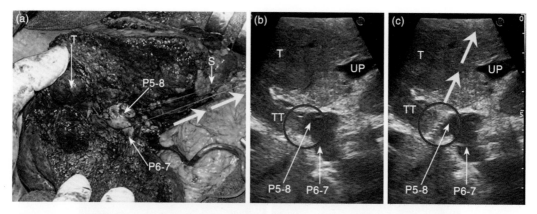

图 8.51　**a**：肝细胞癌患者伴门静脉癌栓，侵犯肝蒂至门脉右前支（P5-8），行右前叶切除时，骨骼化右前叶的门静脉血管后，在其起始处缝线（S）并包绕，术中超声引导下轻轻提拉缝线（黄色箭头）；**b**：在术中超声下，可见癌栓（TT）位于 P5-8 血管中（红色圆圈），当轻轻提拉缝线时，避免癌栓分离，该位置向上移动（红色圆圈）并牵拉癌栓边缘前的 P5-8 门静脉，因此说明可结扎该包绕的位置，从而避免癌栓分离和残留；门脉右后支（P6-7）；肿瘤（T）；门脉矢状部（UP）

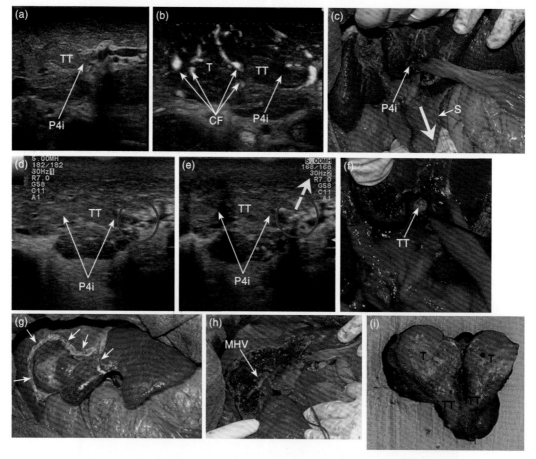

图 8.52　**a**：术中超声示肝细胞癌位于肝 4 段下部，在 4 段下部门静脉分支（P4i）见癌栓（TT）；**b**：术中彩色超声明确了肿瘤中丰富的血流，这也是血栓形成的根源；**c**：结扎和分离前，在肝 4 段下部门静脉分支的起始处包绕并在术中超声引导下行缝线后轻微牵引；**d**：术中超声示准备进行包绕的位置（红色圆圈）；**e**：轻微牵引后（黄色箭头），可确认包绕的位置不在癌栓水平（红色圆圈）；**f**：当分离静脉后，可确定癌栓的完整；**g**：标记切除范围（箭头）；**h**：行肝 4 段下部的解剖性切除，恰当暴露肝中静脉（MHV）；**j**：标本解剖确认癌栓完整且已完全切除

在肝脏分离过程中,肝静脉的回流会导致大量出血。因此,肝切除术中首要考虑的是限制肝静脉回流出血。术者利用左手悬吊肝脏而非分离肝脏有助于控制回流出血。然而,正如在前面第 7 章提到的,术中超声在此也发挥一定作用。事实上,最近已报道一种控制右半肝切除过程中肝右静脉回流出血的超声引导技术[32]。这项技术简单且现在可应用

于每条肝静脉上。一旦从前方显露肝脏和腔静脉的汇合部,可继续分离直到显露右侧的肝外肝右静脉,以备必要时控制肝右静脉,同样方法适用于显露左侧的肝外肝左静脉和显露右前侧的肝中静脉(图 8.11,图 8.53a,b)。术者手压迫显露侧的血管,通过术中彩色多普勒超声检测手指压迫的效果(图 8.18,图 8.54a ~ d)。

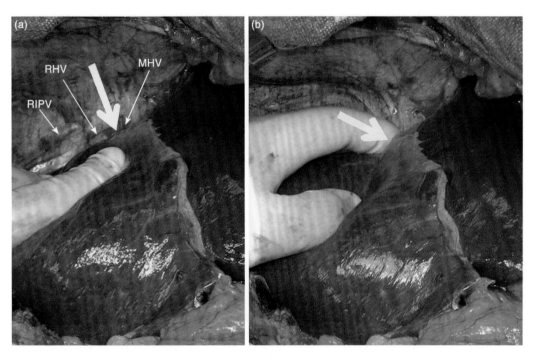

图 8.53 **a**:黄色箭头指示肝右静脉(RHV)和肝中静脉(MHV)的间隙;**b**:术者手指置于窝中(黄色箭头)进行肝中静脉的压迫,在必要时压迫以减少回流出血。该方法可结合麻醉医师降低中心静脉压,减少对静脉的钳夹;右膈下静脉(RIPV)

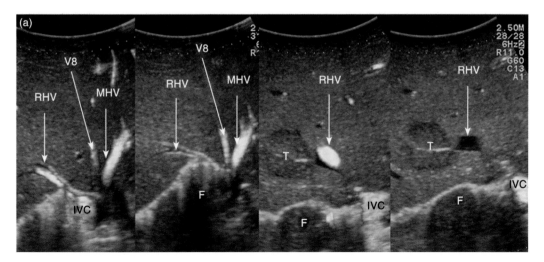

图 8.54 **a**:一位结直肠癌肝转移(T)患者,肿瘤与肝右静脉相邻,与腔静脉汇合处有一定距离;(左图)当手指(F)压迫肝右静脉时,腔静脉汇合处和肿瘤处的腔内彩色血流消失,术者在肿瘤与静脉相邻处进一步确认

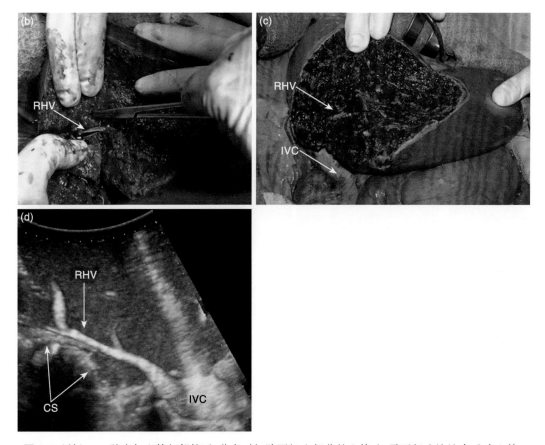

图 8.54(续) b:肿瘤与血管相邻较近,分离时切除了极少部分的血管壁,需要行连续缝合重建血管。虽然术者此前已行静脉包绕,缝合时,可在腔静脉汇合处压迫肝右静脉而不需要钳夹静脉;**c**:肝脏切除后的断面,可见连续缝合重建后的肝右静脉;**d**:彩色术中超声确认断面(CS)的肝右静脉开放;下腔静脉(IVC);肝中静脉(MHV);引流肝 8 段的肝静脉(V8)汇入肝中静脉

8.3.1 引导肝脏分离的其他方法

手术分离使用的器械定位结合术前 CT 或 MRI 的三维肝脏影像软件重建或三维超声,使引导肝脏分离过程成为可能[33]。这些方法提供了实时和持续的肝脏分离引导,而不仅是简单的术中超声引导,后者虽然可以反复进行,但在施行时超声检查将打断连续分离的过程。然而,目前可得的少量数据不足以显示该方法真正的优点,从另一方面来看,这些方法似乎相当复杂。必须要保证跟踪系统和跟踪器之间的光纤专线分配在超声探头上,且使用的分离器械必须保持固定,否则用于导航注册的数据会中断。从这个意义上说,跟踪系统是一个光纤传递系统,在仪器或电磁系统间的联系必须保持畅通;在另一方面,这个系统对手术器械本身产生的干扰较敏感。在为数不多的报道中,接受治疗的患者中 4% 的导航失败是由于配件间的通讯缺失所造成的,这些

通讯的连接基于红外线[34]。另一个与导航系统有关的问题是精度的下降,当肝脏分离到深处时会出现器官移位和形变,导致数据变得不可靠。这是该方法最主要的限制,因为在分离到最需要引导的肝脏深处时,这种方法反而不能提供有用的信息。在神经外科手术或头颈部手术中,目标区域较固定,似乎更能达到超声的预期目标[35,36],但在腹部手术中该方法却不能发挥同等的价值。最近出现了一种改进的方法,通过超声引导下插入一个电磁传感器到肝脏内接近肿瘤的位置[37],克服肝脏深处导航精度下降的问题。

因为上文提到的方法可能增加复杂性,目前已经出现对这些方法应用的担心。另一方面,一些作者努力克服手术过程中器官移位和变形问题,通过增加一个框架,使利用术中新数据更新术前三维模型变得可行[38]。这可能有助于方法改进并克服器官变形和移位。然而,即使能够解决实际的技术缺陷,施行这种方法还需要手术室内配备辅助工具。

比二维超声更复杂的三维超声程序和相关设备的成本使得这种方法可能并不优于之前介绍的超声引导。在专家手中的超声引导显然利于在肝切除术中保留更多肝组织（图 8.55a～e，图 8.56a～g，图 8.57a～i），保证并提高肿瘤根治性切除率，这应该

被认为是肝脏"导航"手术的金标准。这些技术相对廉价的特点是在受到成本约束情况下的一个重要指标。目前挑战在于如何落实现有的技术，并为下一代外科医生制订术中超声使用的教育计划，而不是去寻找更复杂的技术。

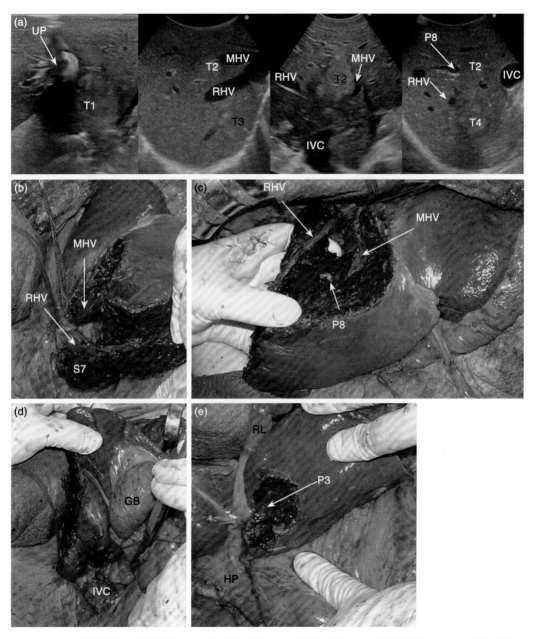

图 8.55　**a**：结直肠癌多发肝转移，T1 位于肝 3 段，与矢状部相邻，T2 与肝中静脉（MHV）、肝右静脉（RHV）和肝 8 段门静脉分支（P8）相邻，肿瘤位于肝 8 段和 1 段的腔静脉旁，T3 位于肝 7 段，T4 与肝右静脉中间段相邻；**b，c**：肝切除范围包括肝 6、7 段，扩大至肝 8 段和腔静脉旁的尾叶；保留了肝右静脉的腔静脉汇合部和部分肝 7 段（S7），完全暴露肝中静脉（MHV）；**d**：切除腔静脉旁肝脏；**e**：切除肝 3 段肿瘤，切面可见部分 3 段的门静脉蒂（P3）；胆囊（GB）；肝蒂（HP），下腔静脉（IVC）；肝圆韧带（RL）

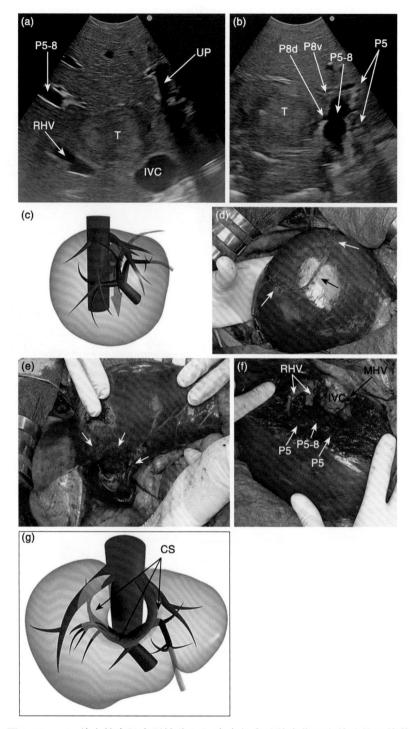

图 8.56　**a,b**:单个结直肠癌肝转移(T),术中超声示肿瘤位于右前叶的血管蒂
(P5-8)后方(**a**)和上方(**b**),与肝右静脉(RHV)和矢状部(UP)相邻,位于下腔静脉
(IVC)前方(**a**);P5-8 至肝 8 段腹侧(P8v)和背侧(P8d)(**b**)发出的血管滋养肿瘤;
c:肿瘤的切除范围类似于肝脏隧道(见第 7 章),红色箭头表示分离平面;**d,e**:前面
观(**d**)和后面观(**e**)示电刀标记的切除范围(箭头);**f**:切面见肝 5 段门静脉(P5),肝
5~8 段门静脉远端,肝右静脉和肝中静脉,下腔静脉;**g**:图示肝脏隧道结构;切面(CS)

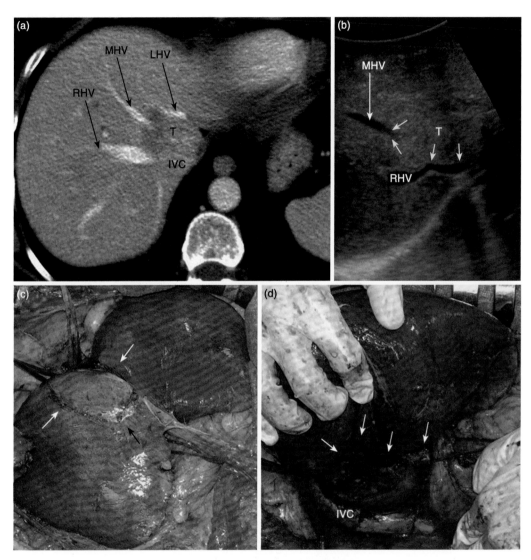

图 8.57   a：单个胆管癌（T）患者，CT 示肿瘤位于肝 1 段腔静脉旁，与腔静脉汇合处的下腔静脉（IVC），肝右静脉（RHV）和肝左静脉（LHV）相邻，侵犯肝中静脉（MHV）；**b**：术中超声示病灶呈高回声，侵犯肝中静脉（MHV）（黄色箭头），与肝右静脉（黄色箭头）相邻；**c,d**：术中超声示肝右静脉和肝中静脉有交通静脉（CV），肿瘤的表现适于行肝脏隧道+微肝中叶切除（见第 7 章），切线在肝脏表面如箭头所示，前面观（**c**），后面观（**d**）

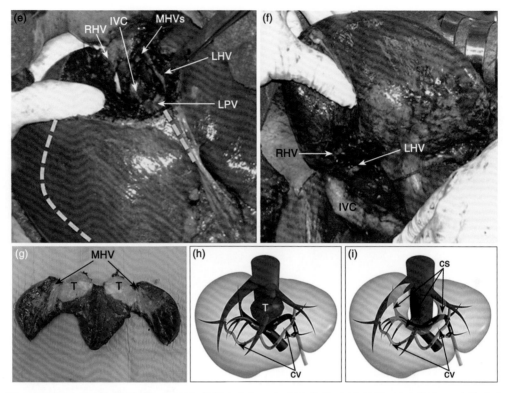

图 8.57（续）　**e**：肝切除后，断面可见门静脉左支（LPV），肝左静脉，肝右静脉，下腔静脉，肝中静脉残端（MHVs）。黄色虚线示肝中静脉和相邻肝静脉的交通静脉所引流的范围；**f**：从后方可见肝右静脉和肝左静脉 **g**：标本示切除的肝中静脉；**h，i**：示微肝中叶切除+肝脏隧道的简图，因存在交通静脉，所以可行此手术方式（见第 7 章）；断面（CS）

8.4　术后控制

切除肝结节后，有两种使用术中超声的可能性：（a）"水浴"技术，对目标结节完全切除进行实时监测。一旦从肝脏中切除结节，即验证切除的标本中是否含有完整的结节[39]（图 8.58a，b）；（b）检查切面，

使用生理盐水重新填满以避免残余气泡和血凝块产生的伪影（图 8.38a ~ e，图 8.59a ~ d）。后者也可用于血管重建后检查血管开放情况（图 8.60a，b）。在需要进行肝大部分切除术的患者中，彩色多普勒术中超声可以明确残余肝脏流入和流出血流是否为正常的速度和彩色多普勒波形[40]（图 8.61a，b）。

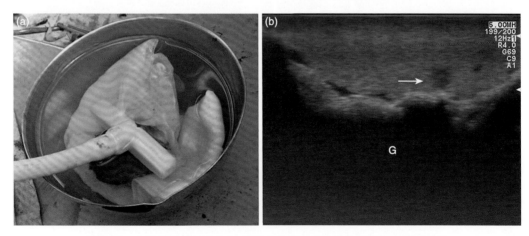

图 8.58　水浴法检测标本（**a**），利用术中超声确定目标病灶（**b**）；纱布（G）

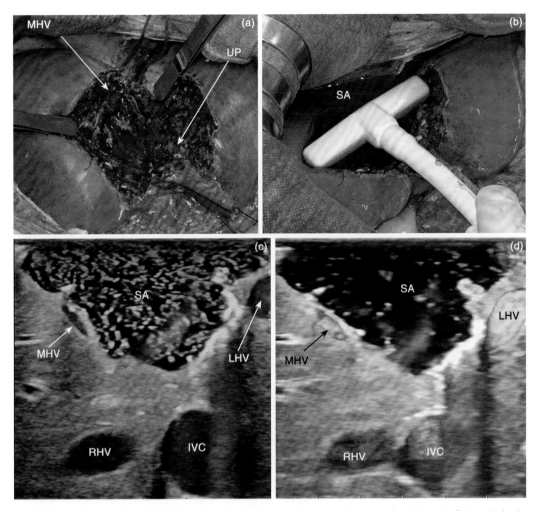

图 8.59　为确定残肝中是否有肿瘤残留或确定保留并暴露的血管是否开放,在切面注满生理盐水后(SA)术者可使用术中超声再次检查(b);使用 B 模式(c)和彩色术中超声模式确认未见残余病灶,肝中静脉(MHV)和肝左静脉(LHV)通畅;下腔静脉(IVC);肝右静脉(RHV);矢状部(UP)

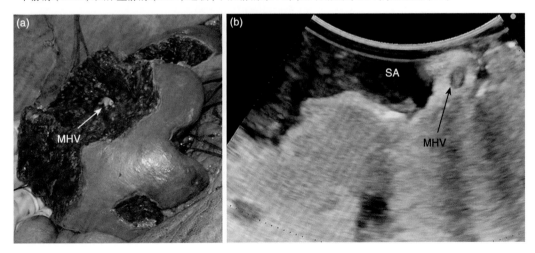

图 8.60　在使用牛心包膜行血管重建的病例中(a),术者可使用彩色术中超声检查血管是否开放(b);在切面注满生理盐水(SA)后,重新检查并确认肝中静脉(MHV)是否开放

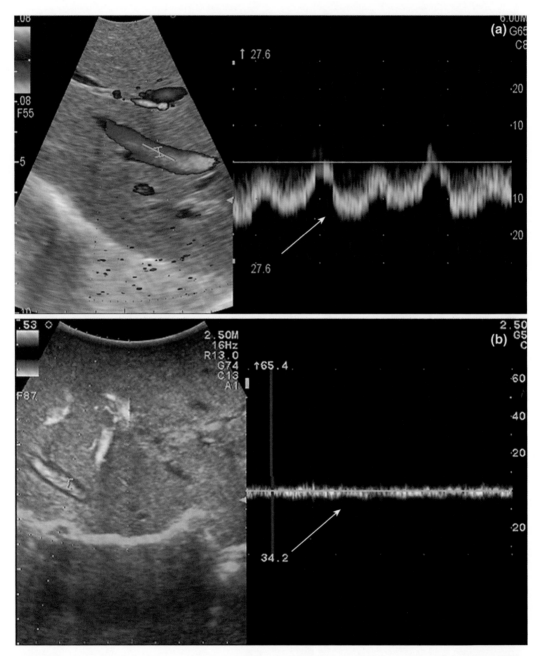

图 8.61　右半肝切除后,使用彩色多普勒检查残肝的复位情况,观察流出血流是否在速度测量中呈三相波(箭头)(**a**),或呈解调波(箭头)(**b**);若为后者,术者应该重新复位残肝,使血流表现呈 a 图中的特点

（何伟　邹如海　译）

参考文献

1. Torzilli G, Montorsi M, Palmisano A et al (2006) Right inferior phrenic vein indicating the right hepatic vein confluence into the inferior vena cava. Am J Surg 192:690–694

2. Sarpel U, Bonavia AS, Grucela A et al (2009) Does anatomic versus nonanatomic resection affect recurrence and survival in patients undergoing surgery for colorectal liver metastasis? Ann Surg Oncol 16:379–384

3. Wakai T, Shirai Y, Sakata J et al (2007) Anatomic resection independently improves long-term survival in patients with T1–T2 hepatocellular carcinoma. Ann Surg Oncol 14:1356–1365

4. Regimbeau JM, Kianmanesh R, Farges O et al (2002) Extent of liver resection influences the outcome in patients with cirrhosis and small hepatocellular carcinoma. Surgery 131:311–317

5. Eguchi S, Kanematsu T, Arii S et al (2008) Comparison of the outcomes between an anatomical subsegmentectomy and a nonanatomical minor hepatectomy for single hepatocellular carcinomas based on a Japanese nationwide survey. Surgery 143:469–475

6. Cho YB, Lee KU, Lee HW et al (2007) Anatomic versus non-anatomic resection for small single hepatocellular carcinomas. Hepatogastroenterology 54:1766–1769

7. Kaibori M, Matsui Y, Hijikawa T et al (2006) Comparison of limited and anatomic hepatic resection for hepatocellular carcinoma with hepatitis C. Surgery 139:385–394

8. Tanaka K, Shimada H, Matsumoto C et al (2008) Anatomic versus limited nonanatomic resection for solitary hepatocellular carcinoma. Surgery 143:607–615

9. Hasegawa K, Kokudo N, Imamura H et al (2005) Prognostic impact of anatomic resection for hepatocellular carcinoma. Ann Surg 242:252–259

10. Ueno S, Kubo F, Sakoda M et al (2008) Efficacy of anatomic resection vs non-anatomic resection for small nodular hepatocellular carcinoma based on gross classification. J HBP Surg 15:493–500

11. Makuuchi M, Yamazaki S, Hasegawa H et al (1980) Ultrasonically guided liver surgery. Jpn J Ultrason Med 7:45–49

12. Takayama T, Makuuchi M, Watanabe K et al (1991) A new method for mapping hepatic subsegment: counterstaining identification technique. Surgery 109:226–229

13. Torzilli G, Makuuchi M (2004) Ultrasound-guided finger compression in liver subsegmentectomy for hepatocellular carcinoma. Surg Endosc 18:136–139

14. Torzilli G, Procopio F, Cimino M et al (2010) Anatomical segmental and subsegmental resection of the liver for hepatocellular carcinoma: a new approach by means of ultrasound-guided vessel compression. Ann Surg 251:229–235

15. Torzilli G, Procopio F, Palmisano A et al (2009) New technique for defining the right anterior section intraoperatively using ultrasound-guided finger counter-compression. J Am Coll Surg 209:e8–e11

16. Torzilli G, Procopio F, Palmisano A et al (2011) Total or partial anatomical resection of segment 8 using the ultrasound-guided finger compression technique. HPB (Oxford) 13:586–591

17. Torzilli G, Cimino M, Del Fabbro D et al (2013) Anatomical resection of segment 8 by means of ultrasound-guided vessel compression. Ann Surg Oncol 20(2):474

18. Onishi H, Kawarada Y, Das BC et al (2000) Surgical anatomy of the medial segment (S4) of the liver with special reference to bile ducts and vessels. Hepatogastroenterology 47:143–150

19. Torzilli G, Makuuchi M (2001) Ultrasound-guided liver subsegmentectomy: the peculiarity of segment 4. J Am Coll Surg 193:706–708

20. Shimamura Y, Gunvén P, Takenaka Y et al (1986) Selective portal branch occlusion by balloon catheter during liver resection. Surgery 100:938–941

21. Ou JR, Chen W, Lau WY (2007) A new technique of hepatic segmentectomy by selective portal venous occlusion using a balloon catheter through a branch of the superior mesenteric vein. World J Surg 31:1240–1242

22. Mazziotti A, Maeda A, Ercolani G et al (2000) Isolated resection of segment 8 for liver tumors: a new approach for anatomical segmentectomy. Arch Surg 135:1224–1229

23. Lupo L, Gallerani A, Aquilino F et al (2003) Anatomical hepatic resection using radiofrequency thermoablation in the treatment of primary or secondary liver tumors. Tumori 89:105–108

24. Santambrogio R, Costa M, Barabino M et al (2008) Laparoscopic radiofrequency of hepatocellular carcinoma using ultrasound-guided selective intrahepatic vascular occlusion. Surg Endosc 22:2051–2055

25. Curro G, Bartolotta M, Barbera A et al (2009) Ultrasound-guided radiofrequency-assisted segmental liver resection: a new technique. Ann Surg 250:229–233

26. Makuuchi M, Hashikura Y, Kawasaki S et al (1993) Personal experience of right anterior segmentectomy (segments V and VIII) for hepatic malignancies. Surgery 114:52–58

27. Takasaki K, Kobayashi S, Tanaka S et al (1990) Highly anatomically systematized hepatic resection with Glissonean sheath code transection at the hepatic hilus. Int Surg 75:73–77

28. Torzilli G, Procopio F, Donadon M et al (2011) Anatomical right posterior sectionectomy: a further expansion of the ultrasound-guided compression technique. Updates Surg 63:91–95

29. Belghiti J, Guevara OA, Noun R et al (2001) Liver hanging maneuver: a safe approach to right hepatectomy without liver mobilization. J Am Coll Surg 193(1):109–111

30. Torzilli G, Takayama T, Hui AM et al (1999) A new technical aspect of ultrasound-guided liver surgery.

Am J Surg 178:341–343

31. Torzilli G, Montorsi M, Gambetti A et al (2005) Utility of the hooking technique for cases of major hepatectomy. Surg Endosc 19:1156–1157

32. Torzilli G, Donadon M, Palmisano A et al (2007) Back-flow bleeding control during resection of right-sided liver tumors by means of ultrasound-guided finger compression of the right hepatic vein at its caval confluence. Hepatogastroenterology 54:1364–1367

33. Chopra SS, Hunerbein M, Eulenstein S et al (2008) Development and validation of a three dimensional ultrasound based navigation system for tumor resection. Eur J Surg Oncol 34:456–461

34. Beller S, Hunerbein M, Eulenstein S et al (2007) Feasibility of navigated resection of liver tumors using multiplanar visualization of intraoperative 3-dimensional ultrasound data. Ann Surg 246:288–294

35. Hohlweg-Majert B, Schon R, Schmelzeisen R et al (2005) Navigational maxillofacial surgery using virtual models. World J Surg 29:1530–1538

36. Hamada H, Hayashi N, Asahi T et al (2005) Efficacy of a navigation system in neuro-endoscopic surgery. Minim Invasive Neurosurg 48:197–201

37. Beller S, Eulenstein S, Lange T et al (2009) Upgrade of an optical navigation system with a permanent electromagnetic position control: a first step towards ''navigated control'' for liver surgery. J Hepatobiliary Pancreat Surg 16:165–170

38. Dagon B, Baur C, Bettschart V (2008) A framework for intraoperative update of 3D deformable models in liver surgery. Conf Proc IEEE Eng Med Biol Soc 2008:3235–3238

39. Makuuchi M (1987) Abdominal intraoperative ultrasonography. Igaku-Shoin, Tokyo

40. Ogata S, Kianmanesh R, Belghiti J (2005) Doppler assessment after right hepatectomy confirms the need to fix the remnant left liver in the anatomical position. Br J Surg 92:592–595

第9章 术中胆道超声在胆道系统研究中的作用

Guido Torzilli,Fabio Procopio,and Angela Palmisano

9.1 简介

如前所述,即便在胆管非扩张的情况下,术中超声也可以准确地显示肝内胆管的解剖细节(详见第3章),以及其与门静脉分支不同的向心性分叉的变异类型(图9.1)。肝大部切除术中存在较大的胆道并发症风险,尤其是左半肝切除术有可能损伤汇入左肝管的右后叶胆管,因此术中超声在肝脏手术中具有重要作用[1](图9.2)。除了术中超声,术中超声造影同样具有重要作用。在肝实质增强的背景下,不增强的胆道系统显示得更为清晰(图9.3)。另外,胆道损伤的发生率在肝大部切除术中约为8%,其中在左肝大部切除术中更是高达22%[2]。此类并发症通常是致命的,据 Chung-Mau Lo 报道[2],39%合并胆道并发症的患者死于该并发症。降低此类风险有以下两种方法:一是施行术中胆管造影术(intra-operative cholangiography,IOC),二是在肝内按照由胆管细小分支向胆管主要分支汇合处或尾状叶胆管汇合处的顺序逐步分离胆管。值得注意的是,术中胆管造影术目前依然是研究胆管系统解剖以及指导胆道重建的金标准。更为重要的是,随着肝移植的出现,术中胆管造影术是评价术前胆道系统影像的标准参考[3]。从这个意义上讲,除了显示扩张的胆管,目前术中超声在外科手术的实践中并非处于核心地位[4]。然而,我们相信术中超声在下列适应证中可以起到重要作用:

1. 指导胆管肿瘤的切除;
2. 术后检查胆道系统的完整性;
3. 术后重建残余胆道的引流。

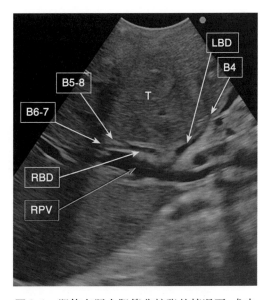

图9.1 即使在肝内胆管非扩张的情况下,术中超声也可以显示肝内胆道系统的解剖细节,同时也可以显示其向心性分叉的变异类型:在同一扫描层面显示右肝管(right bile duct,RBD),右前支胆管(B5-8),右后支胆管(B6-7),左肝管(left bile duct,LBD),以及引流肝 S4 段的胆管分支(B4),同时仅仅显示门静脉右支(right portal vein,RPV)

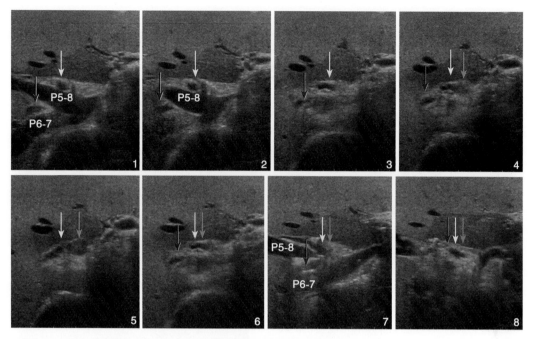

图 9.2 术中超声图像(由图 1 至图 8)显示右前支胆管(B5-8,黄色箭头所示)汇入左肝管(绿色箭头所示),随后两者与右后支胆管(B6-7,红色箭头所示)汇合;门静脉右前支(P5-8),门静脉右后支:(P6-7)

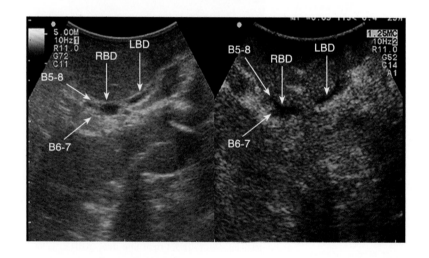

图 9.3 左图为肝内胆道系统的普通术中超声图像,右图为术中超声造影图像。右前支胆管(B5-8),右后支胆管(B6-7),右肝管(RBD),以及左肝管(LBD)

9.2   指导胆管肿瘤的切除

仅仅就指导手术切除而言,除了肿块型胆管癌,前文所述的术中超声的局限性是客观存在的并且与肿瘤的特性相关。术中超声在肿块型胆管癌中的作用与其在肠癌肝转移中所起的作用类似。事实上,肝门部胆管癌通常表现为等回声(详见第 4 章),因此,即便采用术中超声也不易被探及(图 9.4a)。然而,更为重要的是,肝门部胆管癌倾向于胆管内膨胀性生长,因而缺乏准确辨别肿瘤边界的手段(图

9.4b),这也导致最终会进行相当大比例的姑息性手术[5]。以上局限性和主要病变的低可视性共同制约术中超声发现肿瘤周围血管的能力(图 9.4c ~ e,图5a,b),可能会导致损伤相关血管并需要进行血管重建,尽管肝门部胆管癌施行肝切除联合门静脉及肝动脉切除与重建也能获得较好预后[5]。然而,由于术中超声可以了解肝内胆道系统的解剖情况,能为制定手术策略(详见第 7 章)和指导肝切除(详见第8 章)提供重要信息和依据,避免胆管损伤(图 9.6a ~ g)。另外,术中超声能够发现细微的胆管扩张,这

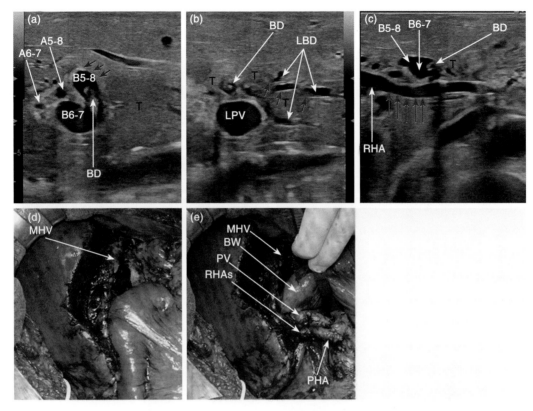

图 9.4　a：术中超声显示肿瘤（T）与周围肝实质相比呈略微的低回声，其边界不清且向胆管内浸润，肿瘤位于右前叶胆管（B5-8）与右后叶胆管（B6-7）的水平，胆管（BD）内可见胆汁引流；**b**：肿瘤延伸至左肝管，但没有可靠的标准判断胆管内浸润的程度（红色箭头）；**c**：经过肿瘤旁的肝右动脉，除了略微缩小的管径和异常的血管平直度（红色箭头），术中超声未能发现其他特征去判断肝右动脉是否被肿瘤所侵犯；**d**：冰冻病理证实胆管残端没有肿瘤残余后，实施右半肝及尾状叶切除术；**e**：切断肝右动脉，由于肝左动脉未能倾斜过来与肝右动脉残端（RHAs）吻合，肝右动脉残端被吻合至足够长的肝固有动脉（PHA）。肝动脉右前支（A5-8）；肝动脉右后支（A6-7）；空肠（bowel，BW）；门静脉左支（LPV）；肝中静脉（MHV）；门静脉（PV）

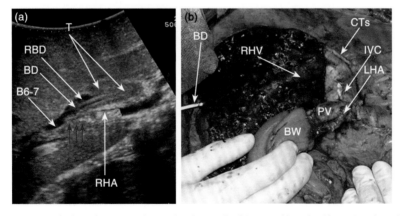

图 9.5　a：术中超声显示肿瘤（T）与周围肝实质相比呈等回声，其边界不清且向胆管内浸润，肿瘤位于右后支肝管（B6-7）与右肝管（RBD）汇合的水平；此外，肝右动脉（RHA）被中断（红色箭头）；**b**：实施左半肝切除术，将肝左动脉倾斜至右后叶残肝，进行血管重建。肝胆管（BD）；空肠（BW）；肝左静脉与肝中静脉汇合后的主干残端（CTs）；下腔静脉（IVC）；门静脉（PV）

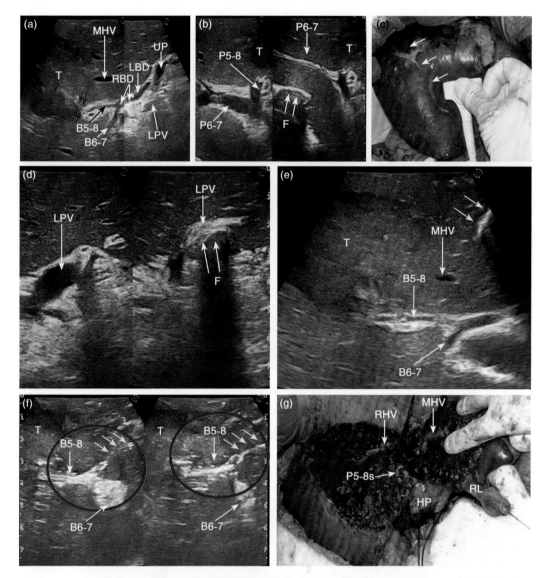

图 9.6   **a**:术中超声显示肿瘤(T)浸润右前蒂包括胆管(B5-8)(红色箭头);尽管如此,术中超声还能很好地显示胆道系统的解剖:右前叶胆管(B5-8)与右后叶胆管(B6-7)汇合于右肝管(RBD),后者与左肝管(LBD)汇合于胆总管;**b~d**:接着,如第 8 章所述,准备实施压迫右前叶切除术,通过压迫门静脉右后支(P6-7)(**b**),从而在肝表面标记出明显的右侧切除线(箭头)(**c**),通过压迫门静脉左支(LPV)(**d**),同样在肝表面标记出左侧切除线;**e**:手术切除首先向肝中静脉进行,然后向右前叶胆管(B5-8),注意要远离其与右后叶胆管(B6-7)的汇合处;**f**:当肝切除到达结扎右前蒂后,在切断之前,应用挂钩技术(详见第 8 章)去确认已完整保留右后叶胆管(B6-7)(红色圆圈标示包围与牵拉的位置,黄色箭头标示切除线);**g**:接着完成右前叶切除术。手指(F);肝蒂(HP);门静脉右前支(P5-8);门静脉右前支残端(P5-8s);肝右静脉(RHV);肝圆韧带(RL);门脉矢状部(UP)

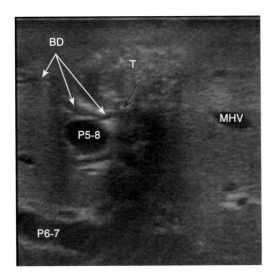

图9.7　胆管（BD）被肿瘤（T）所浸润（红色箭头），从而呈现出特有的波浪形路径；肝中静脉（MHV）；门静脉右前支（P5-8）；门静脉右后支（P6-7）

对于了解肿瘤与血管的关系以及评估肿瘤侵犯Glissonian鞘的风险非常重要，根据前述标准[6]（详见

第7章），决定是否需要手术切除以及确定切除范围。术中超声能准确判断肿瘤是否侵犯 Glissonian鞘（图9.7，图9.8，图9.9）。

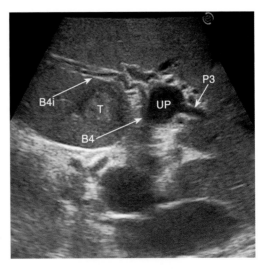

图9.8　尽管靠近肿瘤，且呈现出波浪形路径，术中超声可以辨别出引流 S4 下段的胆管（B4i）以及引流整个 S4 段的胆管（B4）没有被肿瘤所侵犯；供应 S3 段的门静脉（P3）；门脉矢状部（UP）

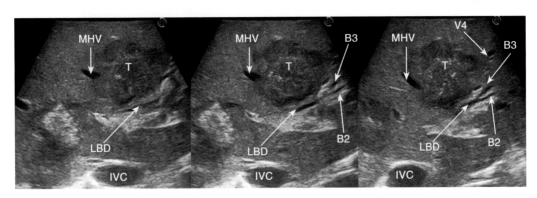

图9.9　术中超声清晰显示左肝管（LBD）、S3 段胆管（B3）以及 S2 段胆管（B2）没有被肿瘤（T）侵犯；下腔静脉（IVC）；肝中静脉（MHV）；S4 段肝静脉（V4）

9.3　肝内胆道系统的完整性

　　在术后发生可疑胆道损伤的情况下，确认胆道系统的完整性非常重要，这有利于避免术后并发症以及接下来的一系列有创治疗，甚至二次手术。通过使用一种简单的自制的显影剂可以达到这个目的，它能被术中超声所识别，从而成为真正的术中胆道超声（IOCUS）。上述显影剂由空气与生理盐水混合而成。两者的混合比例可以从纯空气（图9.10）

至相同比例的空气与生理盐水（图 9.11a～c）。空气所占的比例越高，注射对比剂的压力越大，肝实质效应也更加明显（图 9.12），而解剖细节将变得更模糊，反之亦然（图 9.13）。事实上，空气所占的比例越低，影响评估解剖结构的伪像也越少（图 9.14a～c）。如前所述，还有另一个重要的方面值得考虑，就是注射的压力。即使是纯空气，当缓慢注射时，空气缓慢进入胆管并能与胆汁混合，也可以显示整个胆道系统的解剖细节（图 9.15），或者是检查引流特定

部分肝脏的胆道完整性(图 9.16a ~ c,图 9.17a ~ d,　　图 9.18a ~ e)。

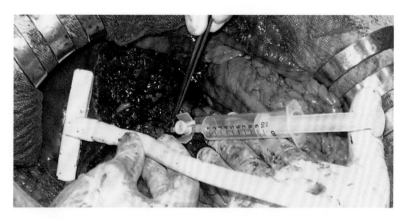

图 9.10　在术中超声的监示下,直接注射空气进入残肝胆管

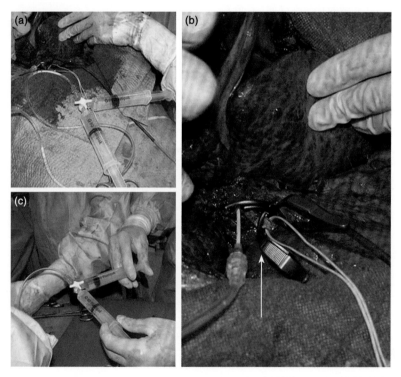

图 9.11　准备两个分别充满空气和生理盐水的注射器,通过三通管连接起来
(**a**),使用哈巴狗钳阻断胆总管(箭头所示),将导管插入胆囊管(**b**),混合空
气与生理盐水并注入胆囊管(**c**)

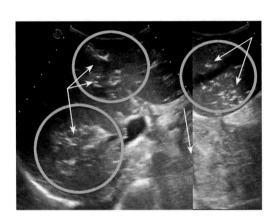

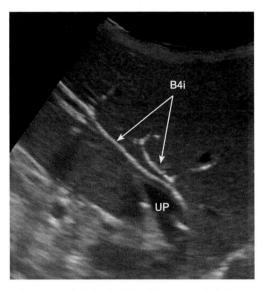

图 9.12 当向胆道系统迅速地注入足够的纯空气,可以得到肝实质增强的图像(箭头及绿色圆圈所示)

图 9.13 当向胆道系统缓慢地注入空气与生理盐水的混合物,可以得到更多解剖细节的图像。在本例中显示了 S4 下段胆管(B4i);门脉矢状部(UP)

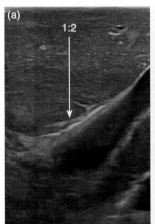

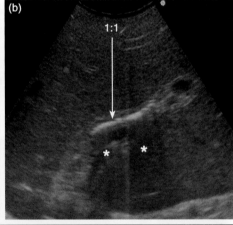

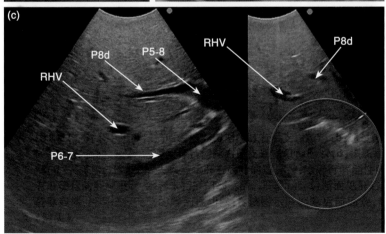

图 9.14 缓慢地注入空气与生理盐水的混合物,解剖细节的清晰度取决于两者间的比例,当空气与生理盐水的比例为 1∶2 时,可以获得较多的解剖细节(**a**);当比例为 1∶1 时,会存在部分伪像(**b**);当注射纯空气时,伪像(红色圆圈)将会更明显(**c**);供应 S8 段背侧的门脉分支(P8d);门静脉右前支(P5-8);门静脉右后支(P6-7);肝右静脉(RHV)

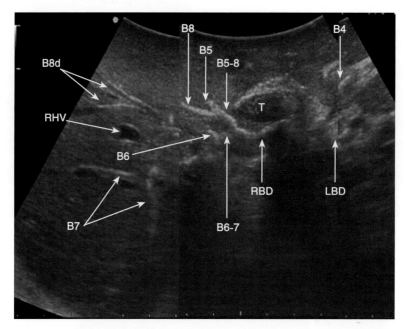

图 9.15　当缓慢地、轻柔地注入纯空气时，空气能与胆汁混合，可以获得解剖细节和大部分肝内胆道系统的全景图像。S4 段胆管（B4）；S5 段胆管（B5）；S6 段胆管（B6）；S7 段胆管（B7）；S8 段胆管（B8）；S8 背侧段胆管（B8d）；肝右前叶胆管（B5-8）；肝右后叶胆管（B6-7）；左肝管（LBD）；右肝管（RBD）；肝右静脉（RHV）

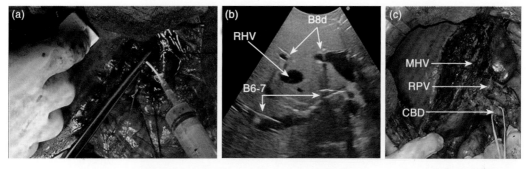

图 9.16　左肝切除术后，胆管交汇处受到压迫，将空气注入残余胆管（**a**），术中胆道超声可见右后叶胆管（B6-7），S8 背侧段胆管（B8d），证实保留了右肝胆管的良好引流（**c**）；胆总管（CBD）；肝中静脉（MHV）；门静脉右支（RPV）

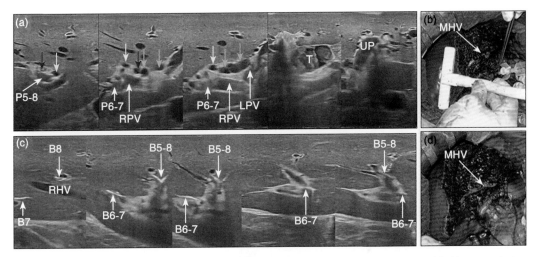

图 9.17　**a**：本例患者因胆管细胞癌（T）行手术治疗，由左到右，术中超声显示右后叶胆管（B6-7，红色箭头所示）汇入左肝管（绿色箭头），然后与右前叶胆管（B5-8，黄色箭头所示）一起汇入胆总管；**b**：当完成左肝切除术后，可以通过向残余胆管缓慢注入空气确认左肝管的正确离断；**c**：右后支胆管（B6-7）与右前支胆管（B5-8）很好地连通至 S7 段胆管（B7）和 S8 段胆管（B8）；**d**：断定左肝切除术是安全的；门脉左支（LPV）；肝中静脉（MHV）；门脉右前支（P5-8）；门脉右后支（P6-7）；肝右静脉（RHV）；门脉右支（RPV）；门脉矢状部（UP）

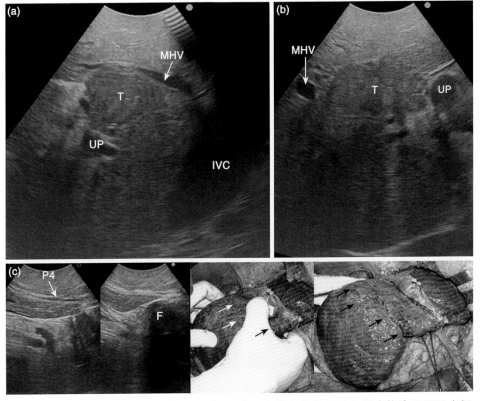

图 9.18　**a**：本例患者中，术中超声显示肝癌（T）位于门脉矢状部（UP）与肝中静脉（MHV）之间；**b**：横断面扫描进一步详述肿瘤、肝中静脉以及门脉矢状部间的位置关系；**c**：手指（F）按压 S4 段肝蒂，从而在肝表面显示出 S4 段的边界

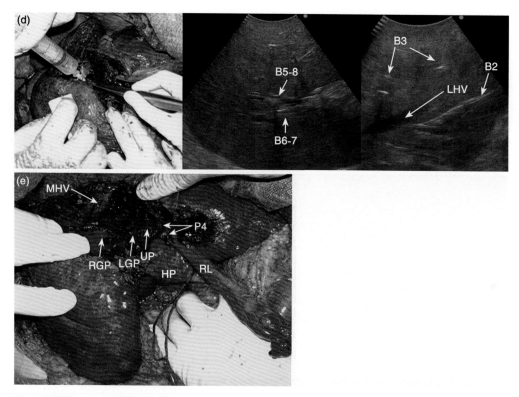

图 9.18(续)　d:在移除标本前,在左侧 Glisson 蒂上端的一支胆管内注入空气,从而显示右后叶胆管(B6-7),右前叶胆管(B5-8),肝 S3 段胆管(B3)以及肝 S2 段胆管(B2),确认残余胆道系统的完整性;e:接着完成彻底的解剖性肝 S4 段切除术;肝蒂(HP);右 glisson 蒂(right glissonian pedicle,RGP);肝圆韧带(RL)

9.4　残余胆管的良好引流

当胆管被切断后,必须合适地恢复胆道引流,术中超声指导胆道重建对于患者的预后是非常重要的。这对于需要保证残余的各段肝脏都具有良好功能的肝门部胆管癌患者是尤为重要的:不仅能预防因引流不当导致的并发症,同时还能尽可能多地保留有功能的肝实质,防止发生肝衰竭。从这个意义上说,术中胆道超声的应用不仅能显示引流残留肝段的胆管(图 9.19a ~ f),还能显示肝实质期的图像,从而辨别是否存在引流不畅的风险(图 9.20,图 9.21)。

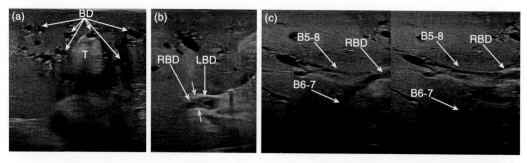

图 9.19　a ~ c:本例患者中,术中超声显示胆管细胞癌引起肝左叶胆管(BD)扩张(a),伴随左肝管(LBD)管壁增厚(b);c:右图中,除了右肝管的管壁增厚以外,右前叶(B5-8)和右后叶(B6-7)的胆管没有其他扩张的征象

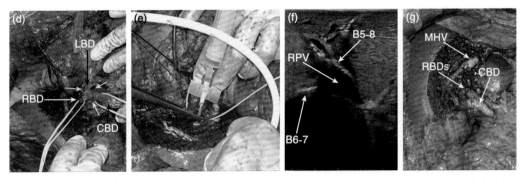

图 9.19（续）　**d**：左肝切除接近完成,剩下左、右肝管汇合处没有离断（黄色箭头）;**e**：行术中胆道超声检查,将空气轻柔地注入残肝胆道;**f**：术中胆道超声中,B5-8 和 B6-7 清晰地显示出来;**g**：术中冰冻病理示两残端均无肿瘤残留,最终行胆管端吻合,胆管吻合口需足够宽,且剩余胆总管的长度足够;残余右胆管（RBDs）;门静脉右支（RPV）

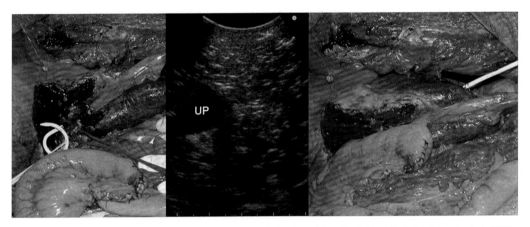

图 9.20　肝门部胆管癌行扩大右半肝及尾状叶切除术后（左图）,在进行肝管空肠吻合前,术中胆道超声通过肝实质相确认胆汁的良好引流（中图）,然后进行吻合（右图）;门脉矢状部（UP）

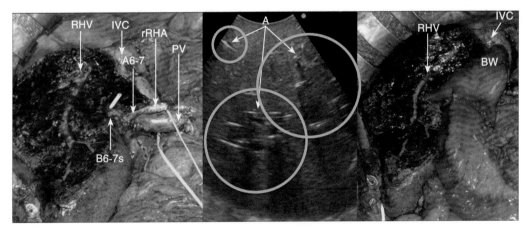

图 9.21　肝门部胆管癌行左半肝及尾状叶切除术后（左图所示）,在进行肝管空肠吻合前,术中胆道超声通过肝实质相确认胆汁的良好引流（绿色圆圈）,然后进行吻合（右图所示）;空气（a）;右后叶肝动脉（A6-7）;右后叶残余胆管（B6-7s）;空肠（BW）;下腔静脉（IVC）;门静脉（PV）;重建（利用牛的心包膜）的肝右动脉（rRHA）

9.5   总结与结论

由于超声技术在疾病分期与术中指导中已被广泛应用，且术中胆道超声所使用的显影剂是纯空气或空气与生理盐水的混合物，因此术中胆道超声不需要额外的花费。术中超声与术中胆道造影相比更加经济的观点已经在腹腔镜胆囊切除术中得到论述[7]。与具有放射性的术中胆道造影相比，术中胆道超声不仅显示了胆道系统，同时还显示了其中的病变情况。从这个意义上讲，术中胆道超声在此类患者的手术中起到指导作用。最近，有其他方法被推荐作为术中胆道造影的替代方法，例如用于术中探测胆道解剖情况的 ICG 荧光显像。ICG 荧光显像法经过了实验阶段和临床实践的验证，展现出良好的前景[8,9]。然而，目前报道的 ICG 荧光显像经验仅局限于确认胆道解剖，而不能提供关于胆道与周围结构关系的附加信息。更进一步地，ICG 荧光显像虽然无需 X 线和胆囊管穿刺置管，但是它需要红外线照相机。术中胆道超声的主要缺点在于它需要一位经验丰富的 B 超医生，这也限制了它的应用价值。然而，超声已经在腹腔镜胆囊切除术中帮助外科医生降低手术主要并发症[10]，尽管超声的学习曲线较术中胆道造影更长[12]，然而在多个报道中，超声被认为是此类手术的金标准，而非术中胆道造影[11]。肝脏手术中，术中胆道超声的应用以及相关的经验报道是其可靠性的证据，并且将促进术中胆道超声的更广泛应用。

（廖亚帝　邹如海　译）

参考文献

1. Mizumoto R, Suzuki H (1988) Surgical anatomy of the hepatic hilum with special reference to the caudate lobe. World J Surg 12:2–10
2. Lo CM, Fan ST, Liu CL et al (1998) Biliary complications after hepatic resection: risk factors, management, and outcome. Arch Surg 133:156–161
3. Lee VS, Krinsky GA, Nazzaro CA et al (2004) Defining intrahepatic biliary anatomy in living liver transplant donor candidates at mangafodipir trisodium-enhanced MR cholangiography versus conventional T2-weighted MR cholangiography. Radiology 233:659–666
4. Torzilli G, Makuuchi M, Komatsu Y et al (1999) US guided biliary drainage during hepatico-jejunostomy for diffuse bile duct carcinoma. Hepatogastroenterology 46:863–866
5. Nagino M, Nimura Y, Nishio H et al (2010) Hepatectomy with simultaneous resection of the portal vein and hepatic artery for advanced perihilar cholangiocarcinoma: an audit of 50 consecutive cases. Ann Surg 252:115–123
6. Torzilli G, Del Fabbro D, Palmisano A et al (2005) "Radical but conservative" is the main goal for ultrasonography-guided liver resection: prospective validation of this approach. J Am Coll Surg 201:517–528
7. Torzilli G, Procopio F, Botea F et al (2009) One-stage ultrasonographically guided hepatectomy for multiple bilobar colorectal metastases: a feasible and effective alternative to the 2-stage approach. Surgery 146:60–71
8. Tagaya N, Shimoda M, Kato M et al (2010) Intraoperative exploration of biliary anatomy using fluorescence imaging of indocyanine green in experimental and clinical cholecystectomies. J Hepatobiliary Pancreat Surg 17:595–600
9. Mitsuhashi N, Kimura F, Shimizu H et al (2008) Usefulness of intraoperative fluorescence imaging to evaluate local anatomy in hepatobiliary surgery. J Hepatobiliary Pancreat Surg 15:508–514
10. Machi J, Oishi AJ, Tajiri T et al (2007) Routine laparoscopic ultrasound can significantly reduce the need for selective intraoperative cholangiography during cholecystectomy. Surg Endosc 21:270–274
11. Machi J, Johnson OJ, Deziel DJ et al (2009) The routine use of laparoscopic ultrasound decreases bile duct injury: a multicenter study. Surg Endosc 23:384–388
12. Perry KA, Myers JA, Deziel DJ (2008) Laparoscopic ultrasound as the primary method for bile duct imaging during cholecystectomy. Surg Endosc 22:208–213

第四部分

肝移植

第10章 尸肝肝移植

Matteo Cescon, Fabio Piscaglia, Alessandro Cucchetti, and Antonio Daniele Pinna

超声多普勒可为肝移植手术中肝脏的脉管系统进行精确评估。可以在围术期或术中进行,通过彩色或频谱多普勒进行分析。彩色多普勒可判断血流的有无和方向,也能检测到狭窄远端的湍流。多谱勒频谱分析可描述血流的方向、速度和时相。

10.1 肝动脉并发症

移植术中有几处可行的肝动脉接合处。对于原位肝移植,最常用的吻合位置为供体腹腔干或肝总动脉与受体肝动脉的肝左右动脉分支处或胃十二指肠动脉起源处相吻合。当不能使用受体肝动脉时,可使用供体动脉插入移植受体主动脉,与受体脾动脉或肝动脉分支相吻合。如存在供体副动脉,则需要行第二个吻合。在劈离式肝移植术中,供体肝左右动脉、肝固有动脉、肝总动脉与受体肝左右动脉、肝固有动脉、肝总动脉间吻合方式多样,可使用也可不使用架桥血管移植。关于吻合类型的知识非常重要,因为这部位的狭窄非常常见。动脉并发症包括血栓形成、狭窄和假性动脉瘤。肝动脉血栓或狭窄常常会引起胆道缺血,导致非吻合段胆管缩窄或胆漏[1,2]。在超声多普勒中,正常肝动脉对持续舒张血流为低阻力频谱,并且阻力指数(resistance index,RI,为收缩期峰值流速减去舒张末期流速再与收缩期峰值流速之间的比值)在 0.60~0.80 之间。收缩期峰值有一快速、几乎竖直上升的阶段,并有一个早期峰值及最高峰值(图 10.1)。若测量收缩期加速时间,应使用早期峰值;若测量阻力指数,应使用最高峰值(图 10.2 和图 10.3)。肝动脉阻力指数小于 0.50 表示肝动脉血栓或狭窄,敏感性为 60%,特异性为 77%[3,4]。收缩期加速时间延长(>0.08s)表示肝动脉狭窄可能,敏感性及特异性分别为 53% 和 86%[3,4]。较低的阻力指数和(或)较长的加速时间会呈现小慢波改变(图 10.4~图 10.8)。在狭窄部

位,可检测到收缩期流速增加(>200cm/s),这是肝动脉狭窄最特异的表现,如果存在流速增加,96% 患者存在狭窄[3,4]。

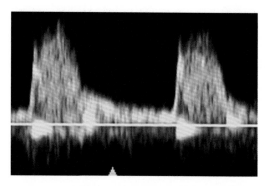

图 10.1 动脉多普勒超声波形显示早期峰值与最高收缩期峰值(早期峰值和最高收缩期峰值可能一致也可能不一致,如此图所示)

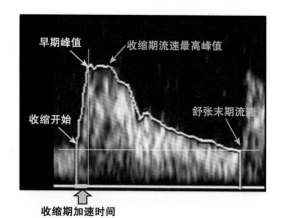

图 10.2 超声动脉波形显示早期峰值及最高峰值。为测量收缩期加速时间,应使用早期峰值;为测量阻力指数(RI,为收缩期峰值流速-舒张末期流速的值再与收缩期峰值流速的比值),应使用最高峰值

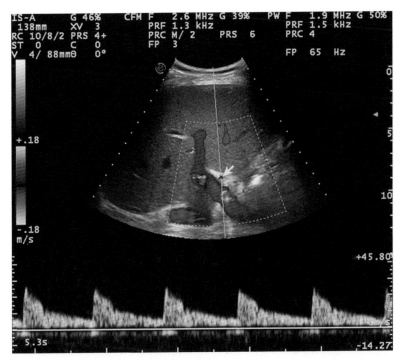

图 10.3 肝右动脉的正常多普勒超声波形检查位置在其进入肝右叶入口,在门静脉右支前方。收缩期加速时间明显是正常的(与收缩期速度快速上升相对应),而阻力指数并没有下降,即就峰值速度而言,舒张末期速度相对较低(该图没有测量的数据)

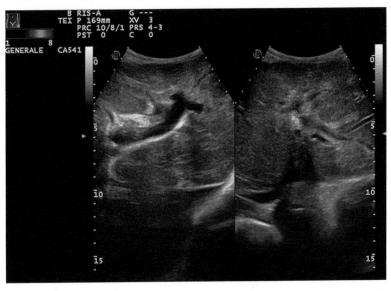

图 10.4 通过肋缘下扫描可见一胆管炎患者有轻微胆道扩张及不均一肝脏回声,尤其是肝左叶。该患者主诉为发热和萎靡

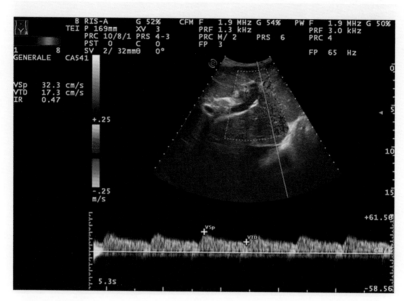

图 10.5   与图 10.4 为相同的病例,通过彩色及脉冲多普勒均可检测到肝右动脉,但表现为"小慢波"血流,对应较低的阻力指数(低于 0.50,该病例 RI = 0.47)和延长的收缩期加速时间(超过 100ms,该病例为 128ms,数据未显示)

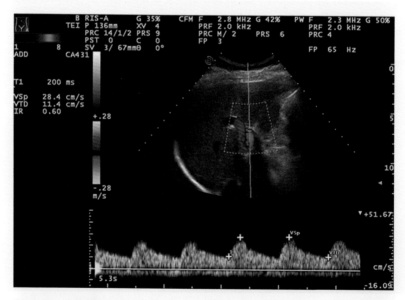

图 10.6   肝移植 12 年后检测到肝动脉阻力指数正常(0.60),收缩期加速时间延长(T1 = 200ms)

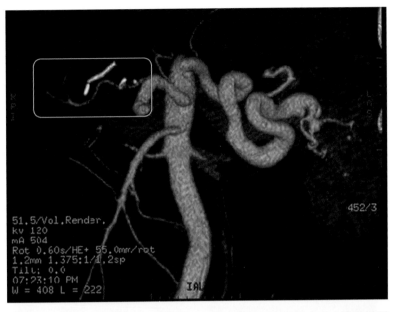

图 10.7　与图 10.6 为相同的病例,CT 血管成像(CTA)显示由于动脉粥样硬化引起肝固有动脉细长狭窄(黄色框)

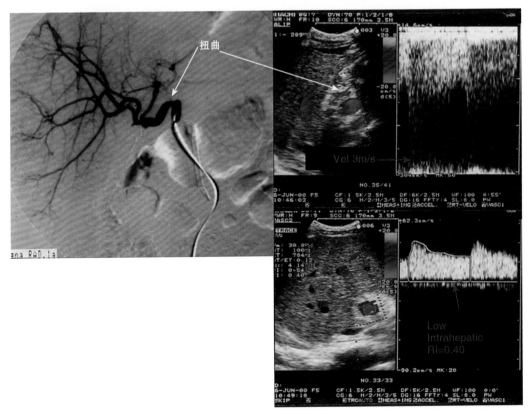

图 10.8　一病例血管造影显示肝动脉扭曲(左侧),多普勒超声显示血流动力学狭窄(右侧),下游"小慢波"(RI=0.40)及扭曲处明显湍流和加速血流(峰值流速接近 3m/s)

10.1.1 血栓症

技术成熟的超声多普勒检测发现动脉血流信号缺失,这几乎可以确定存在血栓。在重度肝水肿、全身性低血压和不理想的超声检测中会出现假阳性。继发性痉挛或心排量减少导致的血流减少可导致在超声多普勒中无法见到血流信号。舒张期血流的丢失或逆向血流被认为是即将发生血栓的预兆[5,6],尤其是血栓发生在肝动脉主干时。

微泡造影剂增强超声或许可改善对肝动脉血流的检测[7]。在没有检测到肝动脉血流的患者中,通常需要进行动脉造影、增强 CT 或磁共振血管造影诊断血栓。肝动脉血栓的治疗包括急诊血栓切除及重新移植。

10.1.2 狭窄

2% ~ 11% 的肝移植患者会发生肝动脉狭窄[8,9]。最常见的狭窄位置为吻合口,由于常常受到肠道的干扰,超声难以观察到狭窄。在移植术后的超早期阶段(<72 小时),通常能观察到肝动脉阻力指数升高(>0.8),而在数天后可恢复正常[10]。阻力指数的升高与肝纤维化及长时间缺血相关[10]。肝动脉狭窄可通过经皮血管成形术或外科手术干预进行治疗。

10.1.3 假性动脉瘤

肝动脉瘤是不常见的并发症,可以分为肝外和肝内两种。肝外假性动脉瘤好发于动脉吻合口或血管成形术后,然而肝内假性动脉瘤可能源于经皮活检、胆道操作或感染[12,13]。

在超声中,假性动脉瘤是与肝动脉相交通的囊性结构,通过流入及流出假性动脉瘤时混乱的朝向和背向的动脉血流颜色和频谱类型进行诊断(图 10.9)。

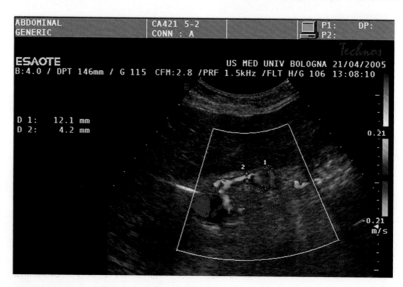

图 10.9   肝动脉瘤,靠近吻合口位置(肝动脉直径=4mm,扩张管道的最大径=12mm)

超声的检测需要通过脉冲式超声多普勒在吻合口附近收集血流信号来排除假性动脉瘤。对比增强 CT 以中心增强、周边紧随动脉血池减弱的方式显示局灶性病变。这两种类型动脉瘤治疗包括动脉瘤的栓塞术、支架放置、切除肝外假性动脉瘤等[13,14]。肝内假性动脉瘤破裂可引起门脉或胆管瘘。

10.1.4 肝动脉-门静脉瘘

肝内动脉-门静脉瘘常常继发于其他侵入式检查的肝脏活检。超声中,流入肝内动脉的阻力指数比对侧正常血管的值要低。另外,超声可见特定门静脉分支的逆流(少见表现),动脉化的门静脉波形以及动动门脉瘘位置处的混淆和湍流[12,15~17]。

10.2   门静脉并发症

对于原位全肝移植,门静脉通常以受体与供体门静脉主干端端吻合的方式进行(图 10.10)。在劈离式肝移植术中,常常是使用供体和受体门静脉右支或左支进行吻合。对于术前合并门静脉血栓和(或)门静脉发育不良的病例,行门静脉血栓切除(图 10.11)及在受体门静脉不同位置吻合是备选的解决方案。对于后者,可以在扩大的门脉支端接合、通过供体血管移植在肠系膜上静脉接合、左肾静脉接合或在受体下腔静脉处接合(腔门静脉半转位移植)。门静脉并发症较肝动脉并发症少见,在肝移植

中的发生率为 $1\% \sim 13\%$,包括血栓和狭窄[18]。技术失误、血栓切除不足、供体与受体见门脉直径的差异、高凝状态、由于自发性门体分流所致的流量不足均为并发症发生的主要原因[18]。术中,较低的门脉血流可通过结扎门静脉的属支或左肾静脉来增加,其原理是减少了门体分流。而术后,需行血管成形术、溶栓、血栓切除、重新吻合甚至要重新移植。

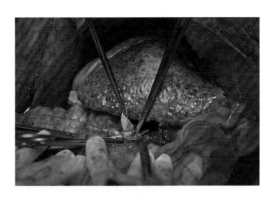

图 10.11　在进行肝移植过程中,对不全堵塞的门静脉进行血栓切除

　　在劈离式肝移植术中,小体积移植物的应用(尤其是左肝移植物)常常与肝脏充血以及功能不全相关。这是由于肝脏体积减少导致门脉血流增加,进而引起内皮细胞破裂,胆汁淤积而引起肝实质损伤。可通过脾切除、脾动脉结扎、半门腔分流来减少门静脉血流(图 10.12,图 10.13,图 10.14)。

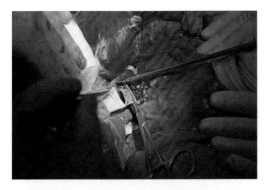

图 10.10　原位全肝移植中门静脉端端吻合

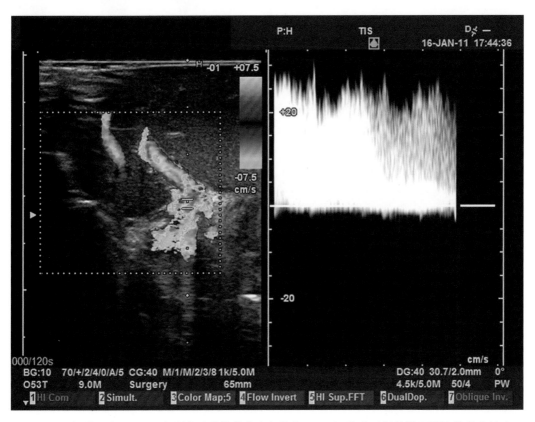

图 10.12　门脉血流 $25\mathrm{cm/s}$,与肝左叶移植物充血相关($S2 \sim S3$),发生于门静脉再灌注的几分钟内,由小体积的肝供体的门脉高血流引起

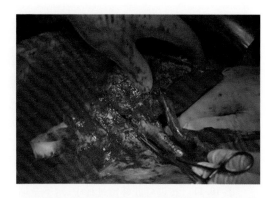

图 10.13　与图 10.12 为相同病例,该外科视野可见受体门静脉右支与下腔静脉之间的半门腔分流。移植物持续充血和门静脉血流过多引起分流产生,即使脾动脉结扎也不能解决该异常循环

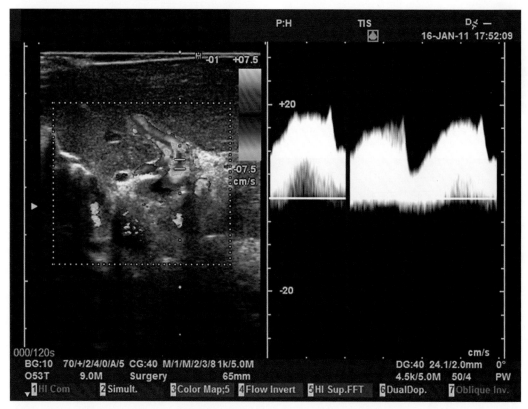

图 10.14　与图 10.12、图 10.13 为相同病例,但为半门腔分流后改变。门脉血流下降至正常,与心脏周期相关的腔静脉血流改变同时呈周期变化

10.2.1　血栓症

超声彩色多普勒可探及门静脉完全血流缺失,或门静脉内团块填塞或部分堵塞,而增强 CT 和 MR 的表现类似。在急性期,血管肿胀,接着门静脉变得狭窄和瘢痕化,而血管回声变强。血肿或积液可引起门静脉压迫,与血栓的表现类似,超声同样不能见到门静脉血流。

10.2.2　狭窄

门静脉狭窄通常发生在吻合口[19](图 10.15,图 10.16,图 10.17)。超声显示吻合口峰值速度高于 125cm/s 或吻合与吻合前方速度比为 3:1[20](图 10.16,图 10.17)。超声、CT 及 MR 显示门静脉的局部狭窄,可能是供体与受体门静脉的直径差异引起,也可能是真正的狭窄[19]。

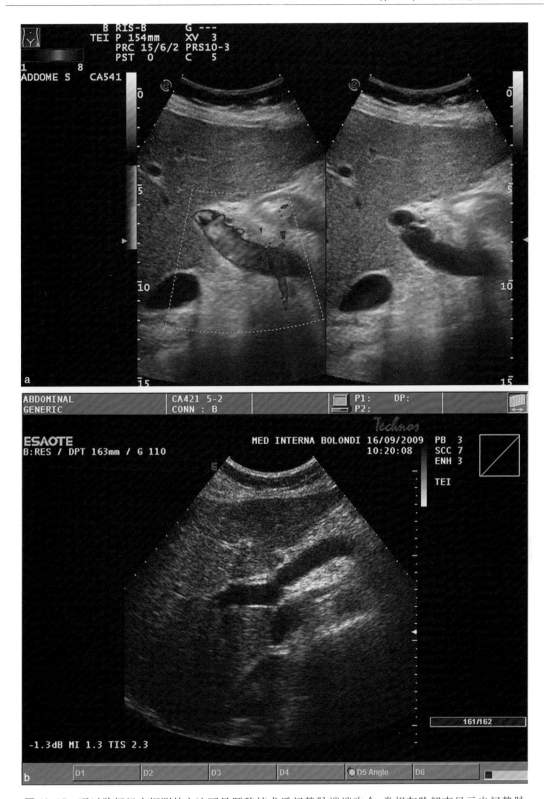

图 10.15　通过肋间经皮探测的方法可见肝移植术后门静脉端端吻合,常规灰阶超声显示出门静脉主干白色压痕(**a**,右图),未能如彩色多普勒(**a**,左图)一样显示出血流速度的改变。另外一病例,经右上腹肋缘下探测的方法可见门静脉吻合口(**b**)

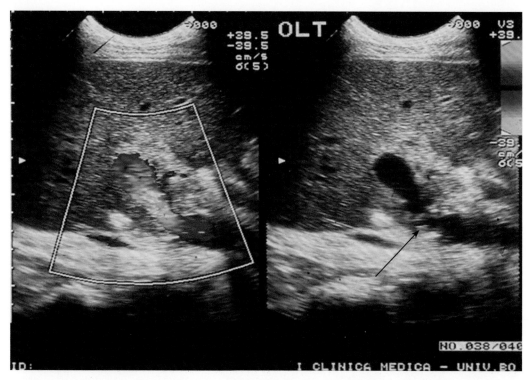

图 10.16 在门静脉吻合口的狭窄处(右侧图框黑色箭头)及紧接狭窄的远端,湍流引起的血流扰动表现为混叠现象即彩色多普勒中蓝、黄、红三种颜色混合(左侧图框)。在这种情况下,一个脉冲多普勒流跟踪采样可用于确定是否发生局部加速(超过近端速度的 3~4 倍),这提示血流动力学狭窄。

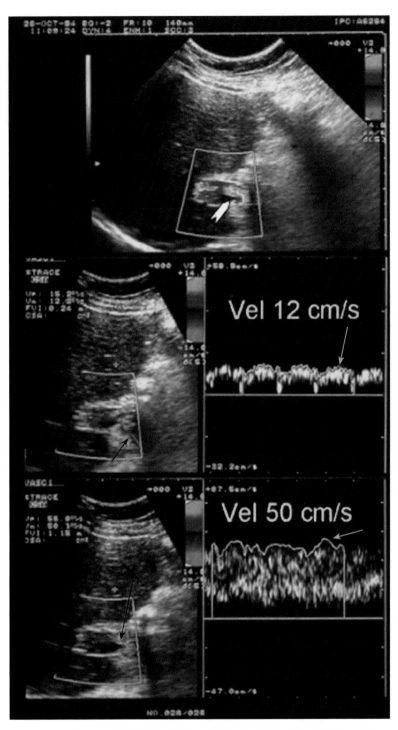

图 10.17　在血流动力学狭窄情况下的门静脉血流。白色箭头指示超声多普勒的混叠现象(见 10.16 图解)。多普勒血流跟踪门静脉主干狭窄(黑色箭头)前方血流,显示低速血流,然而,在狭窄处局灶混叠合并血流加速(超过 4 倍)

10.3 下腔静脉和肝静脉并发症

在全肝移植中对下腔静脉的吻合有不同的方式。常规技术为肝后下腔静脉部分随肝脏一并被切除,供体和受体分别于肝上和肝下行端端吻合(图10.18),否则需保留受体下腔静脉。在这种情况下,背驮式肝移植技术为供体下腔静脉与受体主要肝静脉残支相接合(肝中和肝左静脉,有或无肝右静脉)(图10.19,图10.20)。另一技术为供体与受体下腔静脉端侧或侧侧吻合。在劈离式肝移植中(图10.21,图10.22),供体的肝静脉通常与受体的下腔静脉或肝静脉残支吻合。掌握吻合类型的知识是必要的,因为狭窄或血栓常常发生在吻合口处。并发症包括下腔静脉和肝静脉狭窄及血栓,在肝移植中发生率为1%~2%[21]。

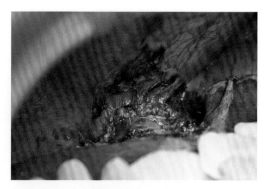

图 10.19 背驮式肝移植术术中腔静脉图

10.3.1 肝静脉狭窄或血栓

正常肝静脉多普勒波形为典型的三相波形,但肝移植后,即使没有任何血流阻断的表现,通常也会表现为二相波形[22]。在肝静脉狭窄的患者中,多普勒显示肝静脉及门静脉的血流速度均减缓。另外,在流出道梗阻时,肝静脉波形发生改变,当明显出现狭窄时会出现单相波形[20](图10.23,图10.24)。多普勒检查还可以发现肝静脉的逆流,在狭窄端出现夹带混叠回声的加速血流及直接可见狭窄。CT检查常常可看到直接可视的狭窄,有时可见肝实质灌注异常。肝静脉血栓表现为腔内充盈缺损及缺乏血流。没有症状时可能不需要治疗。反之,则需要考虑气囊血管成形术,再次手术对供体和受体下腔静脉进行吻合,甚至需重新吻合。在劈离式肝移植中,静脉流出量不足、移植位置不当、术后再生可能会导致肝静脉血流图中缺乏时相图形(图10.25,图10.26)。

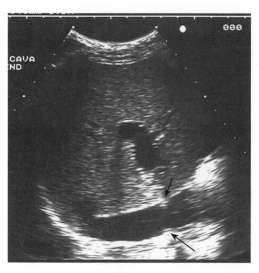

图 10.18 下腔静脉端端吻合(纵截面图)

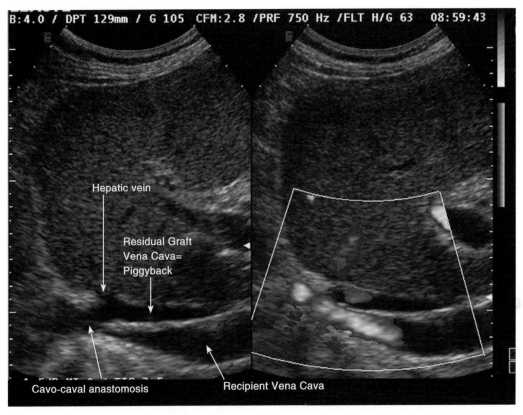

图 10. 20　背驮式吻合术为供体肝上下腔静脉与受体主要肝静脉断端间的吻合(侧面观);肝静脉(HV)

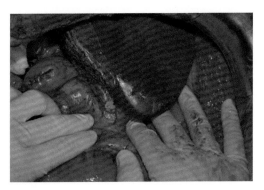

图 10. 21　术中见一劈离式肝移植的左肝移植物(包括肝Ⅱ、Ⅲ段及肝左静脉)

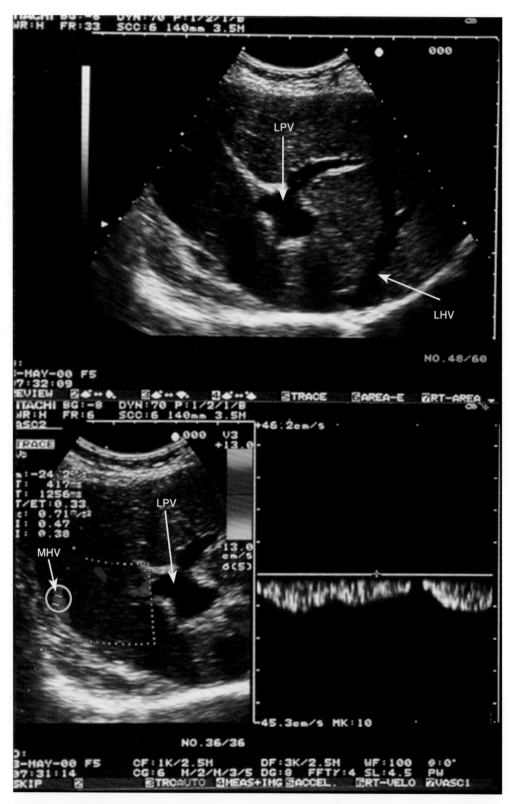

图 10. 22　劈离式肝移植(肝左叶移植)。常规三相追踪移植物边缘的肝中静脉;门静脉左支(LPV);肝左静脉(LHV);肝中静脉(MHV)

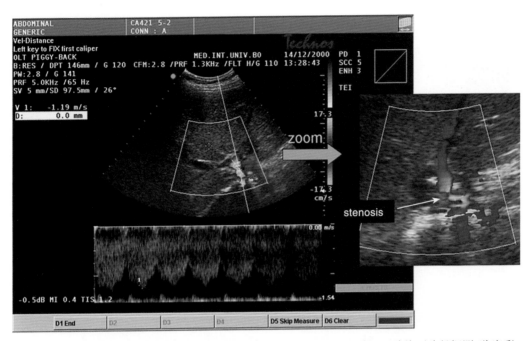

图 10. 23　背驮式移植腔静脉吻合并发狭窄（最常见于肝右静脉流出道）（经肋缘下路径探测,狭窄彩色多普勒中混叠改变）

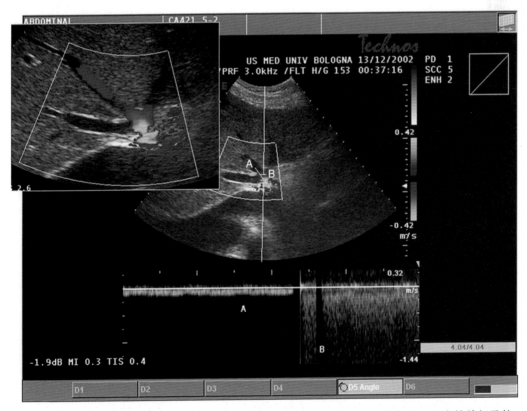

图 10. 24　背驮式移植腔静脉吻合并发狭窄（横断面）。**a:**肝中静脉（吻合前位置）,血流是单相及较慢。**b:**在狭窄位置,血流出现湍流并显著加速

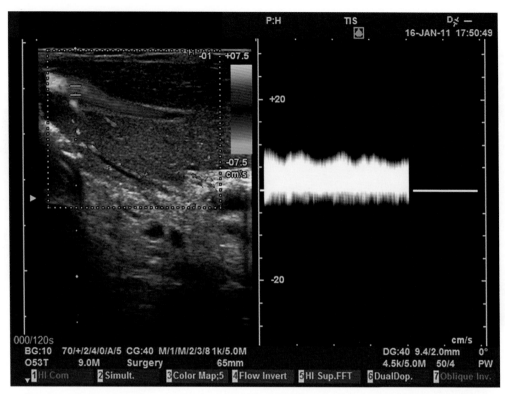

图 10. 25　供体肝左静脉与受体肝左、肝中静脉残支吻合后，平流追踪左肝移植物（肝Ⅱ、Ⅲ段）

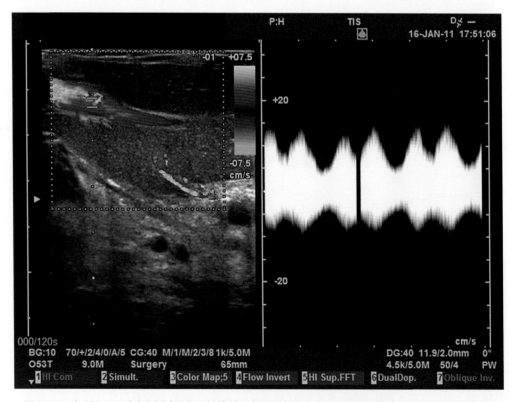

图 10. 26　与图 10.25 为相同病例，往左侧旋转可获得更好的位置，探及肝左静脉几乎正常的血流时相

10.3.2　下腔静脉狭窄或血栓

下腔静脉狭窄的原因为吻合口的缩窄[14]或继发于移植物肿胀、渗液或血肿的压迫[19]。超声显示血流速度为狭窄前段的 3～4 倍（图 10.27）及彩色多普勒的混叠现象。间接征象包括当肝上下腔静脉狭窄时，肝静脉的扩张及肝静脉波形时相的丢失。Chong 等[20]应用了搏动指数，其定义为峰值静脉流速减去最低静脉流速再与峰值静脉流速之比。正常静脉搏动指数为 0.75，而狭窄的搏动指数普遍偏低，平均为 0.39[20]。CT 及 MR 的静脉成像技术可显示下腔静脉的局部狭窄，或许也会显示类似布加综合征或门脉高压的图像。下腔静脉的治疗方式通常包括血管成形术及支架置入术[18]。

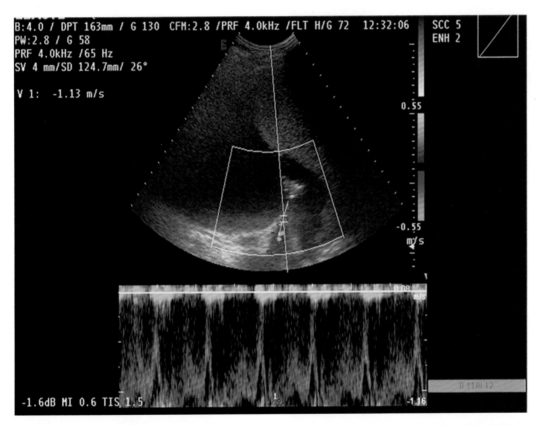

图 10.27　在一右侧胸膜增厚及腹水患者中，彩色多普勒显示肝上静脉狭窄（端端吻合），合并有限时相的血流振荡和较高血流速度（超过 1m/s）。由于未见局部狭窄，腔静脉狭窄可能是由于移植物旋转和腔静脉扭转引起的（与外科技术情况一致）

下腔静脉血栓与门静脉血栓的表现类似，表现为彩色多普勒或增强 CT、MR 中占位闭塞（血栓完全堵塞）或缩窄（部分血栓形成）。

10.3.3　多米诺肝移植

多米诺肝移植（Domino transplantation，DT）是指将从受体中取出的有肝代谢性疾病的肝脏移植给另外一个受体。这是公认的解决器官短缺的手段。由于保留了供体的下腔静脉使多米诺移植肝的主要肝静脉的残端长度变短，因而在多米诺受体肝中腔静脉吻合非常困难，技术并不成熟。我们设计了一种流出道重建方式，目前在我们中心广泛应用[23]。

多米诺肝移植的供体肝切除后保留了下腔静脉，缝合或夹闭肝尾状叶的肝短静脉。为了使肝静脉足够长地进行背驮式重建，如没有尝试从母肝中获取较长的肝静脉残端，淀粉样变性肝脏的主要肝静脉孔无足够组织与多米诺移植受体腔静脉残端吻合（图 10.28）。在后台，血管移植物包括下腔静脉的下部分通过尸肝供体左侧或右侧髂总静脉搭桥延续。将移植物肝静脉沿长轴劈开，将下壁覆盖于上述受体的静脉残端，环形打开受体肝静脉残端，并与供体各对应静脉吻合（图 10.29）。淀粉样变性移植物静脉残端成形术应尽可能进行。

为获得圆形残端，需对移植物血管外边缘进行修剪，修剪后与受体肝左、肝中、肝右静脉相吻合（图 10.30，图 10.31）。在我们患者群中，采用这种技术的患者没有流出道并发症（图 10.32）。

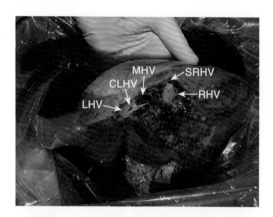

图 10.28　多米诺肝移植中腔静脉吻合的准备（背驮式类型）。淀粉样变性移植肝包含尾状叶肝静脉（CLHV）、肝左静脉（LHV）、肝中静脉（MHV）、肝右静脉及肝右静脉浅支（SRHV）开口

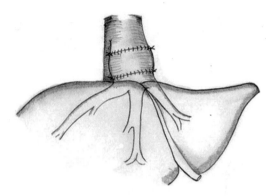

图 10.30　多米诺肝移植中腔静脉吻合的准备（背驮式类型）。多米诺肝移植中，下腔静脉与插入的静脉补片吻合的方案

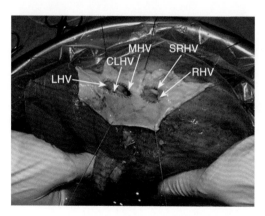

图 10.29　多米诺肝移植中腔静脉吻合的准备（背驮式类型）。静脉吻合于尾状叶肝静脉（CLHV）、肝左静脉（LHV）和肝中静脉（MHV）及肝右静脉（RHV）和肝右静脉浅支（SRHV）的开口

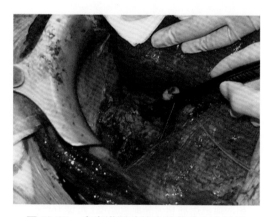

图 10.31　多米诺肝移植中腔静脉吻合的准备（背驮式类型）。多米诺肝移植中，通过背驮式技术行下腔静脉与修剪的肝静脉架桥吻合的术中观

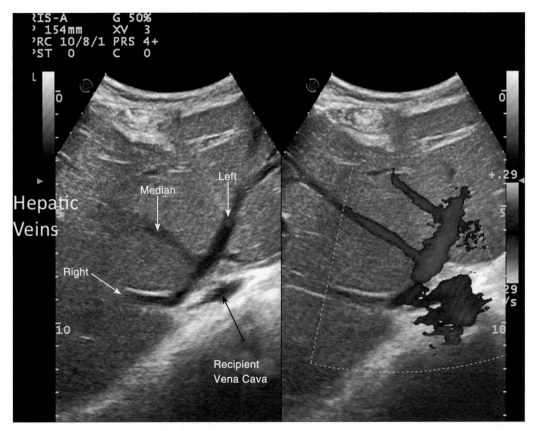

图 10.32　术后彩色多普勒显示下腔静脉与多米诺肝移植物中插入修剪的静脉架桥吻合后正常流向的三条主要肝静脉正常血流

10.4　胆道并发症

　　胆囊吻合术常常通过供体与受体的胆总管进行吻合,可放置或不放置 T 管。较为少见的是进行胆肠吻合。胆道并发症为肝移植术后最常见的并发症(最高达 25%)[24],包括吻合口狭窄、胆道狭窄、结石形成胆漏、胆汁湖、胆道坏死、脓肿形成、胆管炎。相对其他的影像学手段,超声在诊断胆道并发症中敏感性较低(约 50%)[25]。劈离式肝移植术中,胆道并发症更常见,该技术有更多值得商榷的地方[26]。

　　可通过经皮经肝胆道造影、内窥镜逆向胆管造影、外科矫治或再次肝移植诊治胆道并发症[25]。

　　胆道梗阻继发于吻合口狭窄和胆总管结石。超声常能显示肝内胆管扩张,然而,非阻塞性供体和受体肝外胆管扩张可以无肝内胆管扩张发

生。非阻塞性胆道扩张可以继发于乳头功能紊乱或供体与受体胆道管径差异,常常临床意义不大。相反,移植肝并不一定因严重狭窄而出现胆道扩张。通常由于肝动脉血栓或狭窄(图 10.4)、胆管炎、复发性硬化性胆管炎而引起胆管的非吻合口狭窄[24,25]。

　　胆漏通常是位于吻合口或 T 管放置位置[24,25],因此可通过胆道造影进行鉴别。胆漏通常是由于技术上的失误或缺血而导致的撕裂。胆漏持续不处理可引起胆汁湖,这在超声中表现为圆形低回声胆汁湖(图 10.33,图 10.34)。然而,超声并不能鉴别胆漏是否来源于术后非胆道积液(如腹水、脓肿、血肿),或来自肠、四肢[24,25]。

　　如上所述,继发于胆道损伤的肝脓肿可能是由肝动脉血栓或狭窄引起的(图 10.35)。胆汁湖或脓肿必须与其他类型积液的病变相鉴别(图10.36)。

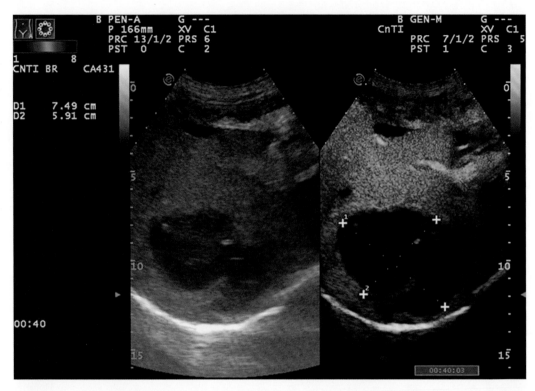

图 10.33 曾进行过经皮肝动脉化疗栓塞术的复发性肝细胞癌的肝移植患者的胆汁湖(超声和对比加强超声造影,分别为左侧和右侧图框)。增强图像能更好地显示无灌注区域(即胆汁湖,横断面大小为 7.49cm×5.91cm),以及更好地区分和鉴别坏死和有活性的区域。常规超声不能很好地划分,显示病灶较小

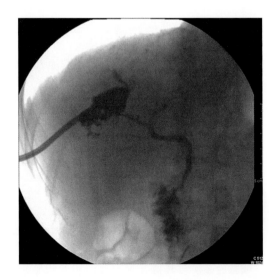

图 10.34 与图 10.33 为相同病例,通过向引流胆汁湖的腹腔导管注射造影剂可见胆汁湖与胆管的连通

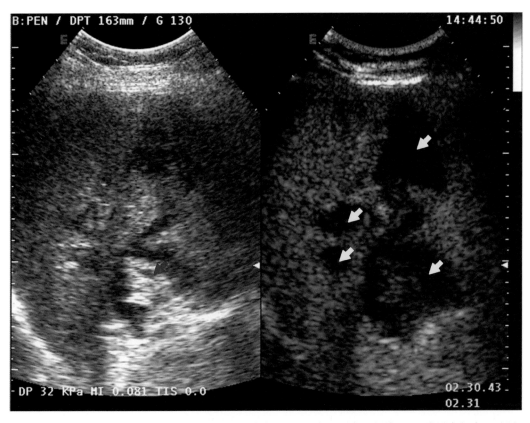

图 10.35　一位移植后 7 年的患者因急性发热、萎靡、右上腹痛及压痛进行检查,二维黑白超声显示肝实质斑驳的、不均匀的回声(左图),可能形成积气(红色箭头)。增强超声(右图)能更清晰地区分去血管化(无回声)坏死区(黄色箭头,无增强剂灌注),相当于迟发动脉梗阻导致的肝脓肿及胆管损伤性胆道铸型

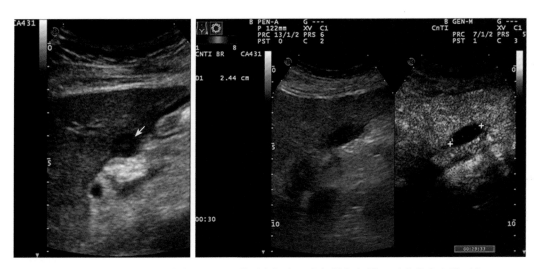

图 10.36　肝左叶后面包膜下小病灶。**a**:二维黑白超声上腹部纵行扫描显示病灶有血肿可能。**b**:通过增强超声证实为液体性质,缺乏任何灌注(无回声=黑色区域,b 中双图显示的右侧图框)

（黄品助　邹如海　译）

参考文献

1. Singh AK, Nachiappan AC, Verma HA et al (2010) Postoperative imaging in liver transplantation: what radiologists should know. Radiographics 30:339–351
2. Orons PD, Sheng R, Zajko AB (1995) Hepatic artery stenosis in liver transplant recipients: prevalence and cholangiographic appearance of associated biliary complications. Am J Roentgenol 165:1145–1149
3. Saad WEA, Lin E, Ormanoski M et al (2007) Noninvasive imaging of liver transplant complications. Tech Vasc Interv Rad 10:191–206
4. Dodd GD 3rd, Memel DS, Zajko AB et al (1994) Hepatic artery stenosis and thrombosis in transplant recipients: Doppler diagnosis with resistive index and systolic acceleration time. Radiology 192:657–661
5. Nolten A, Sproat IA (1996) Hepatic artery thrombosis after liver transplantation: temporal accuracy of diagnosis with duplex US and the syndrome of impending thrombosis. Radiology 198:553–559
6. Garcia-Criado A, Gilabert R, Salmeron JM et al (2003) Significance of and contributing factors for a high resistive index on Doppler sonography of the hepatic artery immediately after surgery: prognostic implications for liver transplant recipients. Am J Roentgenol 181:831–838
7. Hom BK, Shrestha R, Palmer SL et al (2006) Prospective evaluation of vascular complications after liver transplantation: comparison of conventional and microbubble contrast-enhanced US. Radiology 241:267–274
8. Wozney P, Zajko AB, Bron KM et al (1986) Vascular complications after liver transplantation: a 5-year experience. Am J Roentgenol 147:657–663
9. Sánchez-Bueno F, Robles R, Ramírez P et al (1994) Hepatic artery complications after liver transplantation. Clin Transplant 8:399–404
10. Caiado AH, Blasbalg R, Marcelino AS et al (2007) Complications of liver transplantation: multimodality imaging approach. Radiographics 27:1401–1417
11. Abbasoglu O, Levy MF, Vodapally MS et al (1997) Hepatic artery stenosis after liver transplantation: incidence, presentation, treatment, and long term outcome. Transplantation 63:250–255
12. Glockner JF, Forauer AR (1999) Vascular or ischemic complications after liver transplantation. Am J Roentgenol 173:1055–1059
13. Sheng R, Orons PD, Ramos HC et al (1995) Dissecting pseudoaneurysm of the hepatic artery: a delayed complication of angioplasty in a liver transplant. Cardiovasc Interv Radiol 18:112–114
14. Nghiem HV, Tran K, Winter TC 3rd et al (1996) Imaging of complications in liver transplantation. Radiographics 16:825–840
15. Saad WEA, Davies MG, Rubens DJ et al (2006) Endoluminal management of arterio-portal fistulae in liver transplant recipients: a single center experience. Vasc Endovasc Surg 40:451–459
16. Chavan A, Harms J, Pichlmayr R et al (1993) Transcatheter coil occlusion of an intrahepatic arterioportal fistula in a transplanted liver. Bildgebung 60:215–218
17. Strodel E, Eckhauser FE, Lemmer JH et al (1987) Presentation and perioperative management of arterioportal fistulas. Arch Surg 122:563–571
18. Nghiem HV (1998) Imaging of hepatic transplantation. Radiol Clin N Am 36:429–443
19. Quiroga S, Sebastià MC, Margarit C et al (2001) Complications of orthotopic liver transplantation: spectrum of findings with helical CT. Radiographics 21:1085–1102
20. Chong WK, Beland JC, Weeks SM (2007) Sonographic evaluation of venous obstruction in liver transplants. Am J Roentgenol 188:W515–W521
21. Uzochukwu LN, Bluth EI, Smetherman DH et al (2005) Early postoperative hepatic sonography as a predictor of vascular and biliary complications in adult orthotopic liver transplant patients. Am J Roentgenol 185:1558–1570
22. Fujimoto M, Moriyasu F, Someda H et al (1995) Recovery of graft circulation following percutaneous transluminal angioplasty for stenotic venous complications in pediatric liver transplantation: assessment with Doppler ultrasound. Transpl Int 8:119–125
23. Cescon M, Grazi GL, Ravaioli M et al (2007) Modified out flow reconstruction with a venous patch in domino liver transplantation. Liver Transpl 13:1756–1757
24. Crossin JD, Muradali D, Wilson SR (2003) US of liver transplants: normal and abnormal. Radiographics 23:1093–1114
25. Zemel G, Zajko AB, Skolnick ML et al (1988) The role of sonography and transhepatic cholangiography in the diagnosis of biliary complications after liver transplantation. Am J Roentgenol 151:943–946
26. Cescon M, Spada M, Colledan M et al (2006) Feasibility and limits of split liver transplantation from pediatric donors: an Italian multicenter experience. Ann Surg 244:805–814

第11章 活体肝移植

Kiyoshi Hasegawa, Yasuhiko Sugawara, and Norihiro Kokudo

11.1 简介

　　活体肝移植需要满足两个相冲突的条件[1]：①要保证供者有足够的血管通道，剩余的肝容量要能够维持供者的肝功能；②为了便于针对受者的手术操作及良好的术后效果，需保证有最大的肝容量及一定范围的血管直径与长度。因此，在选择肝脏横断切面及血管分离的方式时，需要考虑到供受两者之间条件的平衡，所以在活体肝移植供者的手术中存在着一些困难。对于选择肝横断切面及分割点，术中超声是至关重要的。下文我们将以一右肝移植的手术为例来阐述手术操作及术中超声的作用。

11.2 开腹后术中超声

　　上腹部正中切开后，观察确认活体供者无手术的禁忌证后，沿右侧胸廓第九肋间斜开胸廓切口（因人而异，在最近的手术案例中，我们并没有进行胸廓切开）。此时进行第一次术中超声，确保肝脏内没有肿瘤病灶，扫查肝右静脉及其下级静脉，并测量根部直径（图 11.1）。然后注意肝中静脉走行，仔细扫查，同时外科医生在头脑中勾画出肝横断切面。我们术前需要通过计算机软件获得三维图像[2]，以便更好地理解术中超声所获得的解剖图像（图 11.2）。

　　回流至右肝的主要分支静脉的直径及分支处距离肝中静脉的距离（即肝中静脉汇入下腔静脉处）需预先测量出来，特别是在重构移植肝的肝中静脉分支时（图 11.3a，b）。用于重构的移植静脉最终要通过上述数据来选择。通常我们将低温储藏的同种异体静脉解冻后使用，但供者或者受者的大隐静脉也可用来移植。

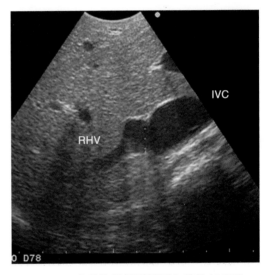

图 11.1　在静脉根部测量肝右静脉（RHV）直径（虚线）。IVC，下腔静脉

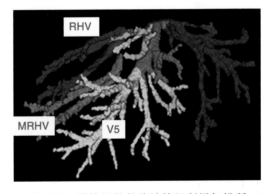

图 11.2　计算机软件将计算机断层扫描所获得的数据构建成三维图像。RHV，肝右静脉；MRHV，肝右静脉中间支；V5 肝静脉为肝5 段静脉

175

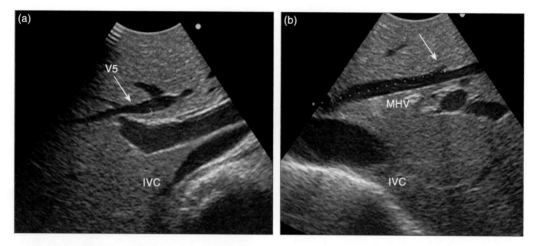

图 11.3   测量肝 5 段静脉（V5）根部的直径（**a**），同时测量 V5 根部与 IVC（下腔静脉）的距离（**b**；虚线）

11.3   绕肝提拉法及术中超声的作用

接下来，游离右肝，起初将弹力带从右肝后面和下腔静脉表面穿过，以准备提拉肝脏[3]。首先，用锋利的曲钳从头端将肝中静脉和肝右静脉根部仔细分离。在分离的过程中，遇到轻微的阻力就要停止[4]。超声导航下可观察到位于左侧的手术钳，由于空气

进入切线处，超声下观察呈强回声（图 11.4a，b）。由此可观察到切口的方向，以避免损伤肝短静脉。在尾端，切断肝尾状叶和下腔静脉后，尽可能暴露肝短静脉，手术钳轻轻插入其中线部分，切向头端。此处同样向前切开，最终和头端的切口汇合（呈高回声），同时观察手术钳的路径上是否存在肝短静脉（图 11.5a，b）。

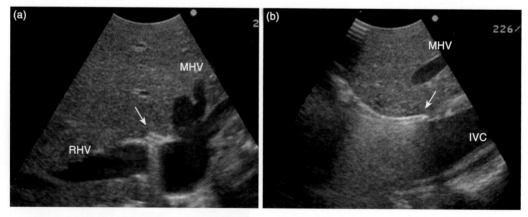

图 11.4   在悬吊术式中，可以清晰地观察到钳子尖端（**a** 横断面观，**b** 矢状面观），强回声结构伴有混响伪像（箭头）。MHV，肝中静脉；RHV，肝右静脉；IVC，下腔静脉（经允许转载，参考文献[4]）

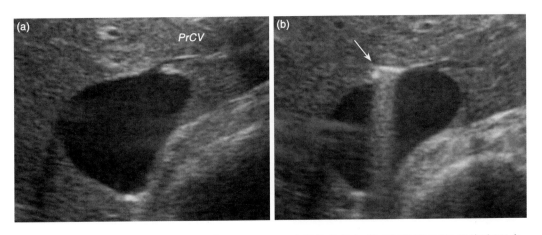

图 11.5　可以观察到尾状叶的肝短静脉（PrCV）（a）。在悬吊术式中，检查切缘和 PrCV 的关系（经允许转载参考文献[4]）

11.4　肝门部的处理及术中超声的作用

进行胆囊切除术，要确认肝门部的肝右动脉及门静脉的右支。在此过程中，超声检查肝十二指肠韧带，如果整个过程中超声实时扫查确认，则可避免意外损伤。

11.5　肝横断面的选择及超声的作用

识别肝右动脉及门脉右支并将其钳住，肝右叶表面颜色会因此变暗，从而出现一条分界线（图 11.6），这条线即可作为肝横断面的界限。如果超声沿着这条横断线扫查，通常可以决定处理肝中静脉的最佳路径（结扎、分离及安全地重建）。不同于解剖部位的切除，肝段的切开最终是为了肝移植，因此并不需要暴露肝静脉。移植肝时所附带的肝实质要尽量薄，以此减少出血。然而，因为移植肝的体积会有所丢失，如果操作时离肝中静脉过远，那么用于重建的肝中静脉分支的直径就会过小，这种情况是应该避免的。超声对于检查肝横断平面是否合适是非常有帮助的。在扫查过程中，如果超声探头置于残余肝的一侧（S4），横断的切线会呈现出强回声，因此容易被辨认（图 11.7）。如果用于重建的分支与其接近，那么要小心地分离以避免损伤。分割点距离门脉

主干的距离可以通过超声扫查，以避免肝中静脉主干发生狭窄。

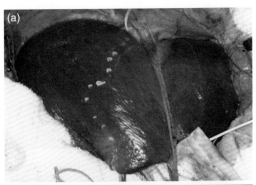

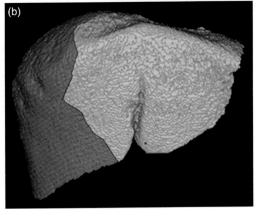

图 11.6　肝表面清晰呈现出分界线（a），与术前模拟线一致（b）

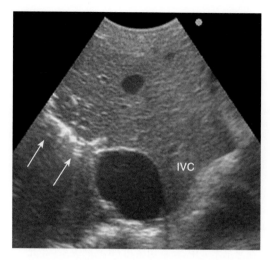

图 11.7 切割面在术中超声下表现为强回声

11.6　堵塞面积的评估及超声的作用

如果肝中静脉的分支被分离,那么该处血流流出通道就会中断,且取决于以下情况:(i)门脉逆流且其作为血流流出的一条通道(图 11.8),或者(ii)与肝右静脉的连通(图 11.9)或者肝右下静脉成为主导等,肝中静脉血流就会出现减少[5]。如果使用彩色多普勒,在术中即可观察到(i)和(ii)两个图像。如果肝右动脉在分离后出现堵塞,肝表面区段会受到影响(i)而变黑(图 11.10)。在(ii)情况下,肝的颜色不会出现变化。

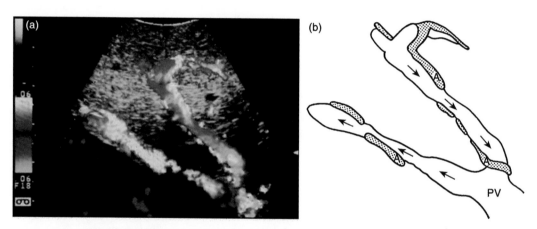

图 11.8　彩色多普勒示肝前段血流回流至肝右后门脉(经允许转载,参考文献[5])

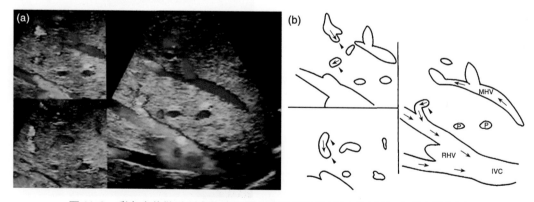

图 11.9　彩色多普勒示肝中静脉及肝右静脉相连通(经允许转载,参考文献[5])

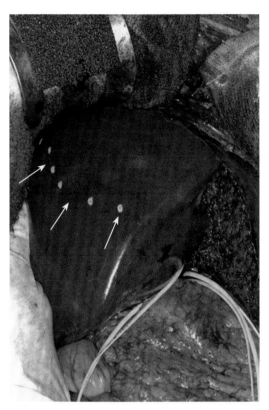

图 11.10　由于血流梗阻，肝右前叶出现褪色

11.7　胆管的处理

在移植取肝过程中，处理右肝管是其中非常重要的一部分。切除胆囊，术中经过胆囊管进行胆管造影，基于造影所见来决定分离点。此处不需要超声检查。

11.8　肝横断后移植

此阶段右肝要连接肝右动脉，门脉右支及肝右静脉（有时需要重建时即为肝右下静脉）。分割这些血管的时间点要和受者方面操作的过程保持同步，紧接着将移植的肝转移到受者。选择门脉右支的分割线，使分支点不会过于紧密，不会导致门脉左

支的狭窄。根据环境情形，首先，钳住血管进行测试，确保残肝门脉血流没有改变（左肝）。图 11.11示移植结束后残肝切口表面情况。

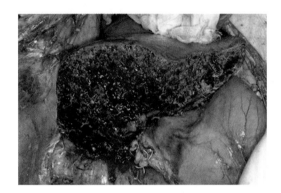

图 11.11　图示移植的右半肝切口表面

11.9　结论

术中超声对于完成一个最理想的肝移植手术是不可缺少的，它可以同时满足受者和供者的需求。

（韩竞　邹如海　译）

参考文献

1. Sugawara Y, Makuuchi M, Kaneko J et al (2003) Kokudo. Living-donor liver transplantation in adults: Tokyo University experience. J Hepatobiliary Pancreat Surg 10:1–4
2. Satou S, Sugawara Y, Tamura S et al (2007) Three-dimensional computed tomography for planning donor hepatectomy. Transplant Proc 39(1):145–149
3. Belghiti J, Guevara OA, Noun R et al (2001) Liver hanging maneuver: a safe approach to right hepatectomy without liver mobilization. J Am Coll Surg 193:109–111
4. Kokudo N, Imamura H, Sano K, Sugawara Y, Makuuchi M et al (2005) Ultrasonically assisted retrohepatic dissection for a liver hanging maneuver. Ann Surg 242(5):651–654
5. Sano K, Makuuchi M, Miki K et al (2002) Evaluation of hepatic venous congestion: proposed indication criteria for hepatic vein reconstruction. Ann Surg 236:241–247

第五部分
微创外科与介入治疗

第 12 章　腹腔镜超声对肝脏手术的影响

Alessandro Ferrero, Luca Viganò, Roberto Lo Tesoriere, and Lorenzo Capussotti

近年来由于技术的改进和标准化,在肝脏手术中应用腹腔镜变得越来越流行。它的发展依赖于开腹手术中重现相同手术操作的能力。在肝脏手术中,术中肝脏超声(IOUS)对于确定肿瘤分期及指导手术起到基础性作用。腹腔镜超声(laparoscopic ultrasonography,LUS)也被预期可以发挥相同的作用。

LUS 的应用最早在 1981 年由 Fukuda 和 Nakano 报道[1]。除了早期的介绍,LUS 并未被充分发展和研究。尽管报道称 LUS 提高了手术的安全性[2],但最近的国际研究表明 LUS 在肝脏手术中的应用率仅为 67%,远未被常规应用[3]。

在这一章中,我们将简要地从区分肝脏疾病分期和指导手术两个方面就 LUS 对腹腔镜肝切除术的影响进行分析。我们将同时考虑参考文献报道和 LUS 的应用前景。

12.1　腹腔镜超声与分期

开放式 IOUS 是肝脏疾病分期最可靠的工具。与术前影像学相比较,在高达 20% ~ 30% 的病例中发现额外的病灶[4~6]。即便考虑使用新近成像技术,这些数据仍然被认为是有效的。一些作者分析了 LUS 的表现,并报告了类似的结果[7~10]。Foroutani 等将 LUS 与 CT 比较[7]:12% 的大肠癌转移患者通过 LUS 发现了更多的病灶,HCC 患者的额外检出率为 11%,神经内分泌肿瘤转移患者为 33%。有关腹腔镜分期的论文进一步证实了这些结果[11~13]。Jarnagin 等报道 20% 的结直肠癌肝转移患者通过 LUS 发现了新的结节病灶。在 Connor 等关于肝门胆管癌的一系列研究中,通过 LUS 对肝进行检查,额外病变检出率为 7%,分期腹腔镜的手术率从 24% 提高到 42%[12]。在笔者所在中心,胆道肿瘤患者在进行开放式肝切除术前会系统性地进行腹腔镜

和 LUS 分期。71 名胆管癌患者进行腹腔镜和 LUS 分期,新病灶检出率为 18%,且整项操作的检出率为 24%。对于进行腹腔镜探查的患者,建议常规应用 LUS 以提高成功率。

肝脏手术的第一步应该进行 LUS 分期。肝脏位置无需移动,但建议分离所有附着的连接韧带以便于超声探头可以直接接触整个肝脏表面。LUS 检查包括以下步骤:检测已知病灶及其特征;发现更多的病灶;分辨病变与血管及胆管之间的关系。

首先,确定已知的病变及其特征。即使经过全面的术前影像学检查,一些病灶仍然是难以分辨性质的。LUS 有助于诊断可疑病例(图 12.1)。

然后,排除额外病灶(图 12.2)。必须系统地探查肝脏并探及全部肝段。我们建议从左到右进行 LUS 检查(从左外叶到右后叶并包括尾状叶)。1 段和 7 段腔静脉旁部分因为位置较深应更加仔细检查。完整的扫查应包括整个后 Glisson 鞘的检查。新检出的肿瘤病灶通常具有与已知病灶相似的特征。应当牢记的是需充分辨别图像特征,尤其是在患者的肝实质回声不均时(肝硬化患者或经过长时间的化疗),可能有许多假结节形成。

找出所有病灶后则需要分析病灶与血管及胆管结构的关系。这方面在文献中几乎完全被忽略了。部分患者术前影像学检查无法区分肿瘤病变仅仅是贴近还是已经浸润邻近结构。对于新检出的病灶,术中探查更为重要,因为没有其他影像学结果可以参考。由于 MRI 和三维重建研究,LUS 可以澄清这些方面。与周围组织的浸润程度、血管周边高回声边界的消失和胆管远端扩张都可以提示肿瘤浸润。有些肿瘤浸润肝静脉或门静脉(肝细胞肝癌)或胆管(胆管细胞癌)。LUS 可以发现未知的癌栓(图 12.3)或者更好地分辨疑似癌栓(图 12.4)。近肝门处的病变紧邻大血管和胆管生长,因此辨别病灶与

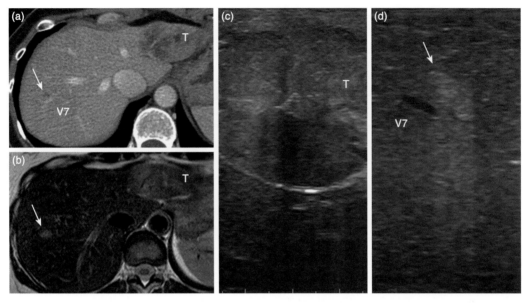

图 12.1　结直肠癌肝转移患者,S2～3 可见一个 5cm 的转移灶。术前 CT(a) 和 MRI(b) 显示肝转移灶(T),在 Sg7 靠近肝右静脉分支处可见一个 10mm 的可疑病灶(箭头)。在 CT 和 MRI 检查中,病灶与 S2～3 病灶图像类似。c:腹腔镜超声下 S2～3 病灶(T)。d:S7 的可疑病灶(箭头)显示清楚,图像为典型血管瘤的超声表现(回声均匀增强,边界清楚,延迟相呈高增强)

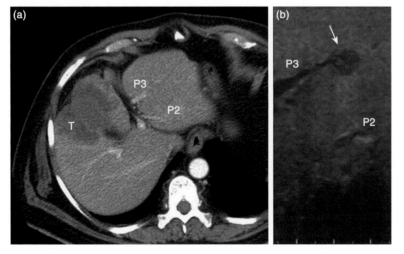

图 12.2　CT 扫描(a) 可见胆囊癌(T)浸润 S4b～5,肝内未见其他病变。LUS(b) 发现肝内转移灶(箭头),CT 未显示 S3 病灶浸润门静脉分支(P3)。P2:S2 门静脉分支

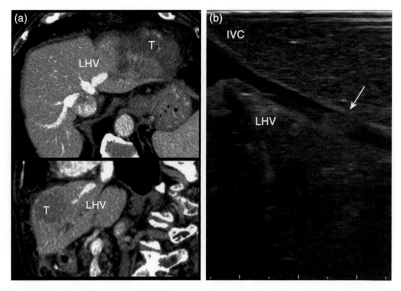

图 12.3　CT(a)在 S2～3 可见肝细胞癌(T)。肝左静脉(LHV)在横断面和冠状切面均可显示。LUS(b)确定了 LHV 癌栓(箭头),距 LHV 汇入下腔静脉(IVC)约 15mm

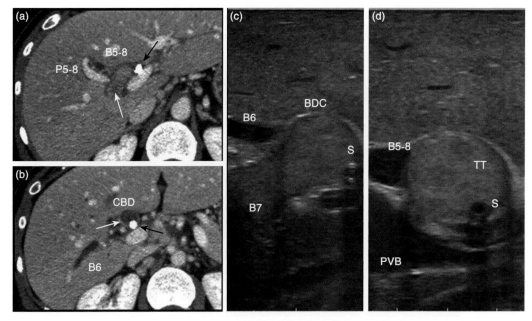

图 12.4　周围型胆管癌(S7)。a:CT 提示 S7 胆管内可疑癌栓(白色箭头)。右前叶胆管扩张(B5-8)。胆管汇合处可见胆道支架(黑色箭头)。b:癌栓(白色箭头)到达胆总管(CBD)可见胆管支架(黑色箭头)。S6 胆管(B6)扩张。c:LUS 纵切扫查右后叶胆管分支。S7 胆管(B7)可见癌栓填充,与 S6 胆管汇合处梗阻。胆管汇合处(BDC)可见胆道支架(S)。d:LUS 下 BDC 的横截面。癌栓(TT)致 B5-8 梗阻。PVB 为门静脉分支

周围组织的关系更加重要。肿瘤不仅在肝实质生长,部分会沿肝蒂生长,这部分肿瘤依然有待评估。需要辨认及研究每一个解剖结构。LUS 能够确定肿瘤浸润,和术前检查一样可以重现同一个图像(图 12.5)。对术前难以确诊邻近或是浸润的病灶,LUS 有机会明确诊断。同样可以评价胆管浸润情况。对于肝门胆管癌患者,肿瘤沿胆管树的浸润程度是判断其可否切除的主要决定因素之一。LUS 可以清楚地识别肿瘤边界,尤其是当胆管扩张时(图 12.6)。在作者看来,即使面对复杂病变,LUS 也可以对肿瘤进行完整的分期(图 12.7)。迄今为止,还没有研究证实这些假设和手术探查直接分离仍作为标准。我们需要进行前瞻性研究来确定 LUS 的发展潜力。

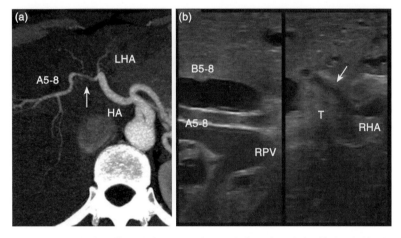

图 12.5　肝门旁胆管细胞癌。**a**:图为 CT 动脉重建。肿瘤(箭头)包绕肝右动脉二级分支前段。HA 为肝动脉,LHA 为肝左动脉,A5-8 为右前肝动脉。**b**:LUS 证实了肝右动脉(RHA)浸润(箭头),可见肝右动脉扩张。A5-8 未受肿瘤(T)侵犯。RPV 为门静脉右支。B5-8 为扩张的 S5~8 胆管

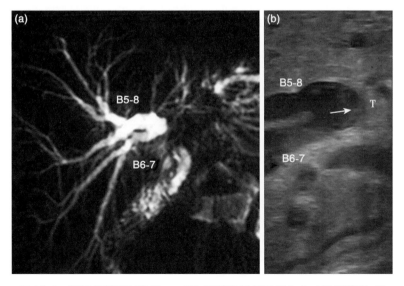

图 12.6　肝门部胆管细胞癌。**a**:MR 胆管造影显示肝左右叶胆管扩张,肝右前叶(B5-8)和右后叶(B6-7)胆管未见分离。**b**:LUS 显示了肿瘤(T)与 B5-8 和 B6-7 汇合处胆道浸润(箭头)的距离

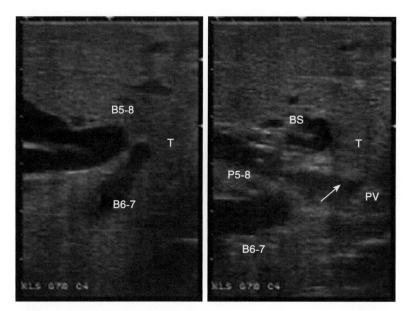

图 12.7　ⅢA 型肝门部胆管癌（T）患者的 LUS 图像，右前（B5-8）和右后（B6-7）胆管分离。B5-8 可见胆道支架（BS）。肿瘤浸润（箭头）门静脉分叉处（PV）。P5-8 为 S5～8 门静脉分支

12.2　腹腔镜超声与开放式术中超声比较

即使关于 LUS 文献报道的数据令人鼓舞，但其与开放 IOUS 的可靠性比较只能通过对两者的直接评估和比较来完成。文献资料中极少有数据可用。1996 年，Cozzi 等报道两种方法在检测新鲜猪肝的人工低回声病灶时，两者的敏感度相似[14]。1997 年 Tandan 等对一个在接受肝切除术前同时应用腹腔镜和开腹 IOUS 的患者小样本进行了分析[15]。LUS 的敏感度和特异度都很好（分别为 93% 和 100%）。到目前为止，再无进一步分析的文章发表。近期，笔者进行了一项前瞻性研究以澄清这些问题[16]。在 2009 年 9 月和 2011 年 3 月间，有 65 例择期开放式肝切除患者同时接受了腹腔镜和开腹 IOUS 检查。肝门部或胆囊胆管细胞癌的患者排除在外。术前影像学检查诊断出了 119 个病灶。尽管已使用大量术前影像学检查（CT 检查 100%，MRI 67%，PET-CT 54%），腹腔镜 IOUS 依然检测出了 14 个患者（21.5%）的额外 22 个病灶（+18.5%），病灶直径中位数为 7mm（2～15mm）。开腹 IOUS 检测到两个额外的病灶（两个均紧邻 LUS 发现的结节），同时漏诊了 4 个 LUS 检测出的病灶；共发现 10 位患者（15.4%）的 20 个新病灶（16.8%）。和开腹 IOUS 比较，单个病灶 LUS 敏感度为 98.6% 而单个患者准确率为 93.8%。这两种检查方法就单个病灶分析，对新发恶性结节诊断符合率为 99.3%；就单病例分析，符合率为 100%。而探查血管和胆管侵犯情况两者观察到类似的结果。与术前影像学检查比较，腹腔镜和开腹 IOUS 均检测出 6 位患者（9.2%）额外的浸润灶。一个由开腹 IOUS 检测出左肝管浸润的患者，在术前影像学检查和 LUS 中只描述了病灶贴近左肝管。单个病变敏感度分析，腹腔镜 IOUS 为开腹 IOUS 的 96.9%。两者符合率为 99.3%。

综上，就表现来看，LUS 为肝脏病变确定分期的可靠性与开腹 IOUS 相似。

12.3　腹腔镜超声和肝切除

事实上，LUS 在肝脏手术中可以起到以下作用：它是了解肝脏的精确解剖和辨识血管胆管变异的唯一方法。此外，它对制定术中手术计划有重要作用，它可以确定肝脏病灶和新发现病灶的具体位置。此外，LUS 最重要的作用可能是在切除过程中对术者的辅助。

12.3.1　识别肝脏解剖结构

肝脏外科医生应了解患者可能异常的肝脏解剖。术前影像可以提供有关血管-胆道解剖的信息，但只有 LUS 能够精确识别 Glisson 鞘的结构和静脉解剖。任何肝脏手术需首先做超声检查，在此之前

无需做任何其他影像学检查。LUS 应在进行其他操作前进行,因为在手术气腹过程中可能造成气体扩散会造成伪像。腹腔镜最常见的肝切除部位为左外叶,LUS 可以轻松识别左肝的实际解剖结构。门脉矢状部左支为 S2 和 S3。通常每段均可见一个分支(图 12.8),但有时可以看到两个或三个分支。脐裂左侧可识别出部分动脉分支和胆管。在 S2 ~ 3 肝外解剖肝蒂时,该检查可提供非常有用的信息。LUS

也可探查肝静脉汇入下腔静脉处。在左半肝切除或左外侧叶肝段切除手术中,肝左静脉通常在其汇入下腔静脉处被切断。通过 LUS 确定肝静脉主干及其长度以便于肝左静脉的肝外解剖(图 12.9a)。肝左外叶切除术沿门脉矢状部走行的脐裂离断肝实质。为了避免肝段切除时误伤脐裂静脉,这种情况非常难以处理,可通过 LUS 显示脐裂静脉汇入肝左静脉或肝中静脉处的解剖结构(图 12.9b)。

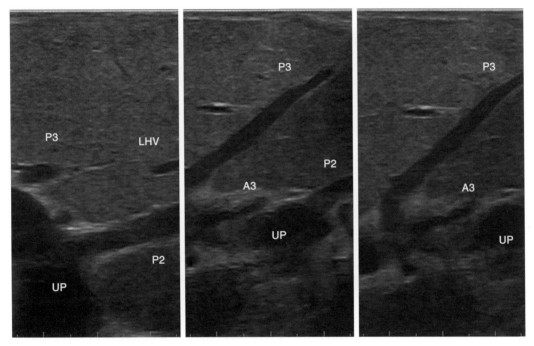

图 12.8　LUS 显示门脉矢状部左支(UP)分支处,分支为 S3(P3)和 S2(P2)的起始处。A3 为 S3 段肝动脉,LHV 为肝静脉

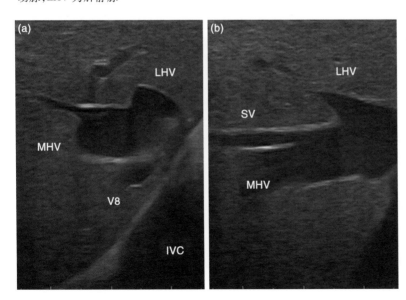

图 12.9　肝静脉主干。**a**:LUS 可探及一个较短的共干。MHV 为肝中静脉,LHV 为肝左静脉,V8 为 S8 段肝静脉,IVC 为下腔静脉。**b**:显示脐裂肝静脉(SV)汇入在 MHV

12.3.2　肝切除计划

不幸的是腹腔镜手术存在一些固有的局限性,比如缺乏触感等,会影响手术计划:超声可以让术者看到肝表面以下的结构来弥补这些限制。在手术第一步,LUS 可以精确显示肿瘤和肝内血管、胆管结构的关系。为了在手术过程中始终掌握肝脏解剖结构,我们强烈建议在计划手术和手术期间将肝脏主要血管结构用电刀标记于肝脏

表面。这个方法在非解剖肝切除手术(主要位于右半肝)中会起到更大的作用(图 12.10 和图 12.11)。尽管如此,在肝脏表面对应肝内血管标记可以有助于术中制定解剖性肝切除的手术计划(图 12.12)。有时甚至在肝左外叶区段切除术中,亦可以通过肿物和肝左静脉的关系确定病灶部位(图 12.13)。当所有的血管识别并标记于肝表面后,便可以安全地设计切除线并用电刀标记于肝表面,开始肝切除手术。

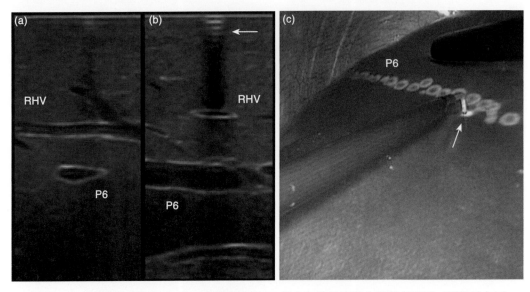

图 12.10　腹腔镜楔形切除 S5~6 肝细胞肝癌。**a**:纵向扫描显示肝右静脉(RHV),RHV 后方可以看到肝 6 段门静脉分支(*P6*)的横切面图像。**b**:A 探头 90 度旋转可以扫描到 P6 的纵向切面和 RHV 的横切面。在肝脏表面用电刀标记了 P6 和 RHV 的交叉投影部位(箭头)。**c**:术中图像:肝脏表面标记了 RHV 和 P6 的交集点(箭头)

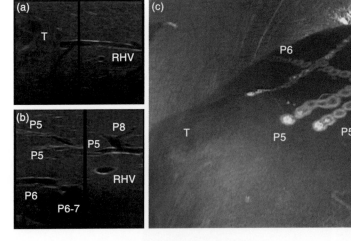

图 12.11　腹腔镜楔形切除 S5~6 肝细胞肝癌。**a**: LUS 可见肿瘤(T)侵犯肝右静脉(RHV)远心段。**b**: S5 门静脉分支(P5)自右支二级分支与肿瘤接近。P5 后可以看到 P6 纵切面和 RHV 的横截面。**c**:术中图像。肝表面主要标记:2 个 P5,P6 和 RHV

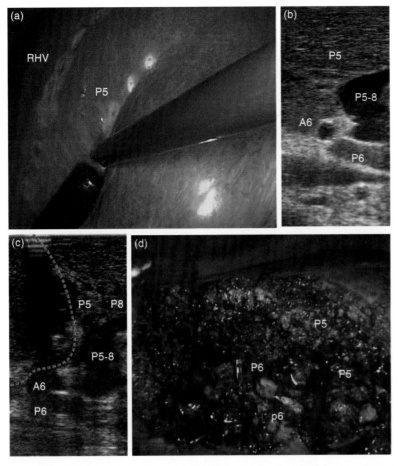

图 12.12　腹腔镜 S5 段切除。**a**:肝右静脉(RHV)和 S5 门静脉分支(P5)已标记于肝脏表面。**b**:LUS 显示 P5 的起始处。P5-8 门静脉右前支,A6 S6 肝动脉,P6 S6 门静脉分支。**c**:截面(虚线)被确认位于离断面的左侧。它横穿 P5 并沿 A6 和 P6 走形。**d**:S5 肝段切除术结尾时切割面的照片。切面可见 S6 门静脉分支(P6)。可见两个 S5 残端(P5)和一个 P6 分支(p6)

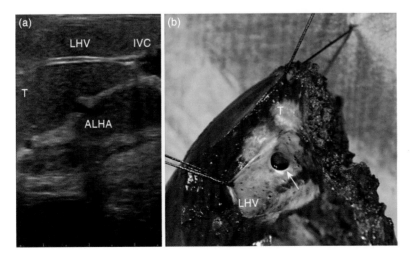

图 12.13　结肠癌肝转移腹腔镜左外叶切除。**a**:肿瘤(T)浸润肝左静脉(LHV)紧邻下腔静脉(IVC)汇合处。起源于胃左动脉的肝左动脉(ALHA)的横截面在小网膜内可见。**b**:手术标本。转移灶,化疗后纤维化,受侵的 LHV,紧邻其汇合处及静脉分支(箭头)

12.3.3　评估切割面

在腹腔镜肝切除术中,限于实际手术视野和出血的加重,计划的手术切面并不是易于确认的。此外,有时因为难以保证肿瘤和切割面之间的正确距离,导致术缘过于接近肿瘤。为了增加方向性并维持足够的手术切缘,在肝实质切除过程中要反复用超声确定切面。LUS 可以向术者及时反馈切面的变化。肝切除术中,LUS 可以在结扎和切割前确认并识别所有 Glisson 鞘或肝静脉(图 12.14)。彩色多普勒超声可显示血流,并评估感兴趣区域内部和邻近的血流情况,从而避免切除过程中损伤重要血管。计划解剖性肝段切除术时,LUS 可以从扇形分支处开始精确显示肝段内肝蒂(图 12.12c)。在右或左肝叶切除术中,切割平面通常由肝门离断后获得肝缺血边界来确定。然而,我们还是建议检查切割平面和肝中静脉的关系,以便于在肝脏表面正确暴露,避免其被切除(图 12.15)。LUS 引导肝切除手术相关的介入手术治疗的可能性,如射频或微波消融,增加了 LUS 的附加值,主要应用于肝癌管理。

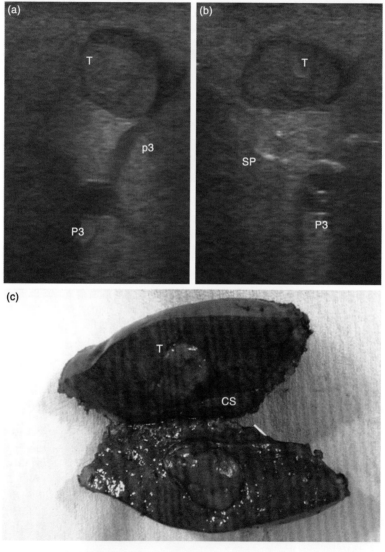

图 12.14　腹腔镜楔形切除 S3 肝细胞肝癌。**a**:LUS 显示肿瘤(T)呈不均质低回声,周边可见低回声晕。可见 S3 门静脉分支(P3)和肿瘤滋养血管(p3)。**b**:LUS 指导手术切除。确定正确的切割面(SP)在肿瘤和 P3 之间。**c**:手术标本有足够的安全边界。T 为肿瘤,CS 为切割面

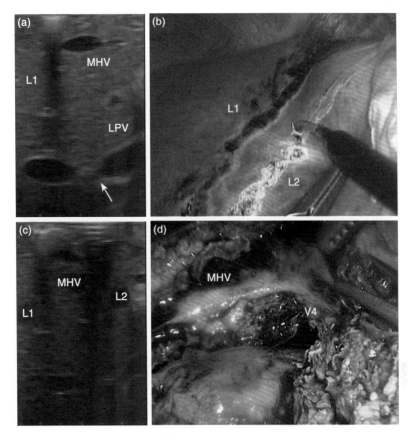

图 12.15　腹腔镜左半肝切除术。**a**：LUS 横断检查。门静脉左支（LPV）结扎（箭头）后，根据缺血的边界确定剖面线（L1）：肝中静脉（MHV）必须被保留，而 L1 位于 MHV 右侧，这是错误的。**b**：在超声引导下，在 MHV 左侧确定新的剖面线（L2），并标记于肝表面。**c**：确定正确的剖面线（L2）。**d**：肝实质切除。MHV 正确暴露于切割面。MHV 的 S4（V4）分支在截断前已被分离

　　LUS 也有一些缺点和局限性。通过腹腔镜做到手眼协调有一定难度。图像的方向和解释比较复杂。一些超声特定的缺点增加了解释的困难程度，比如衰减、多重反射、由肝实质状态不同导致的对比度变化以及操作者造成的图像的质量差别。然而，尽管有这些困难，LUS 仍然是腹腔镜肝切除术中不可或缺的工具。

（李擎　邹如海　译）

参考文献

1. Fukuda MMF, Nakano Y (1982) Studies on echolaparoscopy. Scan J Gastroenterol 17:186
2. Machi J, Johnson JO, Deziel DJ et al (2009) The routine use of laparoscopic ultrasound decreases bile duct injury: a multicenter study. Surg Endosc 23:384–388
3. Vapenstad C, Rethy A, Langø T et al (2010) Laparoscopic ultrasound: a survey of its current and future use, requirements, and integration with navigation technology. Surg Endosc 24:2944–2953
4. Sietses C, Meijerink MR, Meijer S et al (2010) The impact of intraoperative ultrasonography on the surgical treatment of patients with colorectal liver metastases. Surg Endosc 24(8):1917–1922
5. van Vledder MG, Pawlik TM, Munireddy S et al (2010) Factors determining the sensitivity of intraoperative ultrasonography in detecting colorectal liver metastases in the modern era. Ann Surg Oncol 17(10):2756–2763
6. D'Hondt M, Vandenbroucke-Menu F, Préville-Ratelle S et al (2011) Is intra-operative ultrasound still useful for the detection of a hepatic tumour in the era of modern pre-operative imaging? HPB 13(9):665–669
7. Foroutani A, Garland AM, Berber E et al (2000) Laparoscopic ultrasound vs triphasic computed

tomography for detecting liver tumors. Arch Surg 135(8):933–938

8. Milsom JW, Jerby BL, Kessler H et al (2000) Prospective, blinded comparison of laparoscopic ultrasonography vs. contrast-enhanced computerized tomography for liver assessment in patients undergoing colorectal carcinoma surgery. Dis Colon Rectum 43(1):44–49

9. John TG, Greig JD, Crosbie JL et al (1994) Superior staging of liver tumors with laparoscopy and laparoscopic ultrasound. Ann Surg 220(6):711–719

10. Cuesta MA, Meijer S, Borgstein PJ et al (1993) Laparoscopic ultrasonography for hepatobiliary and pancreatic malignancy. Br J Surg 80(12):1571–1574

11. Jarnagin WR, Bodniewicz J, Dougherty E et al (2000) A prospective analysis of staging laparoscopy in patients with primary and secondary hepatobiliary malignancies. J Gastrointest Surg 4(1):34–43

12. Connor S, Barron E, Wigmore SJ et al (2005) The utility of laparoscopic assessment in the preoperative staging of suspected hilar cholangiocarcinoma. J Gastrointest Surg 9(4):476–480

13. Callery MP, Strasberg SM, Doherty GM et al (1997) Staging laparoscopy with laparoscopic ultrasonography: optimizing resectability in hepatobiliary and pancreatic malignancy. J Am Coll Surg 185(1):33–39

14. Cozzi PJ, McCall JL, Jorgensen JO, Morris DL (1996) Laparoscopic vs open ultrasound of the liver: an in vitro study. HPB Surg 10(2):87–89

15. Tandan VR, Asch M, Margolis M et al (1997) Laparoscopic vs. open intraoperative ultrasound examination of the liver: a controlled study. J Gastrointest Surg 1(2):146–150

16. Viganò L, Ferrero A, Amisano M et al (2013) Comparison of laparoscopic and open intraoperative ultrasonography for staging of liver tumours. Br J Surg 100(4):535–542

第 13 章 超声引导术中消融治疗

Roberto Santambrogio,Matteo Barabino,and Enrico Opocher

13.1 简介

随着腹腔镜在腹腔肿瘤诊治中越来越多的应用,腹腔镜超声(laparoscopic ultrasound,LUS)已成为判定肿瘤分期[1]的一种重要手段。在肝脏手术中,有经验的技术人员可以通过腹腔镜超声发现隐匿性病灶,评估其手术机会,观察肿瘤与血管结构之间的关系[2,3],还可引导各种介入性操作,如活检、射频消融(radiofrequency ablation,RFA)、微波消融(microwave ablation,MWA)等[4]。熟悉内镜和超声技术的外科医生能够相对较快地掌握腹腔镜超声引导下肝肿瘤热消融术。学习曲线(对该项技术的掌握)取决于超声图像的判读和介入操作的技巧[4]。

13.2 适应证

适宜患者的选择主要取决于肿瘤的特点、肝功能以及合并症。腹腔镜下射频消融的相对禁忌证如下:
• 肿瘤位于大胆管旁(有迟发性胆道狭窄的风险);

• 肝内胆管扩张;
• 胆肠吻合;
• 难治性凝血功能障碍。

13.2.1 肝细胞肝癌

巴塞罗那临床肝癌研究组(Barcelona Clinic Liver Cancer group,BCLC group)和美国肝病研究学会(AASLD)新进展对肿瘤、肝功能及患者身体状况相关的研究进行了综合分析,并在此基础上提出了分期/治疗分类[5,6]。因此,对于直径小于 2cm 或 3cm 的单发肿瘤,即使允许手术切除,也推荐行射频消融术[7]。大于 3cm 的肝细胞癌(hepatocellular carcinoma,HCC)行射频消融的指征尚未明确。这种情况下,不完全消融的风险随着病灶直径的增大而增加[8]。如患者达到以下任一标准,不可经皮操作,而在我们中心则采用 LRFA 代替[9]:

(a) 凝血功能严重受损[血小板<40 000/μl 和(或)INR>1.20];

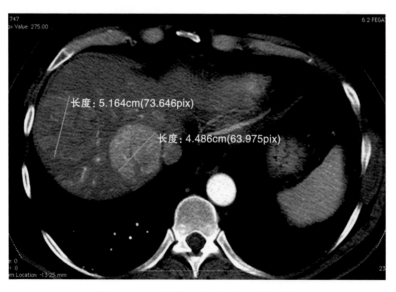

图 13.1 CT 扫描显示肝右叶 2 个大肿瘤

（b）直径小于 5cm 的大肿瘤或多发病灶需要反复穿刺（图 13.1）；

（c）表浅病灶，邻近腹腔镜可移动的内脏：结肠的热穿孔风险（图 13.2a）大于胃（图 13.2b）和小肠；

（d）病灶邻近肝内结构（图 13.3）：腹腔镜手术致胆管热损伤的风险更小，它可对病灶进行散热保护，当病灶邻近胆囊时（图 13.4），可同时进行胆囊切除术；

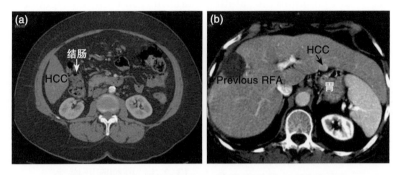

图 13.2　CT 扫描显示紧邻内脏（结肠或胃）的肝内表浅病灶

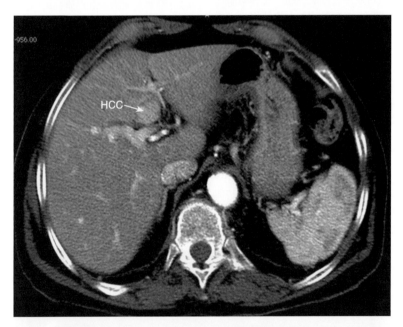

图 13.3　CT 扫描显示邻近肝内胆管汇聚处的肝癌结节

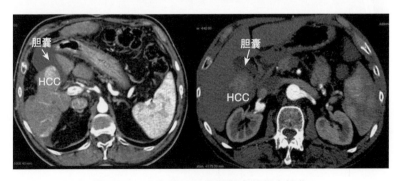

图 13.4　CT 扫描显示紧贴胆囊的肝癌结节

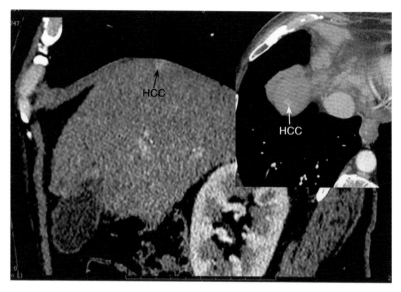

图 13.5　CT 扫描显示经皮超声无法显示的肝顶部肝癌结节

（e）深部病灶经皮穿刺困难（图 13.5）；

（f）HCC 肝脏手术、酒精消融术、TACE 术后短期内复发。

表 13.1 列举了使用 LRFA 而非经皮 RFA 或手术切除的不同原因。

表 13.1　1379 例采用 LRFA 而不使用经皮 RFA 或手术切除的原因（每例有一个原因以上）

经皮穿刺 RFA	例数（%）	肝段切除术	例数（%）
邻近内脏结构的 HCC	113（30%）	切除大于 2 个肝段	161（42%）
表浅病灶	74（19%）	BCLC 分期 A2 以上	226（60%）
经皮超声检查观察困难	230（61%）	肝动脉栓塞化疗术后局部复发	37（10%）
腹腔镜超声分期（其他可疑病灶）	344（91%）	其他严重并发疾病	95（25%）
有出血倾向的患者［血小板< 50 000/μl 和（或）INR>1.2］	154（41%）	患者拒绝	95（25%）
		年龄大于 78 岁	52（14%）

13.2.2　肝转移瘤

　　肝转移瘤处理的"金标准"是外科手术切除[10]。然而由于肝脏病灶的位置、数量、残肝体积大小等特点，以及患者的身体状况、化疗毒性、有无合并症等，仅有 10%～25% 的患者可行手术切除[11]。肝转移瘤患者选择 RFA 而不是手术治疗的原因是多方面的。相当一部分患者的原发肿瘤是无法切除的。其余的患者中大多由于严重的临床合并症、年纪较大、疾病进展迅速等原因无法行手术治疗。对于无法行手术切除的患者，可选择 RFA 作为治疗手段[12]。病灶的数目不应作为 RFA 的绝对禁忌证；然而，大多数医疗机构会倾向处理少于 5 个病灶的患者。目前的设备大多可使长轴不超过 3cm 的目标肿瘤达到完全消融。假设一位结直肠癌合并肝转移的患者进行了腹腔镜手术，如肝内为可切除病灶，进行结肠切除术的同时进行 LRFA 比行肝段切除术更加安全；如肝内病灶不可切除，应在双阶段治疗中先行 LRFA，再行结肠切除术（图 13.6）。

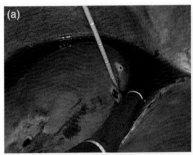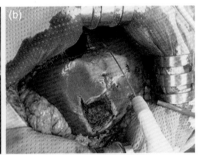

图 13.6   **a**:部分结肠切除术中行腹腔镜下肝 S4 转移灶(2 个)微波消融;
b:多肝段切除术并肝右叶肿瘤射频消融术

13.3   选择哪种"武器"呢? 射频消融还是微波消融?

射频消融和微波消融均为有效的治疗手段。射频消融产生的高频交流电可导致热凝固和蛋白质变性。当温度上升至 45℃ 以上时,细胞蛋白变性,失去正常结构。单极射频消融及双极射频消融均可使用,单极更常用于肿瘤消融[13]。当使用单极射频消

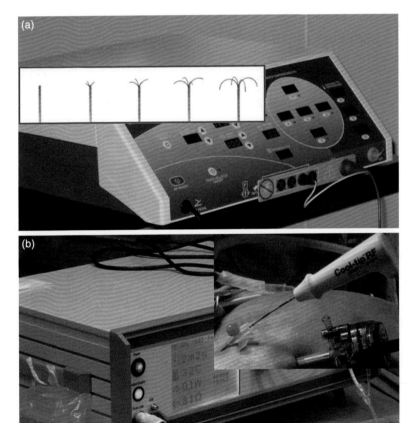

图 13.7   射频消融技术。**a**:其中一种为多电极射频消融,射频针可从针尖部向肿瘤内伞状发射一定量的弧形电极;**b**:另一种为冷极消融,直线型的电极内部有冷水循环技术

融时,需在患者的大腿上放置一个较大的离散电极(接地垫)。有效电极产生的电流经过组织会导致离子激化,离子相互摩擦产生热能,继而导致细胞即时和不可修复的损伤,最终导致凝固性坏死。射频导致的热损伤取决于组织达到的温度和热力效应持续的时间。凝固性坏死的范围亦受电极直径的影响[14]。目前,仪器市场上存在两种射频消融技术产品(图 13.7),其中一种是多电极射频消融,即射频针内有活动性内套针,可向针尖周围组织放射状布置一定量的弧形细针,产生较大的球形热损伤。另一种是冷极射频消融,射频针内部有冷水循环技术,可以避免组织炭化从而达到较大的消融范围。我们的经验发现某些指征的腹腔镜操作更适合使用冷极射频针[4]。限制以上两种热消融范围的主要因素是肝脏灌注。普通的肝内灌注可以带走组织内的热量,尤其是当病灶邻近肝内大血管时(热沉效应)[15]。

微波消融是另一种局部消融手段,已在临床上使用 20 余年[16],近期由于微波技术的巨大进步再次引起了关注[17]。微波消融常用频率为 915MHz 和 2.45GHz,依靠组织自身的极性水分子在电场作用下振动产生热量(图 13.8),常使用单根、双根或

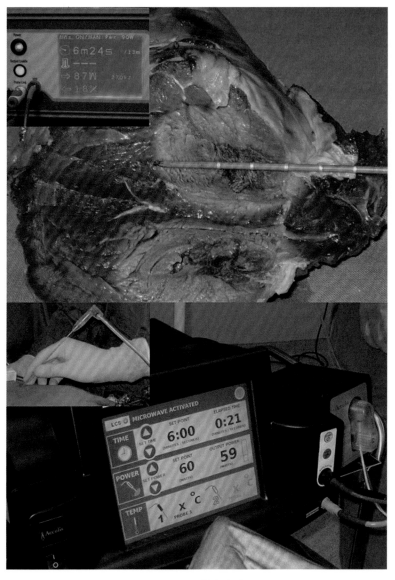

图 13.8　微波消融

多根布针方式。微波消融的优势在于先激活热量，微波的传导不再限制于组织的干燥和碳化。另外，微波消融不需要在患者身上使用接地垫，可以避免潜在的烫伤风险，后者会出现在 RFA 操作中。单独使用 2.45GHz 系统进行微波消融 4 分钟，消融范围可达 4cm×6cm，消融 8 分钟，消融范围可达 5cm×7cm。微波消融与射频消融相比，疗效相近，但无组织依赖性，且在大肿瘤中升温较快。因此，微波不易受组织灌注或热沉效应的影响，在低电导率组织中穿透性更好[18]。然而，微波穿刺针直径更大（14G），由于没有热沉效应，导致血管、胆管损伤的风险增加。所以，无法界定哪种射频手段更好，应该根据肿瘤的大小和位置选择不同的射频方式。

13.4　热消融：手术流程

13.4.1　手术室

一个高效的消融手术室是成功的关键。合适的手术台很重要，应能允许将患者在术中置于正反特伦德伦伯卧位（Trendelemburg position）。超声显示屏应置于腹腔镜监视器的同一视线方向。可使用同一个显示器进行屏幕拆分，如画中画视频效果，便于在经腹腔镜超声引导下的射频消融过程中同时监测腹腔镜及超声图像（图 13.9）。一般来说，外科医生

站在患者的右侧，超声仪器放置在患者右手臂板的右侧，腹腔镜仪器放置在患者右肩旁（图 13.10）。射频或微波消融仪器也放置于患者的右侧。需要检查的仪器清单如下：

- 腹腔镜设备（通常置于带轮子的架子上）：
  - 监视器：高分辨率平板监视器，较传统监视器移动更便捷；
  - 气腹机：推荐使用高流量气腹机，输气流量达 30L/min；
  - 成像处理单元：腹腔镜摄像机可使用单晶片或三晶片摄像系统，可提供真彩色、高保真度的高质量图像；
  - 光源：高强度光源是保证腹腔镜图像亮度的先决条件。
- 腹腔镜光学器件：30°或 45°腹腔镜用于近景观察肝脏的弧形表面，便于直视下引导射频电极穿刺。此外，通过旋转镜头可以在射频术中以不同角度进行观察。
- 凝固切割的能量源：标准的单极或双极电烙器用于止血和分离组织。对于肝硬化患者，血供极丰富的粘连组织应改变能量源进行固化，如超声波。
- 超声仪器：我们使用的超声仪器已配备腹腔镜专用超声探头，直径 10mm，长约 50cm，头端有弹性可弯曲。5~7.5MHz 的电子线阵探头，安装在探头轴的尖端侧方。探头表面的长度为 38mm，成

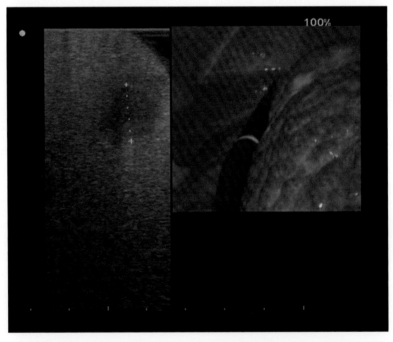

图 13.9　在同一个监视器上分屏可同时观察腹腔镜和超声图像

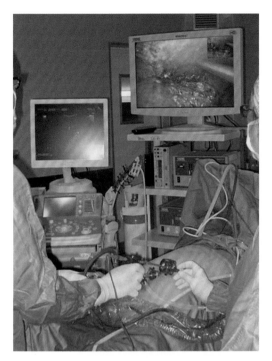

图 13.10　超声仪器位于患者的右侧,腹腔镜仪器位于患者的右肩上方

像范围约 4cm,深度 6cm。近期我们也在肝脏 LUS 的同时使用微凸阵探头进行超声造影检查:加做术中超声造影可以提高病灶的分辨率、新生恶性病灶的检出率、肝内肿瘤消融效率以及肿瘤边缘的射频效果(图 13.3)。

- 冲洗吸引设备。
- 手术操作台:用于脐部切口的小牵引器、穿刺套管针(大小和数量取决于手术计划)、腹腔镜仪器(无损伤抓钳、肠管抓钳、电凝钩和剪刀)。
- 18G 切割式活检针:全自动触发的切割针便于单手持探头时另一只手持针操作。气腹状态下肝表面与腹壁分离,位于肝脏后叶或高位(S4a 及 S8)的病灶需使用 25~27cm 的长针穿刺。
- 射频消融仪/微波消融仪(电极/天线):事实上我们使用的是双向消融系统,在一个硬件上同时配置了微波和射频发射器。射频消融时,我们使用 17G 冷极消融针,外露针尖长度约 3cm,针轴长度约 250mm。微波消融时,我们使用 14G 水冷却微波消融天线,针轴长度约 270mm。

13.4.2　腹腔镜技术

　　腹腔镜下射频消融或微波消融常规在气管内全麻下进行。导尿管仅用于监测肝硬化患者术后排尿

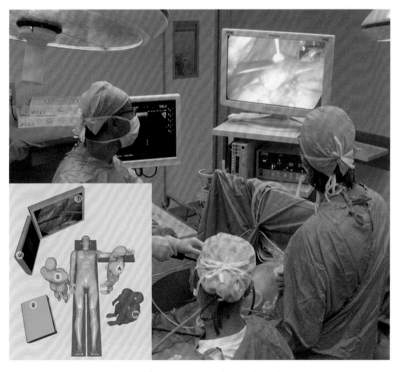

图 13.11　LRFA 术中患者体位及手术室布置(病灶位于肝 S4、S5、S8):患者仰卧位,双腿内收,医生站在患者的右侧

量。鼻胃管可用于术前胃部排气。如果使用射频消融设备,至少使用两个大面积的接地垫。

患者体位取决于肝内病灶的位置。通常患者术中为仰卧位,左手臂外展;医生站在患者右侧(图13.11)或者患者两腿之间(图13.12)。如肿瘤位于S6或S7,患者应为斜卧位或左侧卧位,右侧肢体抬高45°,右手臂抬高并固定于胸前,医生站在患者的左侧或者右侧(图13.13)。

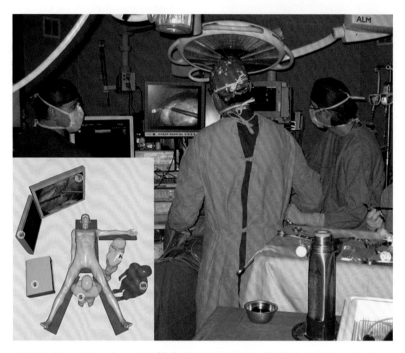

图13.12　LRFA术中患者体位及手术室布置(病灶位于肝S1、S2、S3、S4):患者仰卧位,双腿外展,医生站在患者双腿之间

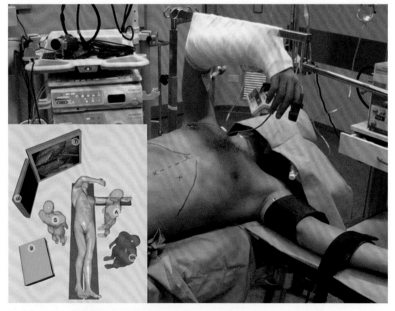

图13.13　LRFA术中患者体位及手术室布置(病灶位于肝S6、S7):患者呈斜卧位或左侧卧位,右侧肢体抬升45°,右臂抬高并固定于胸前,医生站在患者左侧

腹腔镜超声探头的导入位置受限于套管针的位置:首先行脐部穿刺用于腹腔镜探查,然后第二个穿刺口将用于腹腔镜超声检查,位置的选择取决于术前影像学评估和术中腹腔镜条件。超声探头可直接接触湿润的肝包膜对肝脏实质进行探查。然而,肝顶部为凸面圆顶状,探头接触不良,检查较困难,可注入盐水后于器官顶部进行检查(水浸法)(图13.14)。有些情况下,还可以将腹腔积气量减少至 6 ~ 8mmHg,从而使探头与肝表面形成合适的角度,便于探查。

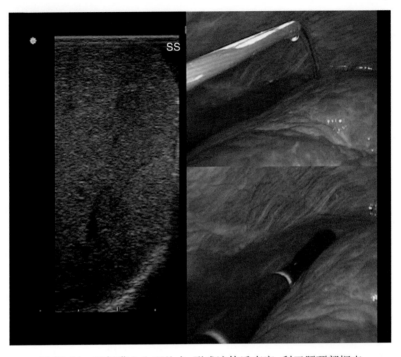

图 13.14　局部灌入生理盐水,形成液体透声窗,利于肝顶部探查

先使用腹腔镜超声进行全肝扫查,测量每个肿瘤的大小并根据肝 Couinaud 分段法进行描述。病灶确认之后,可将电极准确地插入肿瘤。

当肿瘤位于肿大肝脏的 S1 以及后部肝段时,应使用更长的腹腔镜电极(27cm)。电极到达肝表面的支点前需穿过腹壁和气腹空隙,因此电极尖端的行进就比较难以操控。可使用 2mm 的导管针或者 14G 的套管针穿过腹壁,将电极穿过针鞘,达到固定电极尖端的作用。

腹腔镜引导下介入操作的理想工作条件如下:(1)病灶清晰可见:超声探头经肝表面探查需清晰完整地显示肿瘤的长轴;(2)电极必须放置于腹腔镜超声探头旁,轻微斜向探头,与探头的轴线呈锐角(图13.15)。

实际上,电极插入肝实质之后,轻轻旋转探头即可辨认出电极声像,并引导其尖端穿刺入病灶内。如果电极与肝表面之间的角度过锐,很有可能电极位置仍较表浅,平行于探头长轴,未到达肿瘤。对于肝后叶的病灶,需将电极由病灶后方的肝表面插入

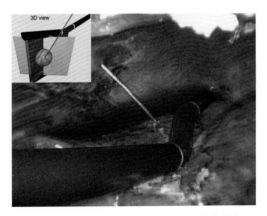

图 13.15　根据 LUS 图像判断电极的穿刺角度有助于准确地穿刺入病灶中央

至肝实质内,此时探头无法同时观察到肿瘤及电极针尖(图13.16)。另外,由于腹腔镜引导下介入操作全程均为徒手操作,推荐使用穿刺适配器:将活检通道与超声探头轴部结合,可以使某些肝段内的病灶布针更准确。对于要求多针叠加消融的病灶,距

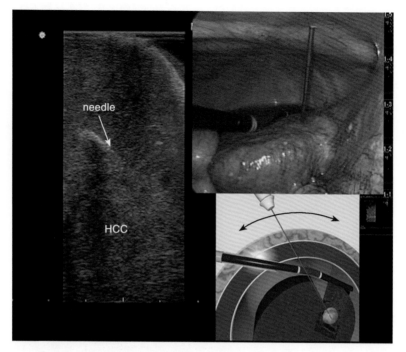

图13.16   对于肝后叶的深部病灶,电极插入位置较深(穿刺盲区)

离腹腔镜超声探头最远的区域应最先消融,局部组织汽化所产生的强回声效应不至于掩盖余下的未消融区域。

13.4.3   其他技术:肝内血流阻断

该技术可在病灶周围形成缺血带,扩大坏死区域[19],可降低消融不全及局部复发的风险。为了进行选择性肝门静脉闭塞,应先使用彩色多普勒超声辨认出病灶的主要供血血管,然后在超声引导下,将电极直接穿刺入邻近血管,消融周期为2~4分钟(射频)或60~90秒(微波)。再次使用彩色多普勒超声显像确认血管区域的凝固性消融,同时在肝表面观察到脱色区(图13.17)。接下来可对病灶进行常规消融。

13.4.4   其他技术:冷却技术

如果肿瘤位于肝门区,射频或微波消融会对胆管造成物理性或热损伤,从而导致胆管狭窄。

术前行内镜下鼻胆管引流术,经皮射频/微波消融的同时在管内灌注冷却的5%葡萄糖等渗液体,可以有效避免胆管损伤[20]。如行经皮经肝胆管引流术,亦可使用该冷却技术,但技术要求更高,因为肝内胆管通常较细。另一项技术是腹腔镜下射频/微波消融术中胆总管内冷却技术,可将导管经胆囊

管(必须行胆囊切除术)穿刺入胆总管或直接穿刺入胆总管(胆总管切除术)。然而,如患者合并肝硬化,以上操作将相当困难[21]。

另一个低创且有效的方法是在腹膜腔内放置纱布,将其环绕在肝十二指肠韧带周围。然后通过灌注器注入冷盐水将其浸渍,以此冷却肝门静脉及动脉系统内血流,将消融区域的热量带走,从而保护胆管,避免消融热损伤(图13.18)。

胆总管冷却技术所带来的潜在的热沉效应可能会影响射频/微波消融的效果,导致局部复发的风险增高,因此,血管结构旁的大病灶可先行冷却技术再进行热消融,一个月之后再进行经肝动脉栓塞化疗术。

13.4.5   其他技术:腹腔镜下超声造影

部分肝细胞肝癌病灶呈等回声,在腹腔镜超声检查中亦难以辨认。经腹壁超声造影已证实可对肝内病灶进行更好的定位及定性诊断。术中对比-增强超声造影检查可以在图像上清晰辨认肝脏肿瘤,准确诊断新生灶,提高消融效能以及减少肿瘤边缘的残留。操作时需经过较大的腹腔镜切口(直径约35mm)置入一个微凸阵探头(模型 UST-9146T,Aloka),使用荷包缝合将其固定在气腹中(图13.19)。腹腔镜下超声造影成像可用于识别肝癌结节以及在

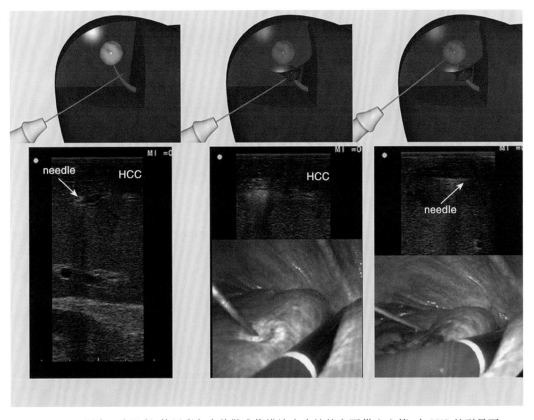

图 13.17 肝内血流阻断:使用彩色多普勒成像辨认出病灶的主要供血血管,在 LUS 的引导下,电极直接穿刺入该血管,消融 2～4 分钟后,肝表面出现脱色区,此时可将电极穿刺入病灶内进行常规消融

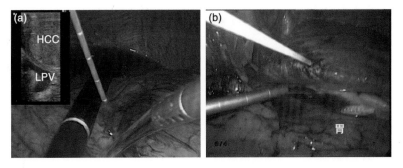

图 13.18 **a**:门静脉左支旁 HCC 病灶;**b**:肝膈面 HCC 病灶,与胃壁相邻:在肝十二指肠韧带(**a**)周围或肝左叶(**b**)下方放置浸渍了冷盐水的纱布

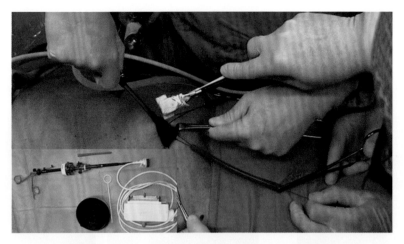

图 13.19　经 3cm 腹壁切口将微凸阵探头放入腹膜腔内

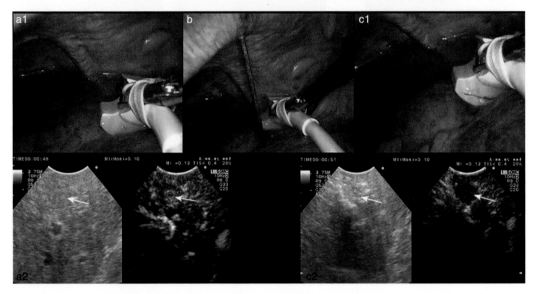

图 13.20　经腹腔镜超声造影成像与普通超声相比能更好地识别病灶特征(a1 和 a2)。RFA 后经腹腔镜超声造影成像可以明确坏死区域,判断 RFA 效果(c1 和 c2)

射频消融后明确坏死区域(图 13.20)。

13.5　结果

1997 年 11 月至 2012 年 8 月,379 名肝癌及肝硬化患者符合前文所述适应证,并行腹腔镜下射频消融术。表格 13.1 展示了进行腹腔镜下射频消融而非经皮射频或手术切除的不同原因。这个实验中,巴塞罗那分期 A 期患者 360 人(A1:103 人;A2:50 人;A3:38 人;A4:169 人),B 期患者 14 人,C 期患者 5 人。仅对巴塞罗那分期 A 期的患者(360 人)进行分析。

1 个月后,355 名患者中有 330 名(93%)达到完全消融(有效操作):94% 为单发肿瘤,92% 为多发结节(P 值未做说明);射频消融组与微波消融组相比无明显差异(93% 比 92%,$P=NS$);高风险部位肿瘤使用冷却技术消融的患者与其他患者相比无明显差异(92% 比 93%,$P=NS$);使用肝内血流阻断技术消融的患者的完全消融率高于其他患者(100% 比 91%,$P=0.010$)。表格 13.2 为术后早期并发症的 Clavien 分类[22]。只有 4 名患者出现Ⅲ b 级并发症,需要外科再介入(2 例穿刺口出血,1 例因酒精消融针穿刺导致肝表面出血,1 例为横膈膜静脉出血)。只有 3 名患者出现Ⅲ a 级并发症(1 例行穿刺抽液术,1 例行胸腔穿刺术,1 例行腹腔镜下鼻胆管引流术)。

随访期间(28.4±28.9 个月),205 名患者(58%)出现肝内复发。表 13.3 总结了不同的肿瘤复发模式及处理方法。表浅病灶及紧邻其他结构的病灶可有效地使用冷却技术进行治疗,避免了严重的并发症,如胆管狭窄、内脏损伤、门静脉血栓形成等。其他技术如微波消融及血管闭塞技术有望减少局部或早期的肿瘤复发,但目前暂无统计学证据,有待进一步追踪随访和更多病例研究来证实。

表 13.2　术后并发症(每位患者发生一种以上并发症)

	例数(%)	Clavien 分类法		例数(%)	Clavien 分类法
腹水	22(6%)	Ⅰ 级:13	腹膜出血	3(0.8%)	Ⅲb 级:3
		Ⅱ 级:8	上消化道出血	0	
		Ⅲ 级:1	脏器穿孔	0	
肝性脑病	14(4%)	Ⅰ 级:11	胆瘘	1(0.6%)	Ⅲa 级:1
		Ⅱ 级:3	肝脓肿	0	
黄疸(>3mg/dl)	33(9%)	Ⅰ 级:30	胸膜渗出	2(1.2%)	Ⅰ 级:1
		Ⅱ 级:3			Ⅲa 级:1
腹壁切口血肿	32(9%)	Ⅰ 级:29	皮肤烧伤	1(0.6%)	Ⅱ 级:1
		Ⅱ 级:2	无并发症	266(74%)	
		Ⅲb 级:1			

表 13.3　肝细胞肝癌复发

	肝癌复发	P	局部复发	P	早期复发(<12 个月)	P
总例数(355)	205(58%)		83(23%)		117(33%)	
RFA(49)[a]	17(35%)	无说明	11(22%)	NS	16(33%)	NS
WMA(62)[a]	20(32%)		10(16%)		11(18%)	
冷却技术(49)	20(41%)	0.010	7(14%)	NS	11(22%)	NS
其他(306)	185(60%)		76(25%)		106(35%)	
血流阻断(71)[b]	41(58%)	无说明	12(17%)	NS	19(27%)	NS
其他(174)[b]	88(51%)		45(26%)		59(34%)	

[a] 2009 年 11 月起行微波消融(MWA)
[b] 2004 年 5 月起使用血流阻断技术

(郑玮　邹如海　译)

参考文献

1. Vapenstad C, Rethy A, Lango T et al (2010) Laparoscopic ultrasound: a survey of its current and future use, requirements and integration with navigation technology. Surg Endosc 24:2944–2953
2. Montorsi M, Santambrogio R, Bianchi P et al (2001) Laparoscopy with laparoscopic ultrasound (L-LUS) for the pre-treatment staging of hepatocellular carcinoma: a prospective study. J Gastrointest Surg 5:312–315
3. Santambrogio R, Opocher E, Pisani Ceretti A et al (2007) Impact of intraoperative ultrasonography in laparoscopic liver surgery. Surg Endosc 21:181–188
4. Santambrogio R, Bianchi P, Pasta A et al (2002) Ultrasound-guided interventional procedures of the liver during laparoscopy: technical considerations. Surg Endosc 16:349–354
5. Bruix J, Sherman M (2005) Management of hepatocellular carcinoma. Hepatology 42:1208–1236

6. Bruix J, Sherman M (2011) Management of hepatocellular carcinoma: an update. Hepatology 53:1020–1022

7. Livraghi T, Meloni F, Di Stasi M et al (2008) Sustained complete response and complications rates after radiofrequency ablation of very early hepatocellular carcinoma in cirrhosis: is resection still the treatment of choice? Hepatology 47:82–89

8. Livraghi T, Goldberg SN, Lazzaroni S et al (2000) Hepatocellular carcinoma: radiofrequency ablation of medium and large lesions. Radiology 214:761–768

9. Santambrogio R, Opocher E, Costa M et al (2005) Survival and intrahepatic recurrences after laparoscopic radiofrequency of hepatocellular carcinoma in patients with liver cirrhosis. J Surg Oncol 89:218–226

10. Jones RP, Jackson R, Dunne DFJ et al (2012) Systematic review and meta-analysis of follow-up after hepatectomy for colorectal liver metastases. Br J Surg 99:477–486

11. Quan D, Gallinger S, Nhan C et al (2012) The role of liver resection for colorectal cancer metastases in anera of multimodality treatment: a systematic review. Surgery 151:860–870

12. Wong SL, Mangu PB, Choti MA et al (2010) American Society of Clinical Oncology 2009 clinical evidence review on radiofrequency ablation of hepatic metastases from colorectal cancer. J Clin Oncol 28:493–508

13. Gazelle GS, Goldberg SN, Solbiati L, Livraghi T (2000) Tumor ablation with radio-frequency energy. Radiology 217:633–646

14. Goldberg SN, Dupuy DE (2001) Image-guided radiofrequency tumor ablation: challenges and opportunities, Part I. J Vasc Interv Radiol 12:1021–1032

15. Rossi S, Garbagnati F, Lencioni R et al (2000) Percutaneous radiofrequency thermal ablation of nonresectable hepatocellular carcinoma after occlusion of tumor blood supply. Radiology 217:119–126

16. Saitsu H, Yoshida T, Taniwaki T et al (1991) Laparoscopic coagulonecrotic therapy using microtase for small hepatocellular carcinoma (in Japanese). Nippon Shokakibyo Gakkai Zasshi (JPN J Gastroenterol) 88:2727

17. Lee KF, Hui JWY, Cheung YS et al (2012) Surgical ablation of hepatocellular carcinoma with 2.45 GHz microwave: a critical appraisal of treatment outcomes. Hong Kong Med J 18:85–91

18. Qian GJ, Wang N, Shen Q et al (2012) Efficacy of microwave versus radiofrequency ablation for treatment of small hepatocellular carcinoma: experimental and clinical studies. Eur Radiol 22:1983–1990

19. Santambrogio R, Costa M, Barabino M, Opocher E (2008) Laparoscopic radiofrequency of hepatocellular carcinoma using ultrasound-guided selective intrahepatic vascular occlusion. Surg Endosc 22:2051–2055

20. Elias D, El Otmany A, Goharin A et al (2001) Intraductal cooling of the main bile ducts during intraoperative radiofrequency ablation. J Surg Oncol 76:297–300

21. Lam VWT, Ng KKC, Chok KSH et al (2008) Safety and efficacy of radiofrequency ablation for periductal hepatocellular carcinoma with intraductal cooling of the central bile duct. J Am Coll Surg 207:e1–e5

22. Clavien PA, Barkun J, De Oliveira ML et al (2009) The Clavien-Dindo classification of surgical complications: five-year experience. Ann Surg 250:187–196

第 14 章　超声引导下机器人肝切除术

Alberto Patriti, Marco Carlani, and Luciano Casciola

14.1　简介

不论肿瘤的数目多少、所处位置,其至在肿瘤浸润肝静脉这种严重情况下[1],术中超声的进展都减少了肝大部分切除术的必要性。这种趋势是基于以下临床证据,即认为对于结直肠癌肝转移和肝细胞癌,保留肝实质的切除术与肝大部分切除术在肿瘤学上是等效的,即便对于肝细胞癌来说,疾病的不同性质会对肝切除术技术层面有影响[2]。继发于肝硬化的肝功能受损需要操作在肿瘤学需求和肝实质保留之间取得平衡。肝细胞癌沿着门静脉扩散,并且可以由原发肿瘤导致直径达 2cm 的卫星结节。因此,包括肿瘤累及的肝实质连同它的滋养门脉分支的解剖性切除是肝细胞癌的金标准治疗[3]。此外,保留肝实质有降低发病率而不改变长期疗效的额外优势,并且万一肝脏肿瘤复发,可提供重复肝切除术的可能性[4]。腹腔镜手术是否具有在开放性超声引导下的肝脏手术的优势仍待考究,尤其是对于累及肝静脉和位于后上段的病灶。在研究腹腔镜对靠近后上段的肝恶性肿瘤的作用中,对于前段的病灶,肝大部分切除术相对于肝小部分切除术仍然是优选。这个矛盾源于两大原因。挑战深且小的病灶的腹腔镜术中超声探查和超声引导下肝切除术以及死板的腹腔镜工具不允许进行弯曲或者成角的切除操作,而这在肝后区的肝实质保留切除术中是必要的[5]。一种机器人(da Vinci Robotic System Intuitive Surgical Inc.,Sunnyvale,CA)介绍了图像整合技术以及实现"仿真手腕"运动,其承诺可以克服局限性,扩大保留肝实质微创手术的应用范围甚至对位于后上段或累及肝血管的病灶也可适用。这一章讨论了进行机器人超声引导下肝切除术的技巧和技术特征。

14.2　达芬奇机器人系统

达芬奇机器人系统(da Vinci robotic system)已经逐渐由第一代三臂系统升级到当前的携带四臂和一个高分辨率(HD)三维摄像机的轻型机型。机器人系统是为了对外科医生手指动作进行探测、过滤并将其机电性转化为器械精准的、按比例微调的动作。从根本上讲,达芬奇机器人系统由 3 个模块构成:外科医生操纵台、床旁机械臂系统和内窥镜或显示系统。连接机器人机械臂的器械是相互铰接的,动作自由度高达 7 级[6]。

14.2.1　外科医生操纵台

操纵台包括硬件、软件和系统的人机界面。后者包括双目显示器、主控制台、系统设置的控制面板、脚控制踏板。外科医生坐在操纵台前面,通过一个高分辨率三维显示屏观察手术区来进行手术。2 个主控器允许外科医生使用每只手的拇指和食指移动机器人器械。系统将外科医生手腕和手指的运动转化为对外科器械的实时动作。在达芬奇 S 模型中,有 5 个脚踏板:使手术器械从控制台松开的离合器脚踏板、摄像机、允许手术视野调整的聚焦脚踏板、单极和双极凝固踏板。2 个踏板各位于一侧,左侧有摄像头、内窥镜刻度和动作按比例缩放系统,右侧有系统启动控制,紧急停止控制和待机按钮。如果有需要的话,系统可以迅速关闭进入待机模式。

14.2.2　床旁机械臂系统

操纵台是靠可以完成双向信息传送的电缆与机械臂系统相连接的。机械臂系统包括 4 只机械臂:一只持镜臂和 3 只工作臂。需要用塑料薄膜覆盖无菌机械臂,因为这是机器人到达手术区域的唯一部分。机械臂是通过专用的 8mm 套管针进入患者腹腔内的。通过一系列多连接和一个终端枢轴连接,对应 8mm 套管针,每一个机械臂都能像智能人手一样移动。

内窥镜柱和摄像机系统有一套标准的腹腔镜柱的特征,如监视器、二氧化碳吹入器、高强度双光源和摄像机设备。有 10 倍放大率的摄像机系统配备了带有 2 个三芯片摄像头的双透镜系统。在双目望远镜中，投射入外科医生眼睛里的图像的空间分离允许操纵台上呈现真实的三维图像。

仿真机械腕设备。有大量的专用设备是可用的（手术钳，钩，双极镊，抓钳等等）。几乎所有这些器械都带有 7 个自由度的铰接尖端，唯一例外的是超声刀。位置传感器过滤了人手抖动信号。几乎所有的器械均可使用 10 次。

14.3　在机器人手术中的图像整合

不管是开放式还是微创肝脏手术，大部分都依赖于术前影像学（CT 和 MR）和术中超声，以便对血管和胆管解剖进行评估、对已知或者隐匿的肝内病灶进行识别以及制定手术计划。这方面在无法获得触觉反馈的微创手术中尤为重要。尽管医用机器人技术快速发展，但仍有很多的问题使机器人辅助肝脏手术的效果并不理想，这可能在不久的将来被攻破。传统的传递外科手术视野、超声视野和术前图像的方式是通过几台液晶显示屏来完成，而传递麻醉信息则需要更高端的显示屏。当腹腔镜肝切除术转变为使用机器人时，多监视器上的多数据源问题变得繁琐，因为它要求外科医生从机器人操纵台上抽离出来，去关注至关重要的信息源。通过抽离，外科医生可能发现，在肿瘤切除过程中整合肿瘤位置的关键信息是很困难的。实际上，对于这个问题有不同的解决方法。最简单的方式是将腹腔镜超声的

视频出口通道连接到机器人视频入口通道。如图 14.1 所示，输出视频电缆将 Aloka ProSound Alpha-7 视频输出通道连接到达芬奇 S 腹腔镜柱的输入视频通道。操纵台外科医生可以通过三维显示屏的分区显示屏模式和腹腔镜监视器辅助查看到超声图像（图 14.2）。这种方法的缺点在于无法处理多数据源。为了比较腹腔镜术中超声和术前图像，外科医生在操纵台上需要一台计算机。TilePro 软件（Intuitive Surgical Inc., Sunnyvale, CA）致力于达芬奇平台，已经解决了这个难题。TilePro 可以在机器人操作显示器上显示多数据源，为外科医生提供一个更加可靠的系统来整合所有的解剖信息。TilePro 可以同时在多达 2 个数据源中传递信息。数据叠加在手术视野上，且可以通过输出视频或者数字化可视接口（DVI）输入操纵台。总共可以有 6 个数据源，每次可以切换到当前的任意两个数据源给操纵台外科医生。此外，数据可以传送给房间内的所有监视器，因此，助手、护士和麻醉团队可以看到同步播放。在操纵台显示器中的 TilePro"收件箱"可以根据外科医生喜好进行缩放，且以 512×384 像素的分辨率进行 50% 的显示。数据的来源是无限的；静态图像、图像数据，甚至是动态视频、腹腔镜术中超声，都可以输入。操纵台外科医生可以单击摄像机脚踏板来进行切换或者删除信息[7]。该技术的第二个优点是适用于超声探头。使用标准腹腔镜探头，术中超声依赖于主刀医生，所以如果在超声上未经训练，外科医生从操作台移步到超声工作台上会造成时间的浪费和信息的丢失。推荐 2 种不同的解决方法。

US System

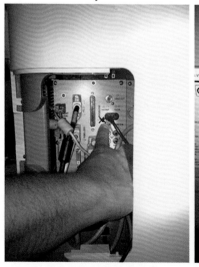

Robotic Column

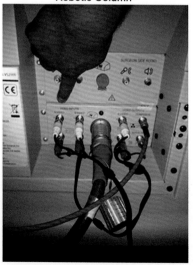

图 14.1　Aloka ProSound Alpha-7 和达芬奇 S 之间经视频输出电缆的连接

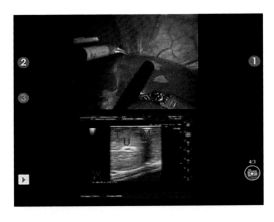

图 14.2　使用传统腹腔镜探头的分屏显示模式;肿瘤(T);脐部(U);双极钳标记的切除边缘(M)

　　BK 医疗最近将市场定位于配备由机器人抓钳操纵的腹腔镜探头的超声仪(ProGrasp Forceps, Intuitive Surgical Inc. , Sunnyvale, CA)(图14.3)。ProART 机器人探头类型 8826 与 Flex Focus 800 超声系统搭配使用,并且能由无线电远程操控 UA1237,从而与达芬奇外科手术系统配套使用。探头背面有一个翼片,它可以由 ProGrasp 手术钳夹持并由操纵台医生操控。Flex Focus 800 通过一个数字化可视接口电缆连接达芬奇 Si 操纵台,从而使用 TilePro 进行图中图整合,并且操纵台医生可以进行远程调整。日立 Aloka 已经提供相似的系统。第二个解决方法已经在临床前期测试过了。腹腔镜术中超声的一种新的机器人设备样品已经由约翰霍普金斯大学和直觉公司合作发展起来。该设备是由一个线阵探头组成的,它安装在医生控制台铰接式探头上,由主要工具控制器控制[8]。在临床前期试验中,探头用于专用开源软件,使其能以不同的方式显示超声图像。"分区屏幕显示模式"使外科医生可以并排看到内窥镜和超声图像。"图中图"显示模式将超声图像插入内窥镜视野中而"闪光灯"显示模式最终将超声图像以 3D 成像的模式显示在操纵台的立体显示屏上。这个模式的效果在于传感器通过物理方法获取的超声图像在屏幕上的显示。图像放大和摄像机过滤器是机器人图像系统的其他进步,未来的临床应用将会很有趣。这个进步的关键在于操纵台上数字化图像可被轻易控制,且摄像机可根据光的不同频率调整到对其最敏感。直觉公司最近通过了欧洲市场新系统的组成成分,包括一个可完成可视光和近红外线图像的外科内窥镜。三维高分辨率立体摄像机经由一个可弯曲导光管,通过外科内窥镜,提供了可见光和近红外线照明。系统允许外科医生在微创外科手术中实时观察到血管和微血管内的血流、组织和器官灌注、胆汁排泄的高分辨率近红外图像。临床研究已经采用了配备有这类摄像头的达芬奇机器人系统,代替了使用吲哚菁绿的术中胆管造影术,以便勾勒出胆管的解剖和检测切除表面的胆汁泄漏[9]。

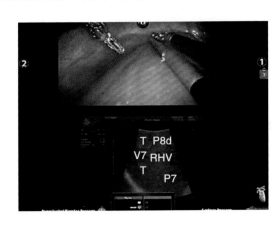

图 14.3　使用 BK 探头的分屏显示模式;肿瘤(T);S8 背侧的门静脉分支(P8d);肝右静脉(RHV);S7 的肝静脉(V7);S7 的门静脉分支(P7)

14.4   手术室设置、患者和套管针位置

机器人对接和患者体位对于轻松接触所有不同肝段是至关重要的，主要在于两方面原因。实际上，机械臂系统是很笨重的，因此一旦机械臂与套管针相连接，更换位置和操作区域就相对很困难。其次，一个恰当的患者体位对于利用重力和肝脏的重量来改善暴露是很有必要的。因此，在手术室中的所有设备的位置，套管针和患者都必须根据肿瘤位置进行个体化设置。当肿瘤靠近前段和 S1（尾状叶）时，一个反向的特伦德伦伯仰卧位是最理想的患者体位。主刀医生站在患者双腿之间，而洗手护士和手术器械在患者左腿外侧（图 14.4）。套管针通常顺着一条碗状线路穿经脐部定位（图 14.5）。

对于位于右后叶的病灶（S6 和 S7），患者应旋转至左侧，以便必要时提高肝活动度和有利于下腔静脉的解剖。摄像机和左侧套管针应尽可能靠近右侧肋缘，这样右侧套管针才能插入第十和第十一肋骨之间的肋间隙靠近肩胛线的位置。在这个水平上，意外损伤肺组织的风险是非常低的，且提供了进入后侧段的直接通道（图 14.6，图 14.7，图 14.8）[10]。对于累及前段和 S7~8 的双叶肝转移，这两个选择是等效的；根据肿瘤位置重新对接机器人并变换患者体位；或者使用半左侧位且机器人越过患者头部（图 14.9）。我们机构更倾向于后者，因为它不要求机器人重新对接以及手术过程中患者体位的更换，这可以避免可能带来的手术区域的污染。

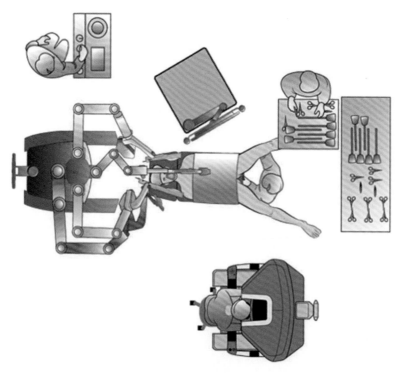

图 14.4   肝前段切除术的手术室设置

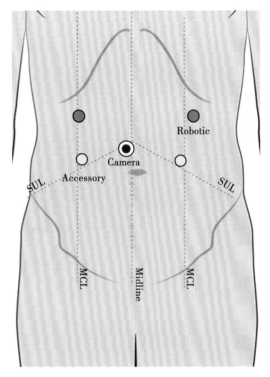

图 14.5　肝前段切除术的套管针位置

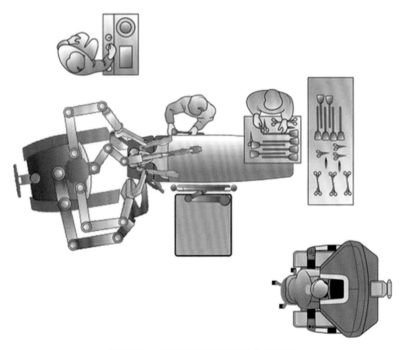

图 14.6　肝后段切除术的手术室设置

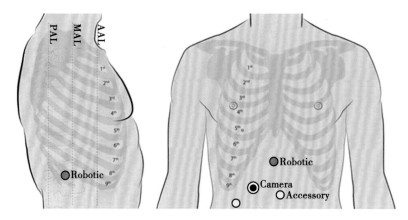

图 14.7　肝后段切除术的套管针位置

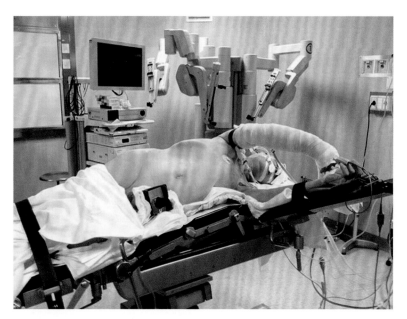

图 14.8　肝 S6 和 S7 靠上病灶的左侧卧位

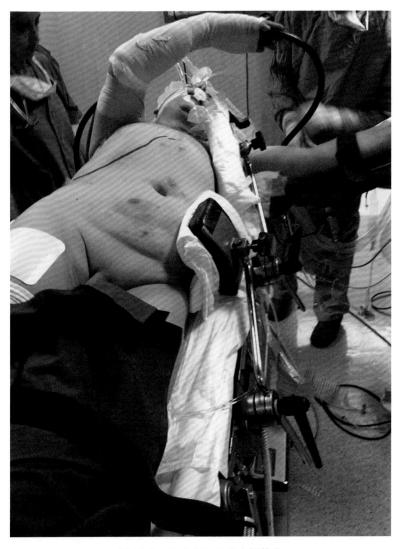

图 14.9　双叶病灶的半左侧体位

14.5　超声探查

　　超声探查遵循与传统腹腔镜肝脏手术相同的一般规则。对于腹腔镜术中超声采用的标准频率范围为 5~10MHz。超声探头是通过 10mm 或 11mm 的端口进入腹腔的,这是与操作台主刀医生用于抽吸/冲洗和撤回同样的通道(图 14.5,图 14.7)。结肠系膜上的间隙用生理盐水灌注,直到肝脏穹窿与右膈膜之间的间隙完全填满,以便更好地探查 S7~8 的裸区和肝腔汇流处。肝脏首次的超声探查应在机器人对接和对肝脏进行任何其他操作之前完成,以避免伪像。首次探查旨在为外科医生获得一个肝脏血管解剖和病灶位置的清晰三维图像。检查通常是在肝门脉表

面使用液体膜作为耦合剂进行接触扫查。肝腔汇流处在经右侧端口进入、位于 S4a 的探头下通常是很直观的。在横膈与肝穹窿之间移动探头便可识别出肝右静脉。将探头定位于 S4b 并移至右侧,可观察到门脉分叉处和右侧肝蒂。左侧肝蒂和肝左静脉从左上象限更好识别。使用线阵探头,S7~8 的横膈膜边缘探查是通过将探头置于右膈下创造出来的水表面上进行扫查的(图 14.10,图 14.11)。最后,横断面是使用单极电凝探头在肝包膜上勾勒出轮廓的。当连接上机器人并开始切除术时,由于缺乏触觉反馈,对横断面边缘持续、细致的超声评估是很必要的。使用传统的腹腔镜超声探头,主刀医生检查横断面的方向时,操纵台医生可以在屏幕上实时观察到超声图像并

建议主刀医生对探头位置做出调整。否则,操纵台医生则必须亲自移至手术台做这件事。通过上述描述的更加精细的方法,操纵台医生可以在肝实质横切的整个过程中把控探头和超声系统。就超声导向的肝细胞癌解剖性切除而言,所描述的辨别肝段边缘的这两种技术只在选定病例的微创手术中是可重复的。新一代腹腔镜超声探头——包括那些用于机器人手术的——有一个用于穿刺针引导的凹槽,可以进行 Makuuchi 穿刺技术。Torzilli 描述的"指压"是更难复制的。腹腔镜探头的线形,使用腹腔镜工具缺乏使用的压力,肝脏的厚度和硬度都是阻碍肝内门脉分支的腹腔镜压迫的因素。对于 S4b,我们个人的经验是有限的,但现在的技术缺陷不排除新设备可能的发展能在微创手术中再现这项技术(图 14.12)。

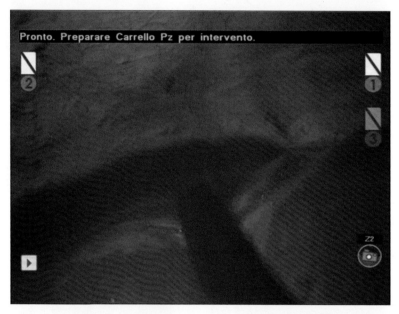

图 14.10 在肝脏动员之前 S7 的腹腔镜术中超声探查

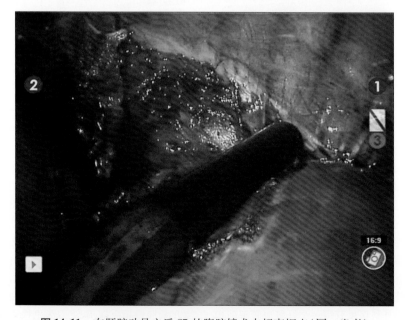

图 14.11 在肝脏动员之后 S7 的腹腔镜术中超声探查(同一患者)

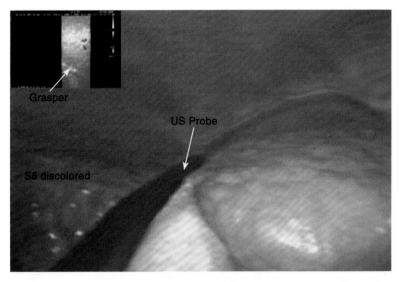

图 14.12　腹腔镜"指压技术"

14.6　流入控制

当实施非解剖性肝切除术或者当计划性肝实质横切术接近主要肝血管时,重要的是能有一个可用于间歇性阻断流入的系统。肝蒂阻断是达到血流控制目的最简单且安全的方法,但在腹腔镜手术中,它的应用被忽视了很多年。缺乏有效的流入控制使得高能设备的肝实质横切术和有限自由度的吻合器备受青睐。反过来说,这导致了大部分腹腔镜肝脏外

科医生进行直线大部分肝切除术,甚至是对于孤立性后上段的病灶。因此在微创手术中,想安全地进行超声引导下的切除术,尤其是对于深部病灶或是处理大的肝实质内部血管时,肝蒂阻断都是必要的。腹腔镜肝蒂阻断的理想化系统应该是性价比高且人性化的,以便在肝实质切除过程中实现间隙性阻断流入,如果发生出血,可以保证快速的血流控制。在我们中心,流入阻断装置设备是由一条 20-Fr 的胸管、脐部胶布带以及一个堵塞 Foley 导管的塞子组成

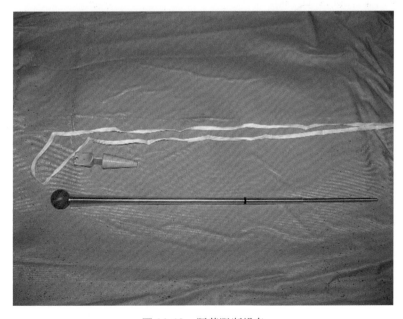

图 14.13　肝蒂阻断设备

的(图14.13)[11]。胸管插入右上腹象限,脐部胶布带在仿真机械腕手术镊(Intuitive Surgical Inc., Sunnyvale,CA)(图14.14,图14.15,图14.16)的协助下完成肝十二指肠韧带的包绕。然后用一把5mm的腹腔镜手术镊经由胸管取出脐部胶布带。最后用塞子关闭胸管,以免漏气。当需要流入阻断时,台上

的医生移开塞子,松开脐部胶布带。当所需的胶布带张力足够时,用塞子关闭胸管。运用这项技术,台上的外科医生进行间歇性肝蒂夹钳的同时,操纵台的医生可以进行肝实质横切术。就术后胆红素和肝酶血液浓度来说,该技术相对开放性手术是安全的[6]。

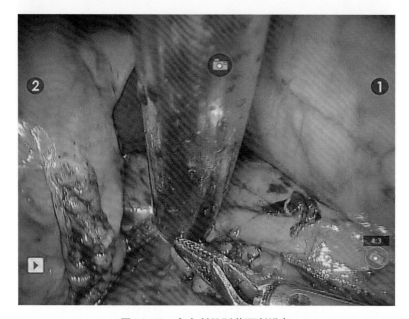

图14.14 术中所见肝蒂阻断设备

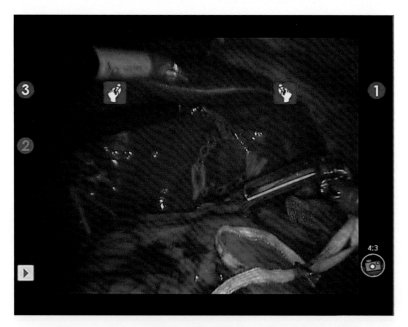

图14.15 肝蒂水平的流入控制和起源于胃左动脉的肝左动脉

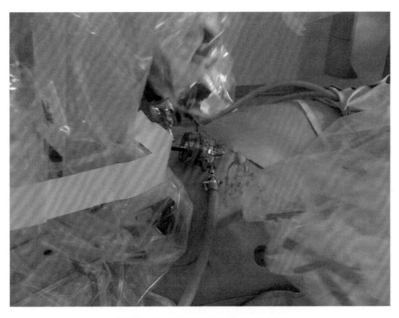

图 14.16　肝蒂阻断设备的外观图

14.7　肝实质横切术

如果尝试进行机器人超声引导下肝切除术,需要灵活且性价比高的设备进行肝实质横切术。在开放性肝脏外科手术中,Kelly 压挫钳联合间隙性肝蒂阻断被认为是肝实质横切术较安全和精确的方法[12]。Kelly 压挫钳技术主要的优势是费用低,并且根据切除计划,能够压挫肝实质,保留能被结扎、分离或者保留的血管结构。由于进行肝蒂阻断的固有难点和缺乏专用器械,常规并不实行腹腔镜手术这个既经济又具独创性的技术。实际上,机器人重新唤起了大家对这项技术的兴趣。应用仿真机械腕

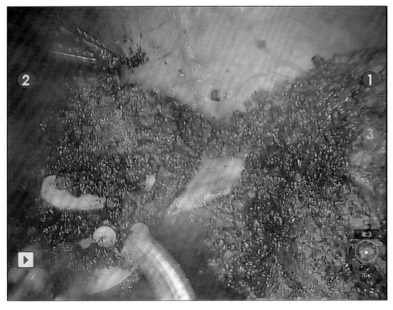

图 14.17　在左侧部分切除术中分离肝左静脉

单极精确手术镊（Intuitive Surgical Systems, Sunny-vale, CA, USA）可轻松压挫肝实质，像开放式外科手术一样暴露其内部血管（图14.17）。台上的医生用它来进行间歇性阻断流入，从而使操纵台医生能将注意力只集中在手术横切线上。机械腕器械把使用僵化的腹腔镜工具时所丧失的在所有肝段中实行曲线或者成角切除术的选择权和能力归还给腹腔镜医生。因此，机器人压挫钳技术允许肝实质保留，甚至

是对于深部病灶，拓宽了微创方法的适应证，甚至是对于后上段和靠近主要肝血管的病灶（图14.18）。采用单极或者双极烧灼即可控制小血管出血。为了保护横切线上的较大血管，我们使用Hem-o-lock结扎夹或者用Vicryl或者Prolene缝线缝扎。肝静脉通常用腹腔镜线性吻合器分离或者用Prolene缝线缝合。淤胆通过监测进行评估，而胆漏则像开放式手术一样用缝合控制。

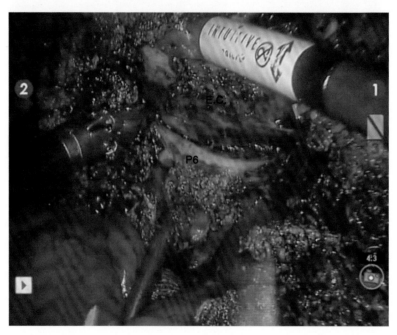

图14.18　肝棘球蚴病包虫囊肿的外囊摘除术中S6门静脉分支的保留

14.8　肝脏回缩

回缩和张力在包括肝切除术所有方面的外科手术中扮演着重要的角色。在开放性手术中，一旦用术中超声确认了恰当的切除平面，是标本的回缩及外科医生左手推动肝实质横切术。在微创手术中，运用不同的技巧重复这个简单的动作。对于前段切除术，包括左侧部分切除术，使用第四只机械臂或者辅助抓钳器，留置缝线可能对回缩样本有帮助（图14.19）。环绕在肝左叶周围的第四只机械臂夹持的管环用来沿着横切面拉伸肝实质，从而改善Kelly压钳技术的效果（图14.20）。对于深部病灶或者当肿

瘤靠近主要血管时，可重复"螺旋推进技术"（图14.21）。依靠观察和术中超声确认病灶后，用电刀在距离肿瘤1~2cm处标记Glisson鞘。根据肿瘤的位置，标记区域用缝针小心固定，以免缝针进入肿瘤内。缝线用夹子合力支撑并向上牵拉，有助于肝实质横切和血管和胆管结构的辨认。用单极剪刀对第一肝层（距离Glisson鞘1cm）进行肝实质横切，然后运用Kelly压挫钳技术。在肝大部分切除术中，可应用"橡皮筋技术"稳定暴露肝实质横切平面。将2根无菌橡皮筋置入腹腔内。每一根橡皮筋的一端用留置的缝线固定在右侧和左侧切缘。另一端向外牵拉并用适当张力固定[13]。

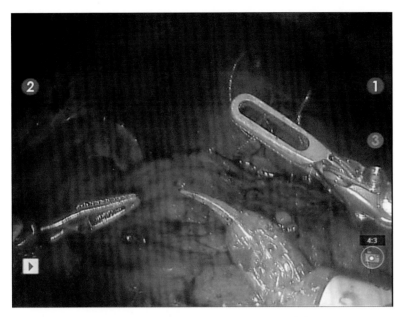

图 14.19　回缩过程中肝左叶上的留置缝线

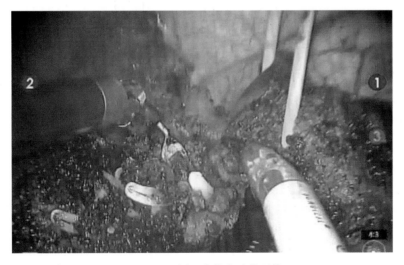

图 14.20　用于牵拉左叶的环管

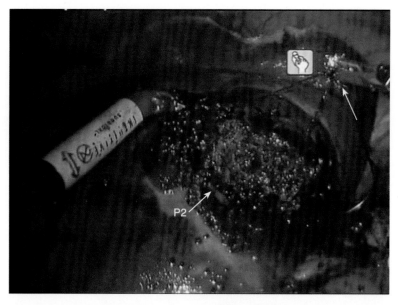

图 14.21　S2 水平的螺旋推进技术

14.9　机器人肝脏手术结果

对机器人肝脏切除术的兴趣要追溯到 2008 年，Choi 等发表了一系列肝左叶切除术方面的文章[14]。这篇报道之后，研究机器人肝脏手术的不同方面的系列文章陆续发表了[15~19]。比较腹腔镜和机器人肝脏切除术的第一个研究是由 Berber 等开展的，他前瞻性地比较了 9 位接受周围型恶性病灶机器人切除术和 23 位情况相同但接受腹腔镜切除术的情况相匹配的患者。作者发现这两项技术并没有显著差异，即使机器人切除似乎更精确和出血量少[20]。

对于这些结果所能想到的解释是可能与周围肝段肿瘤的患者的选择有关。对于容易接近的病灶或者是没有累及血管的病灶，腹腔镜和机器人似乎效果相当的。反之，在腹腔镜肝脏切除术中机器人的潜在裨益逐渐彰显，尤其是当病灶位于后上段或者累及血管结构并需要进行复杂的重建阶段时。实际上，当前的文献可得出两条研究路线。第一个目的在于探究机器人完成肝大部分切除术的可能性，甚至是胆管重建。另一个目的是试图描述实施机器人协助肝实质保留手术的技术层面的问题。Casciola 等[10]证实了机器人更容易接近肝后上段，从而实施肝实质保留切除术，可代替肝脏大部分切除术，甚至是当肿瘤紧邻肝脏大血管时。在这个研究中已证实了仿真机械腕是运用肝实质横切术时最主要的技术诀窍。对于曲线切除平面，重复传统 Kelly 压挫钳技术使得最大程度保留肝实质的肝切除术成为可能，

甚至是深部病灶或病灶累及主要肝血管时。Giulianotti 等描述了机器人在肝大部分切除术中的应用[17,21]。总共有 24 例右肝切除的患者，死亡率为 0，且转换率低（4.2%）。术后并发症发病率是可接受的（25%），并且失血少。在平均 34 个月的随访后，肿瘤病例中未出现穿刺孔转移。在同一中心，出于治疗和姑息的目的，达芬奇机器人用以完成复杂的胆管重建[16]。亚洲外科医生在肝大部分切除术使用率很高的情况下取得了同样的结果[13,18,19]。最后，我们将探讨机器人在肝胆外科手术中可能的优势，但需要大样本的前瞻性对照研究得出明确的结果。

（庄淑莲　邹如海　译）

参考文献

1. Torzilli G, Montorsi M, Del Fabbro D et al (2006) Ultrasonographically guided surgical approach to liver tumours involving the hepatic veins close to the caval confluence. Br J Surg 93(10):1238–1246
2. Torzilli G, Montorsi M, Donadon M et al (2005) Radical but conservative is the main goal for ultrasonography-guided liver resection: prospective validation of this approach. J Am Coll Surg 201(4):517–528
3. Torzilli G, Procopio F, Cimino M et al (2010) Anatomical segmental and subsegmental resection of the liver for hepatocellular carcinoma: a new approach by means of ultrasound-guided vessel compression. Ann Surg 251(2):229–235

4. Gold JS, Are C, Kornprat P et al (2008) Increased use of parenchymal-sparing surgery for bilateral liver metastases from colorectal cancer is associated with improved mortality without change in oncologic outcome: trends in treatment over time in 440 patients. Ann Surg 247(1):109–117

5. Cho JY, Han HS, Yoon YS, Shin SH (2009) Outcomes of laparoscopic liver resection for lesions located in the right side of the liver. Arch Surg 144(1):25–29

6. Patriti A, Ceribelli C, Ceccarelli G et al (2012) Non-cirrhotic liver tolerance to intermittent inflow occlusion during laparoscopic liver resection. Updates Surg 64(2):87–93

7. Volonte F, Pugin F, Bucher P et al (2011) Augmented reality and image overlay navigation with OsiriX in laparoscopic and robotic surgery: not only a matter of fashion. J Hepatobiliary Pan 18(4):506–509

8. Schneider CM, Peng PD, Taylor RH et al (2012) Robotassisted laparoscopic ultrasonography for hepatic surgery. Surgery 151(5):756–762

9. Brouwer OR, Buckle T, Bunschoten A et al (2012) Image navigation as a means to expand the boundaries of fluorescence-guided surgery. Phys Med Biol 57(10):3123–3136

10. Casciola L, Patriti A, Ceccarelli G et al (2011) Robot-assisted parenchymal-sparing liver surgery including lesions located in the posterosuperior segments. Surg Endosc 25(12):3815–3824

11. Patriti A, Ceccarelli G, Bartoli A, Casciola L (2011) Extracorporeal pringle maneuver in robot-assisted liver surgery. Surg Laparo Endo Per 21(5): e242–e244

12. Gurusamy KS, Pamecha V, Sharma D, Davidson BR (2009) Techniques for liver parenchymal transection in liver resection. Cochrane Database Syst Rev (1):CD006880. doi:10.1002/14651858.CD006880. pub2

13. Choi GH, Choi SH, Kim SH et al (2012) Robotic liver resection: technique and results of 30 consecutive procedures. Surg Endosc 26(8):2247–2258

14. Choi SB, Park JS, Kim JK et al (2008) Early experiences of robotic-assisted laparoscopic liver resection. Yonsei Med J 49(4):632–638

15. Patriti A, Ceccarelli G, Bartoli A et al (2009) Laparoscopic and robot-assisted one-stage resection of colorectal cancer with synchronous liver metastases: a pilot study. J Hepatobiliary Pan 16(4):450–457

16. Giulianotti PC, Sbrana F, Bianco FM, Addeo P (2010) Robot-assisted laparoscopic extended right hepatectomy with biliary reconstruction. J Laparoendosc Adv S 20(2):159–163

17. Giulianotti PC, Coratti A, Sbrana F et al (2011) Robotic liver surgery: results for 70 resections. Surgery 149(1):29–39

18. Ji WB, Wang HG, Zhao ZM et al (2011) Robotic-assisted laparoscopic anatomic hepatectomy in China: initial experience. Ann Surg 253(2):342–348

19. Wakabayashi G, Sasaki A, Nishizuka S et al (2011) Our initial experience with robotic hepato-biliary-pancreatic surgery. J Hepatobiliary Pan 18(4): 481–487a

20. Berber E, Akyildiz HY, Aucejo F et al (2010) Robotic versus laparoscopic resection of liver tumours. HPB (Oxford) 12(8):583–586

21. Giulianotti PC, Sbrana F, Coratti A et al (2011) Totally robotic right hepatectomy: surgical technique and outcomes. Arch Surg 146(7):844–850

第 15 章　超声检查在肝外科手术中的应用趋势及前景

Guido Torzilli，Matteo Donadon，and Matteo Cimino

术中超声是当前确定肝脏肿瘤分期所选择的一种方法,在加入造影显像后,其敏感性及特异性都有所提高。通过术中超声,外科医生可以获得准备术式的重要信息:可以充分地了解肝脏的解剖位置及肿瘤和肝内血管的关系。在这个意义上讲,超声的最大优势在于它可以在肝脏切除手术中实时引导外科医生手的操作。进一步通过教学的方式传播超声的应用,有助于建立这种技术的更广泛应用模式,比如该文所阐述的内容或者发展新的应用。

15.1　诊断及显示图像

造影剂最可能的贡献在于使术中超声成为肿瘤分期的参考标准(如第 5 和 6 章所阐述),而无关术前影像。非增强的血流分析进一步发展有可能不再需要注入造影剂(图 15.1)。

从短期来看,我们可以预期术中超声和新型技术(如荧光影像)相结合,将会为疾病分期提供更重要的信息。同时,基于对病灶硬度识别而区分病灶的性质的弹性成像也引起了许多医生的关注(图 15.2a,b)。

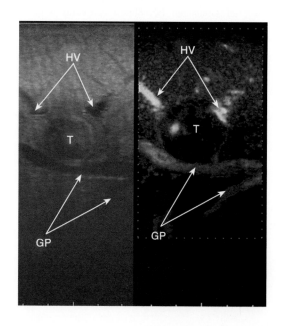

图 15.1　超声血流成像技术的发展也许很快将会不需注入造影剂便会达到对比增强显影的效果(右图);肿瘤(T);椎弓根(GP);肝静脉(HV)

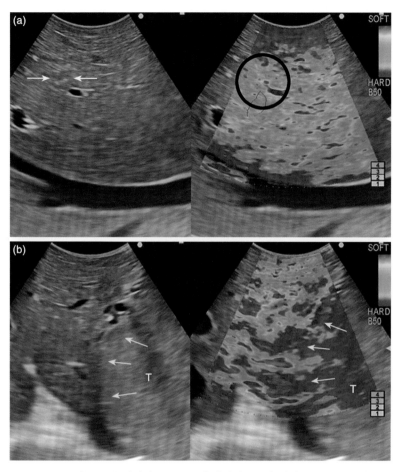

图 15.2　**a**：右上图是彩色标尺图(红色代表软,蓝色代表硬),如同在第 4 章见到的血管瘤(箭头),在弹性成像中,其表现和肝实质(黑色圆圈)一致,从而显现不清;**b**：相反地,肝细胞性肝癌(黄色箭头)的边缘在弹性成像中明显呈蓝色,表明其硬度高于周围肝实质;肿瘤(T)

15.2　手术策略和切除术指导

弹性成像不仅有利于病灶的区分,同时可以为肝实质切除的手术策略制订提供实时信息。弹性成像可以评估肝脏的硬度,而肝的硬度和肝功能储备之间的关系与预测手术风险有关[1,2]。如果术前评估低估了肝硬度,术前超声联合弹性成像在手术方案的确定上可以增添进一步的信息,有助于确定更保险的术式。

导航技术的进一步发展及传播同样值得期待。然而,其昂贵的价格以及复杂的"plug and play"模式限制了它的广泛应用,也降低了临床普及性。

新的超声系统可以实时将术前的 CT、MRI 图像与术中超声图像相匹配,这种技术可以提高术中的导航技术,比目前所推荐的方法更简便、价廉(图 15.3a,b)。根据术前影像资料进行导航,有助于发现术中超声不易观察到的病灶,如等回声的病灶(图 15.4)。同样的,匹配药物治疗前的图像进行导航,可以引导切除一些化疗后消失的结直肠癌肝转移病灶。

上述这些潜在的进步可以提高超声在肝切除手术中的指导作用。诸如此论著中所讲,其目的就是在任何情况下,保证以根治为目的进行解剖性的和局限性的肝切除,这与外科手术治疗的效果和安全性均相关。如果没有术中超声的引导,手术可能会造成过大范围切除或者造成肿瘤的不完全切除。本文中所描述的超声引导下的肝切除的技术表明,对于特定的患者,在较近距离接近肿瘤是可能的,且不会增加不完全切除或者局灶性复发的风险[3]。因此,新的肿瘤学观点随着出现。对于肝细胞性肝癌,

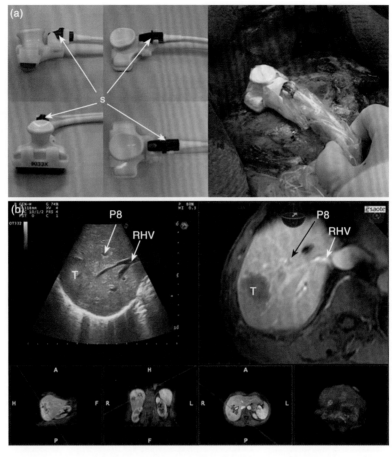

图 15.3　a：超声的导航技术应用专用的传感器（s）来读取探头所扫查的内容；**b**：超声图像和计算机断层扫描（CT）或者磁共振（MRI）相联合，详尽精准地重建超声图像；这种技术便于术中超声在扫查肝脏时对图像的解读；肝 8 段的门脉支（P8）；肝右静脉（RHV）；肿瘤（T）

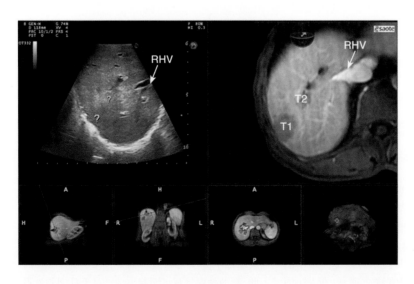

图 15.4　超声导航技术有助于发现术中超声图像中并不明显的病灶，如化疗后消失的病灶（结合化疗前图像）或者术中扫查中呈现等回声（？）但术前图像显示却很明显的病灶（T1，T2），因为确定病灶的边缘决定了术式方案的选择；肝右静脉（RHV）

如果肿瘤暴露于切缘表面,也与肿瘤学治疗原则下的全解剖性肝切除并不矛盾[4],这种观点已得到一些病例的证实[5~7]。对于结直肠癌肝转移病灶,在术中超声引导下,尽可能地接近肿瘤,甚至将其暴露,但这并不违背根治性手术切除的原则,至少适用于那些不合适其他方法的病例。事实上,该种技术并没有增加局灶性复发的风险,并且存活率相似[8~12]。

另一种引入术中超声的外科实践的观点是肿瘤载体有累及肝脏血流的风险。术中彩色多普勒可以显示不可辨认的解剖特征,比如交通静脉[13],在此技术条件下,出现了新的手术方式,从而开辟了新的技术方案[14~16]。这样,对于之前需要大部分肝切除的、复杂的以及有血管重建风险的或是不适合手术的病例,就可以采用一个更保守的治疗方法。术中彩色多普勒超声的进一步改进以及术中超声和新技术如荧光显像相结合可以提高获得信息的水平。同样,在肝移植过程中,通过荧光显像技术,可以观察到肝充血程度与肝功能的关系,这种关系将提供额外的有效判断标准,即术中超声所观察的交通静脉是否有足够的功能性,决定了对肝静脉的保留还是切除。

这就意味着,在术中超声的引导下,进行既保守又根治的肝切除手术是可能的,并且扩大了手术适应证。通过这种方法,可以使肿瘤邻近一支或者多支肝静脉与腔静脉汇合处的患者肝大部分切除术的比例控制在8%,并且不需要相关的血管重建[17],而对于结直肠癌肝转移的病例,当病灶分布多个叶裂时,肝大部分切除术的比例控制在4%,并且一次切除病灶数可高达49处[9]。控制肝大部分切除率同样适用于晚期肝癌病例,死亡率小于1%,并且可以改善术后长期存活率[5]。因为这种方法降低了肝大部分切除率,也就显著减少了术前的一些相应处理,如术前PVE用来防止肝实质大部分切除术后发生肝衰竭[18]。

因此,尽管术中超声引导下的肝脏手术需要大面积暴露组织器官,但这仍是一种微创术式,避免了多余肝实质的切除,其安全性是对这种器官靶向微创式很好的肯定。

正是因为如此,尽管其他局部治疗方法如射频消融、血管内治疗在发展和进步中,手术仍是大多数肝脏肿瘤的治疗方式。

进一步来讲,术中超声的引导作用扩大了肿瘤切除的适应证,相反地,术中消融过程中加入超声引导却呈相反趋势。事实上,强调术中超声的引导作用,可能扩大肝细胞肝癌及结直肠癌肝转移的手术适应证,并且不会出现需再射频治疗的复发病例[5,9];与后者相比肿瘤切除当然是更加根治的[19,20]。

15.2.1　腹腔镜术

如前面章节中所讲肝切除术既扩大了手术适应证,同时也具备较高的安全性,然而这种方法确实需要大面积、广泛切开及一个较复杂的手术方法的设计。这些要求和前面所介绍的悬吊法或非悬吊法的背景相反[21,22],降低了对松解术的需求。而腹腔镜下肝切除手术因其减小了腹部切口的长度而被推广。另一方面,术中超声引导在此方面的复杂操作以及复杂的切除术式似乎很难改变,至少在最高水平的精确性及安全性的腹腔镜术式中是这样的。然而,也许为了降低操作的复杂性,随着术中超声在开放性肝脏手术中的进一步应用,其背后的根治却保守的理念将在不久将来的微创手术中进一步被接受。在这种意义上,我们最初在超声引导下腹腔镜术式中的经验即根治却保守的方式,在肿瘤血管接触的病例中,减少了肝实质过多切除,而在其他术式特别是微创手术中则要求更广泛的肝组织的切除(图15.5a~f)。

本论著也提及,一旦肝脏外科医生领会到超声引导在肝脏手术中的优势,那么在腹腔镜或者机器人肝脏的微创手术中建立这种技术将是一个挑战。

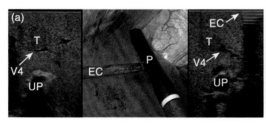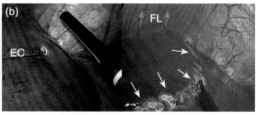

图15.5　根治但保守的术式同样可能适用于腹腔镜手术中(至少对于一些不是十分复杂的病例),据此介绍一个相应的病例:一个等回声的肿瘤(T)和切口处的静脉(V4)相连,肿瘤位于2~3肝段和4肝段之间的边缘处,在门脉矢状部(UP)的上方,被选择性切除。**a**:在腹腔镜超声引导下,切除范围的边缘被标记;**b**:在肝镰状韧带(FL)的维持下,将肝提起(绿色箭头)从而完成标记

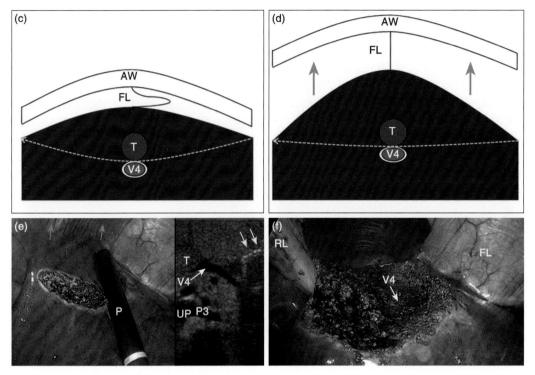

图 15.5（续） c~d：图示为在气腹时，镰状韧带在张力状态下，从而拉伸肝脏发生轻微形变，实际上校正后的虚拟分割线（黄色虚线箭头）；e：因此在腹腔镜超声的引导下切割（黄色箭头）可以容易地进行，即通过病灶与肝静脉之间；f：保守切除；腹壁（AW）；电烙术（EC）；肝 3 段门脉支（P3）；肝圆韧带（RL）

15.3　教学

对于提高手术疗效，教学和培训最为重要。术中超声和对超声图像的分析已经引入研究生课程，且在未来会有进一步的补充。引进联合术前影像和术中超声的导航技术教学，通过讲解实时超声图像与 CT、MRI 扫描图像的对比（图 15.6a，b），将有望提高外科医生的学习曲线：在手术过程中，医生的操作会引起组织器官图像的改变，而系统则要识别变化并和整个过程保持一致，目前这仍然是技术弱点（图 15.6c），而在临床实践中这种技术是非常需要开发的。

当然，即便对于专科医生来讲，复杂的 3D 超声图像也很难讲解（图 15.7a，b），这也就进一步增加了对受训者进行培训的复杂性。另一方面，正如反复强调的，医生在操作过程中能够自如改变超声扫查内容的技能取决于他头脑中所构建的术中超声所见的图像及他的手感。因此，一些专家们认为 3D 术中超声并不真正需要。

未来的挑战应该是给予年轻医生在超声方面足够的教学和培训，特别是在肝脏方面。新型超声系统可能更易被接受，其特点是比较小，有 Wi-Fi 连接，探头易于握持，同时可以提供实时的教学如直接网络传输，可以联合多种影像图像并使图像形成易读的格式。

目前，我们希望至少可以使读者们相信这些技术的用途，并鼓励外科医生在临床实践中应用这些技术，从而能够更加自信。

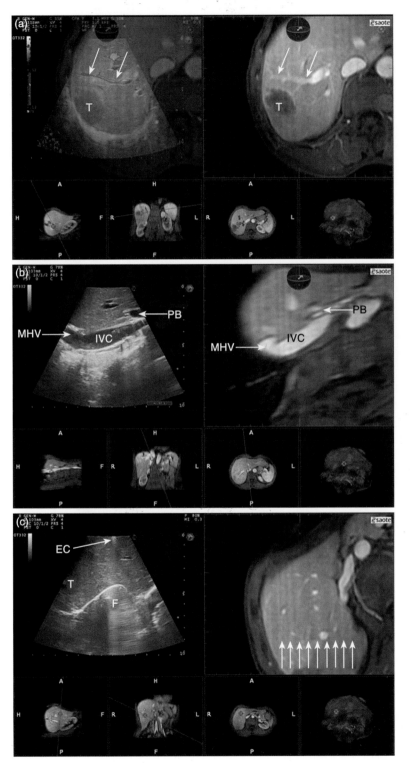

图 15.6　**a**：术中超声和术前图像匹配准确，两个影像相重叠可以证实其准确性（左图），在这个病例中，同时可以观察到确定匹配的结构，即肝右静脉的分支（箭头）；**b**：此外，一些难以实施的正常图像的扫查可以在术中超声的引导下实现；**c**：未来的挑战是系统能够识别因外科医生的操作而引起的组织器官的形变，而目前还不能完成：右边的箭头所示未复位的 MRI 的肝脏图像；电烙术（EC）；指尖（F）；下腔静脉（IVC）；肝中静脉（MHV）；门脉分支处（PB）；肿瘤（T）

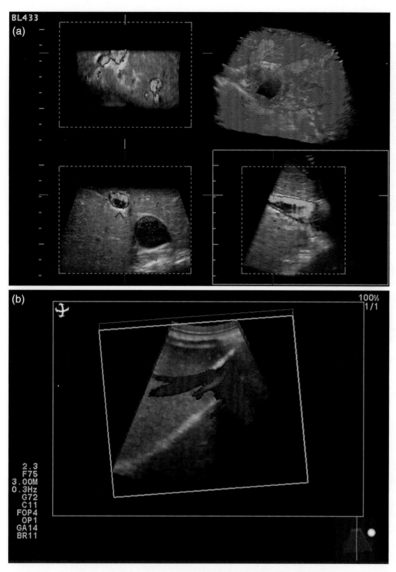

图 15.7　所有平面所展现的 3D 超声图像（a）及其重建（b）；图像难于解释说明，因此用途有限，事实上这种成像应易于对解剖结构的理解

（韩竞　邹如海　译）

参考文献

1. Kusaka K, Harihara Y, Torzilli G et al (2000) Objective evaluation of liver consistency to estimate hepatic fibrosis and functional reserve for hepatectomy. J Am Coll Surg 191(1):47–53
2. Cescon M, Colecchia A, Cucchetti A et al (2012) Value of transient elastography measured with FibroScan in predicting the outcome of hepatic resection for hepatocellular carcinoma. Ann Surg 256(5):706–712
3. Torzilli G, Montorsi M, Donadon M et al (2005) Radical but conservative is the main goal for ultrasonography-guided liver resection: prospective validation of this approach. J Am Coll Surg 201:517–528
4. Torzilli G, Donadon M, Montorsi M (2007) The surgical margin in liver resection for hepatocellular carcinoma: a real problem or not? Ann Surg 246(4):690–691
5. Torzilli G, Donadon M, Marconi M et al (2008) Hepatectomy for stage B and stage C hepatocellular carcinoma in the Barcelona clinic liver cancer classification: results of a prospective analysis. Arch Surg 143:1082–1090

6. Matsui Y, Terakawa N, Satoi S et al (2007) Postoperative outcomes in patients with hepatocellular carcinomas resected with exposure of the tumor surface: clinical role of the no-margin resection. Arch Surg 142:596–602

7. Ochiai T, Takayama T, Inoue K et al (1999) Hepatic resection with and without surgical margins for hepatocellular carcinoma in patients with impaired liver function. Hepatogastroenterology 46:1885–1889

8. Minagawa M, Makuuchi M, Torzilli G et al (2000) Extension of the frontiers of surgical indications in the treatment of liver metastases from colorectal cancer: long-term results. Ann Surg 231:487–499

9. Torzilli G, Procopio F, Botea F et al (2009) One-stage ultrasonographically guided hepatectomy for multiple bilobar colorectal metastases: a feasible and effective alternative to the 2-stage approach. Surgery 146:60–71

10. Pawlik TM, Scoggins CR, Zorzi D et al (2005) Effect of surgical margin status on survival and site of recurrence after hepatic resection for colorectal metastases. Ann Surg 241:715–722

11. Kokudo N, Miki Y, Sugai S et al (2002) Genetic and histological assessment of surgical margins in resected liver metastases from colorectal carcinoma: minimum surgical margins for successful resection. Arch Surg 137:833–840

12. de Haas RJ, Wicherts DA, Flores E et al (2008) R1 resection by necessity for colorectal liver metastases: is it still a contraindication to surgery? Ann Surg 248:626–637

13. Torzilli G, Garancini M, Donadon M et al (2010) Intraoperative ultrasonographic detection of communicating veins between adjacent hepatic veins during hepatectomy for tumours at the hepatocaval confluence. Br J Surg 97:1867–1873

14. Torzilli G, Donadon M, Marconi M et al (2008) Systematic extended right posterior sectionectomy: a safe and effective alternative to right hepatectomy. Ann Surg 247:603–611

15. Torzilli G, Palmisano A, Procopio F et al (2010) A new systematic small for size resection for liver tumors invading the middle hepatic vein at its caval confluence: mini-mesohepatectomy. Ann Surg 251:33–39

16. Torzilli G, Procopio F, Donadon M et al (2012) Upper transversal hepatectomy. Ann Surg Oncol 19(11):3566

17. Torzilli G, Montorsi M, Del Fabbro D et al (2006) Ultrasonographically guided surgical approach to liver tumours involving the hepatic veins close to the caval confluence. Br J Surg 93:1238–1246

18. Torzilli G, Donadon M, Palmisano A et al (2009) Ultrasound guided liver resection: does this approach limit the need for portal vein embolization? Hepatogastroenterology 56:1483–1490

19. Abdalla EK, Vauthey JN, Ellis LM et al (2004) Recurrence and outcomes following hepatic resection, radiofrequency ablation, and combined resection/ablation for colorectal liver metastases. Ann Surg 239:818–825

20. N'Kontchou G, Mahamoudi A, Aout M et al (2009) Radiofrequency ablation of hepatocellular carcinoma: long-term results and prognostic factors in 235 Western patients with cirrhosis. Hepatology 50:1475–1483

21. Liu CL, Fan ST, Cheung ST et al (2006) Anterior approach versus conventional approach right hepatic resection for large hepatocellular carcinoma: a prospective randomized controlled study. Ann Surg 244:194–203

22. Ogata S, Belghiti J, Varma D et al (2007) Two hundred liver hanging maneuvers for major hepatectomy: a single-center experience. Ann Surg 245:31–35